ポケット輸液マニュアル

改訂版

正しく使うための基本と疾患別療法

【編集】北岡建樹
（望星病院院長）

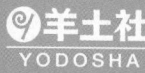

謹告

　本書に記載されている診断法・治療法に関しては，発行時点における最新の情報に基づき，正確を期するよう，著者ならびに出版社はそれぞれ最善の努力を払っております．しかし，医学，医療の進歩により，記載された内容が正確かつ完全ではなくなる場合もございます．

　したがって，実際の診断法・治療法で，熟知していない，あるいは汎用されていない新薬をはじめとする医薬品の使用，検査の実施および判読にあたっては，まず医薬品添付文書や機器および試薬の説明書で確認され，また診療技術に関しては十分考慮されたうえで，常に細心の注意を払われるようお願いいたします．

　本書記載の診断法・治療法・医薬品・検査法・疾患への適応などが，その後の医学研究ならびに医療の進歩により本書発行後に変更された場合，その診断法・治療法・医薬品・検査法・疾患への適応などによる不測の事故に対して，著者ならびに出版社はその責を負いかねますのでご了承ください．

改訂版の序

　今回，輸液療法マニュアルの全面的な改訂を行った．初版では多数の読者の篤い支持を受け，好評のうちに増刷を重ねてきた．しかし，発刊から7年近く経過したため改訂の必要があると考えるに至った．輸液療法を実施するにあたっての技術的な面や理論的な面には大きな変化はみられないが，電解質代謝に関する基礎的な知見には新たな進歩があり，また使用する輸液剤が年月のうちに市販されなくなったものがあるという輸液製剤の変遷があり，これらのことから改訂を余儀なくされたというのが大きな理由である．

　輸液療法は臨床の現場では習得しなければならない必須の知識であり，治療を実践するためには水・電解質の基本的な内容を理解しておくことが大切である．この知識を有しているかどうかにより輸液治療の優劣の差がでてしまう．水・電解質の調整の要となる腎臓の働きを理解してこそ，輸液の効果をさらに活かすことができると考えられる．腎臓の働きに問題がなければ，軽度の水・電解質異常であれば間に合わせ的な輸液治療によっても何とか問題なく改善させることは可能である．しかし高度の電解質異常であるとか，腎臓を含む調節系を障害する特殊な病態においては，それなりの知識を有しておかないと逆に医原的な病態を新たに招来してしまうことが少なくない．このような意味から，基本となる知識の習得が重要となるわけである．

　より詳細な知識を必要と考える読者においてはより高度な書籍を参照していただきたいが，本書ではコンパクトな書籍のな

かに，必要最小限度の最新知識を含めて，複雑な輸液治療のコツや注意点などを図表とともに述べてある．

今回は執筆人を大幅に変更して内容を一新した．このため初版本とは異なった感を抱くことになるかもしれないが，基本となる臨床の場でのポケットマニュアルとしての内容，輸液治療の実施の際に気軽に紐解いて参考にすることができるハンディーな書籍というポリシーは変えてない．また今回は，新たに実際の症例をもとに，どのように輸液を組立てていくのか，具体的な輸液の処方例についてQ＆A形式で解説した項目を加えたのも目新しい部分といえる．専門家の考え方がわかり，参考になると思われる．

輸液治療に係わり合いの深い臨床の現場で，以前に増して本書が有用に使用されることを願っている．

2010年2月

執筆陣を代表して
北岡建樹

初版の序

　輸液療法というのは臨床各科にとって，ごく日常的な治療法であり，どの病室に行っても輸液バッグがぶら下げられている光景を目にする．輸液療法は日常診療においてポピュラーな治療法であるため，卒後まもない研修医にとっては，この治療法をマスターすることは医師として第一の関門であると思われる．ところが，わが国の教育システムとしてこのような輸液・体液電解質の講義を受けることは少なく，治療法のノウハウを教わるということもなく，病棟を受けもつ段階で先輩の医師から教えられ，修得することになるようである．

　先輩の医師の考え方により輸液療法についての考え方が左右されることになるわけである．輸液治療に関する認識というのは，人によっては難しいと考える場合と，適当に投与しても問題ないと安易な考えで治療をすすめる場合というように両極端になるようである．確かに，適当に輸液剤を選択し，投与してもそれなりの効果がみられ，特別の不具合もなく，輸液治療が成功したと判断されることが多いものである．腎機能に問題がなければ治療効果の発現が遅れたりすることはあっても，大きな支障は大部分の場合起こりえない．この理由は輸液治療というのが腎臓の働きに依存した治療法であり，正常な腎臓であれば輸液内容の不適切な場合であっても何とか腎臓が処理してくれているからであり，輸液治療は難しい治療法ではないと認識してしまうわけである．

　ところが腎臓や心臓の機能に障害のある場合においては，このようにうまくいくとは限らない．輸液治療によりかえって副

作用をもたらし，医原性の病態を出現させることになってしまうことがある．このような貴重な経験をした場合には，輸液治療は難しいと考えてしまうことになる．

　以上のことから輸液療法を修得するにあたって，どのような教育を受けてきたかということが重要になると思われる．このためには輸液の基礎から臨床に至る教科書で基本となる情報・知識を学ぶことが大切になるわけである．多くの輸液に関する教科書は体液生理や病態生理の基礎的知識の部分を重要視しているため取っつきが悪く，読み進むことが困難である．腎臓病の専門家でない大部分の読者にとっては必要最小限度の知識を把握するだけで十分であると考える．

　本書はベッドサイドで利用できるようなハンディーな輸液マニュアルである．限られたページの中には基礎的な体液生理学の詳細は述べられないが，臨床の現場で必要とする情報は網羅されている．輸液剤とか輸液に必要な計算式などのほかに，輸液を必要とするさまざまな疾患における病態生理により，どのような注意をして輸液治療を進めていけばよいのかが理解できるはずである．さらに細かな情報を知りたい場合にはより詳しい書籍などでチェックしていただきたい．

2003年1月

北岡建樹

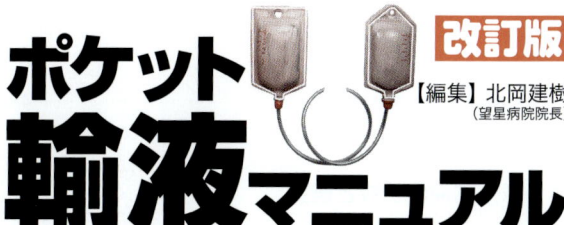

改訂版

ポケット輸液マニュアル
正しく使うための基本と疾患別療法

【編集】北岡建樹
（望星病院院長）

CONTENTS

第1章　輸液療法に必要な体液電解質の基礎知識

1）体液とその組成（佐々木　成） 16
　1● 体液とその組成 ･･････････････････････････ 16
　2● 水の出納 ･････････････････････････････････ 18

2）生理作用と調節機構（頼　建光, 佐々木　成） 20
　1● 水　分 ･･･････････････････････････････････ 20
　2● ナトリウム（Na） ････････････････････････ 22
　3● カリウム（K） ･･･････････････････････････ 24
　4● カルシウム（Ca） ････････････････････････ 25
　5● リン（P） ････････････････････････････････ 28
　6● マグネシウム（Mg） ･････････････････････ 30
　7● 酸塩基平衡 ･･･････････････････････････････ 30

3）栄養・代謝の基礎知識（中山裕史, 冨田公夫） 34
　1● エネルギー ･･･････････････････････････････ 34
　2● 糖代謝 ･･･････････････････････････････････ 38
　3● 脂質代謝 ･････････････････････････････････ 41
　4● タンパク質代謝 ･･･････････････････････････ 43
　5● アミノ酸代謝 ･････････････････････････････ 45

6 ● 微量元素代謝 …………………………… 48
　　7 ● ビタミン代謝 …………………………… 50

第2章　輸液の手技と選択

1）輸液の手技と選択のポイント（山路安義）　56
　　● 輸液ルート ……………………………… 56

2）輸液剤の特徴と種類（長谷川　元）　68
　　1 ● 電解質輸液製剤の基本的分類 ………… 68
　　2 ● 等張電解質輸液剤 ……………………… 71
　　3 ● 低張輸液剤 ……………………………… 75
　　4 ● 高張輸液剤 ……………………………… 79
　　5 ● 血漿増量剤 ……………………………… 81

3）輸液剤の調整・輸液の考え方
　　　　　　　　　　　　（三井亜希子，飯野靖彦）　85
　　1 ● はじめに ………………………………… 85
　　2 ● 輸液の目的 ……………………………… 85
　　3 ● 輸液療法の基本的な考え方 …………… 86
　　4 ● 輸液計画の立て方 ……………………… 87
　　5 ● 維持輸液とは？ ………………………… 89
　　6 ● 是正輸液とは？ ………………………… 92
　　7 ● 輸液処方の実際 ………………………… 99
　　8 ● 輸液の合併症 …………………………… 99

第3章　各種病態における輸液

Ⅰ. 体液電解質の異常　102

1）体液量の異常と対策（金光峰子，佐藤昌志）　102
　　1 ● 脱水症の輸液 …………………………… 102
　　2 ● 浮腫の輸液 ……………………………… 106

CONTENTS

2）電解質異常の原因と対策（横地章生，秋澤忠男） 110
1. Na代謝異常 110
2. K代謝異常 118
3. Ca代謝異常 126
4. P代謝異常 132
5. Mg代謝異常 138
6. 酸塩基平衡異常 142
7. 薬剤による電解質障害 151

II. 症状・病態からみた栄養輸液の方針 155

1）末梢栄養輸液（桑原道雄） 155
1. 末梢栄養輸液の目的 155
2. 末梢栄養輸液の適応 157
3. 末梢栄養輸液の効用 157
4. 末梢栄養輸液の組立て方と処方 158

2）高カロリー輸液（中里優一） 166
1. 輸液の目的 166
2. 輸液の効用 166
3. 組立て方と処方 166
4. 適 応 169

第4章　主要疾患における輸液の使い方

1）循環器疾患（心不全）（藤野鉄平） 174
1. 症状・病態 174
2. 原 因 179
3. 診 断 181
4. 治療方針 182
5. 輸液の注意点 189

2）腎疾患（腎不全）(井上秀樹, 冨田公夫)　196
1. 症状・病態 …… 196
2. 原　因 …… 196
3. 診　断 …… 198
4. 治療方針 …… 201

3）肝疾患 (有馬留志, 飯野靖彦)　209
1. はじめに …… 209
2. 劇症肝炎 …… 209
3. 急性肝炎極期 …… 212
4. 非代償肝不全（肝硬変）時 …… 214

4）糖尿病 (雨宮伸幸, 秋葉　隆)　216
1. はじめに …… 216
2. 低血糖 …… 216
3. 糖尿病性ケトアシドーシス …… 219
4. 非ケトン性高浸透圧性昏睡 …… 224

5）悪性腫瘍 (越田善久, 秋葉　隆)　231
1. 病態生理 …… 231
2. 治療方針と輸液療法の実際 …… 232

6）脳血管障害 (山下哲理, 秋葉　隆)　240
1. 脳血管障害の分類 …… 240
2. 脳血管障害の危険因子 …… 241
3. 脳血管障害の診断 …… 241
4. 虚血性脳血管障害の病態と治療 …… 242
5. 出血性脳血管障害の病態と治療 …… 247

7）呼吸器障害 (田部井 薫)　250
1. 症状・病態 …… 250
2. 原　因 …… 251
3. 診　断 …… 252
4. 治療方針 …… 253

8）消化器系疾患（田部井 薫）   258
1. 症状・病態 …………………………… 258
2. 原　因 ………………………………… 260
3. 診　断 ………………………………… 261
4. 治療方針 ……………………………… 263
5. 輸液の注意点 ………………………… 265

9）熱　傷（田部井 薫）   269
1. 体液生理 ……………………………… 269
2. 輸液の目的 …………………………… 273
3. 輸液療法の実際 ……………………… 273
4. 輸液の注意点 ………………………… 276

10）術後の輸液（鈴木洋通）   280
1. 術後の電解質の変化 ………………… 282
2. 術後の輸液の目的 …………………… 283
3. 輸液療法の実際 ……………………… 283

11）透析患者の輸液（鈴木洋通）   288
1. 体液生理 ……………………………… 288
2. 輸液の目的 …………………………… 290
3. 輸液療法の実際 ……………………… 290

12）小児輸液の特殊性（小児脱水症に対する輸液療法）
（服部元史）295
1. 体液生理 ……………………………… 295
2. 輸液の目的 …………………………… 296
3. 輸液療法の実際 ……………………… 296
4. 輸液の注意点 ………………………… 299

13）高齢者への輸液療法の特殊性（北岡建樹）   301
1. はじめに ……………………………… 301
2. 体液生理 ……………………………… 302
3. 輸液の目的 …………………………… 305

4 ● 脱水症に対する輸液療法 ……………………………… 307
　　5 ● 栄養輸液 ………………………………………………… 308

第5章　Q&A case study と処方の解説

1) うっ血性心不全患者の低 Na 血症
　　　　　　　　　　　　　　　　（横地章生，秋澤忠男）　314

2) 高度の腎機能低下症例における輸液
　　　　　　　　　　　　　　　　（唐澤一徳，秋葉　隆）　316

3) 糖尿病患者への輸液 （石原　力，飯野靖彦）　319

4) 高 Ca 血症の原因鑑別と輸液 （井上秀樹，冨田公夫）　321

5) 低 K 血症患者へのアプローチ （田部井　薫）　324

6) 透析患者の心臓手術後の輸液 （鈴木洋通）　328

7) 低 Na 血症を呈した患者への輸液
　　　　　　　　　　　　　　　　（頼　建光，佐々木　成）　330

8) 長期低栄養状態の患者への輸液 （中里優一）　333

付録1　輸液に必要な計算式 （渡辺容子，飯野靖彦）　338
付録2　市販輸液剤一覧 （北岡建樹）　341

索引 ………………………………………………………………… 352

❋ 執筆者一覧 ❋

❖ 編　集

　　北岡　建樹　　　　　(望星病院)

❖ 執筆者 (掲載順)

　　佐々木　成　　　　　(東京医科歯科大学大学院 腎臓内科学)
　　頼　　建光　　　　　(東京医科歯科大学医学部附属病院 血液浄化療法部)
　　中山　裕史　　　　　(熊本大学大学院 医学薬学研究部 腎臓内科学)
　　冨田　公夫　　　　　(熊本大学大学院 医学薬学研究部 腎臓内科学)
　　山路　安義　　　　　(埼玉社会保険病院 腎センター・内科)
　　長谷川　元　　　　　(埼玉医科大学総合医療センター 腎高血圧内科)
　　三井亜希子　　　　　(日本医科大学 医学部 腎臓内科)
　　飯野　靖彦　　　　　(日本医科大学 医学部 腎臓内科)
　　金光　峰子　　　　　(菊名記念病院 腎・膠原病センター)
　　佐藤　昌志　　　　　(菊名記念病院 腎・膠原病センター)
　　横地　章生　　　　　(昭和大学 医学部 内科学講座 腎臓内科学部門)
　　秋澤　忠男　　　　　(昭和大学 医学部 内科学講座 腎臓内科学部門)
　　桑原　道雄　　　　　(秀和綜合病院 腎臓内科)
　　中里　優一　　　　　(埼玉社会保険病院 腎センター・内科)
　　藤野　鉄平　　　　　(日本医科大学千葉北総病院 内科)
　　井上　秀樹　　　　　(熊本大学大学院 医学薬学研究部 腎臓内科学)
　　有馬　留志　　　　　(日本医科大学 医学部 腎臓内科)
　　雨宮　伸幸　　　　　(東京女子医科大学 腎臓内科)
　　秋葉　　隆　　　　　(東京女子医科大学 血液浄化療法科)
　　越田　善久　　　　　(東京女子医科大学 腎臓内科)
　　山下　哲理　　　　　(東京女子医科大学 腎臓内科)
　　田部井　薫　　　　　(自治医科大学附属さいたま医療センター 腎臓科)
　　鈴木　洋通　　　　　(埼玉医科大学 腎臓内科)
　　服部　元史　　　　　(東京女子医科大学 腎臓小児科)
　　北岡　建樹　　　　　(望星病院)
　　唐澤　一徳　　　　　(東京女子医科大学 腎臓内科)
　　石原　　力　　　　　(日本医科大学 医学部 腎臓内科)
　　渡辺　容子　　　　　(さいたまつきの森クリニック)

第1章

輸液療法に必要な体液電解質の基礎知識

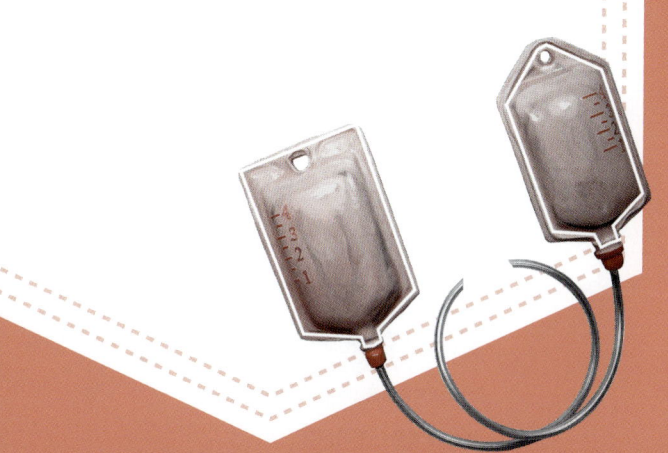

第1章 輸液療法に必要な体液電解質の基礎知識

1）体液とその組成

＜佐々木　成＞

1 ● 体液とその組成

● 体液量の割合

　成人において，体液量の占める割合は体重のおよそ60％である．この値は平均値であり，個人差が大きい．またこの値は性別と年齢によっても異なる．

　図1に示すように，成人男性では体重の60％が体液で，

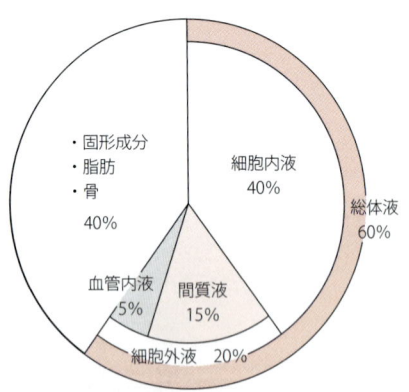

体液量を体重に対する％で示す

図1　体の体液量とその区分

40％が脂肪や骨，タンパク質などの固形物質である．女性では脂肪が多く，体液量は50％程度と少ない．

また，出生直後の体液量は体重の80％近くであり，乳幼児期は70％，そして学童期には60％代となる．これは乳幼児には間質組織が多く，ここに水が多く含まれるためである．一方，高齢となると体液量は減少し，55％くらいとなる．これは，筋肉が減り脂肪組織が増え，また皮膚の皮下組織が減少するためである．したがって，老人は水の予備が少なく脱水に陥りやすい．

体液は，その存在部位によって細胞内液と細胞外液に大別される（図1）．その比はおよそ2：1であり細胞内の体液が多く，体重の40％になる．細胞内液は陽イオンではK濃度が高いことが特徴であり，Kの貯蔵庫になっている（表）．一方，細胞外液の陽イオンはNaである．細胞内の陰イオンはPO_4とタンパク質であり，細胞外ではClとHCO_3が主体である．

体重の20％を占める細胞外液はさらに間質液と血漿（血管内液）に分けられる．この比は3：1で，血管内液は体重の

表　体液中の主な電解質組成（mEq/L）

	細胞内	血漿	間質液
Na	3	140	135
K	140	4.5	4.5
Cl	6	103	108
Ca	4	5	3
Mg	34	2	1.3
HCO_3	8	26	27
PO_4	100	2	2
SO_4	20	1	1
有機酸		5	5
蛋白質	60	16	0

5％，すなわち成人男性では約3Lとなる．間質液には全身の結合組織に含まれる液以外に髄液や胸腔・腹腔・心嚢に存在する液も含まれる．間質液と血漿の組成はほとんど同じであるが，タンパク（アルブミンが主体）は毛細血管内皮を通過できないので，間質液はタンパク濃度が低い．細胞外液は60兆個におよぶ体の構成細胞を取り囲んでおり，この量と組成が一定であることが細胞機能維持，つまり生命維持に必須である．通常は腎臓が体液制御を行っているが，破綻したときが輸液療法の出番である．

2　水の出納

体の中への水の出入りは生活習慣や環境によって個人差は大きいが，およその値を図2にまとめた．

入ってくる水としては，食物中の水が800mL，お茶や飲料水で500〜1,500mL，そして体の中で炭水化物，タンパク質，

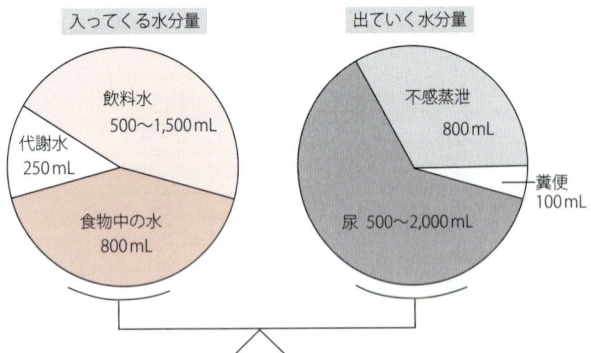

図2　健常人における水の出納

脂肪が利用されるとき（酸化され，CO_2とH_2Oにまで分解される）にできてくる代謝水が250 mLで，総計2,200 mLくらいになる．代謝水は利用される栄養源で生成される量が異なる．なかでも脂肪は，利用すると1 gの脂肪から1.1 gの水がつくられ，さらに9.3 calの熱量が得られるため効率的である．そのため，砂漠を行くラクダのこぶには50 kgの脂肪が詰まっており，水が長期になくても耐えられるようになっている．

　出て行く水は，不感蒸泄としての汗や呼気に含まれる水で800 mL，便中に100 mL，尿に500〜2,000 mLとなり，この総計が入ってくる水の量と等しくなる．不感蒸泄は体温，気温，湿度で大きく変動する．出納で大きく変動する項目は，飲水と尿量であり，腎臓は尿量をコントロールすることにより，体の水のバランスを保っている．

チェックポイント

- 体液量は体重の60 %である．
- 細胞外液は体重の20 %である．
- 細胞内液はKが多く，細胞外液はNaが主要陽イオンである．
- 体への水の出納は，飲水と尿量によりバランスが取られている．
- 体から不感蒸泄として1日800 mLの水が失われる．

第1章　輸液療法に必要な体液電解質の基礎知識

2）生理作用と調節機構

＜頼　建光，佐々木　成＞

1　水分（図1）

1）生理

　体内の総水分量は，成人ではおよそ体重の60％くらいで，小児ではやや多く70％，高齢者では50％程度と年齢によりやや差異がある．水分分布は細胞内液（intracellular fluid：ICF）と細胞外液（extracellular fluid：ECF）に大きく分けられる．体重の60％が水分として，細胞内液，細胞外液それぞれ40％，20％と分布している．細胞外液は，組織間液，骨組織内液，血漿などに分布するが，そのうち血漿は体重のわずか5％を占めるにすぎない（図1A）．

　体内の水分に溶解している電解質は，細胞内液と細胞外液で大きく異なる．当然ながら，**血液検査でみている結果は，体重の20％の区画にある細胞外液のさらに限局した血漿という5％の区画を評価しているにすぎないことを認識しなければならない．**

　通常水分のIN-OUTは，INとして食物中に800mL，飲水500〜1,500mL，代謝水として250mL，OUTとして尿500〜2,000mL，不感蒸泄800mL，便中100mLといった割合で体液の恒常性は保たれている．

2）調節機構

　血清Na濃度は細胞外液の水分量と細胞外液中のNa総量に

A) 水分分布

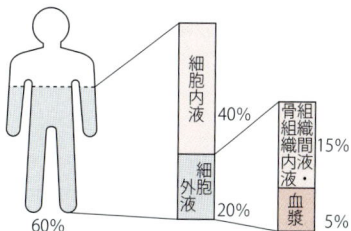

B) 浸透圧調節機構

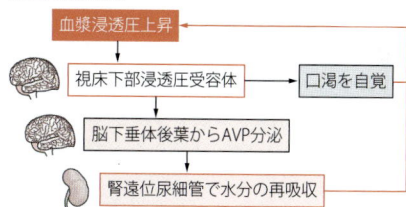

C) 循環血液量調節機構

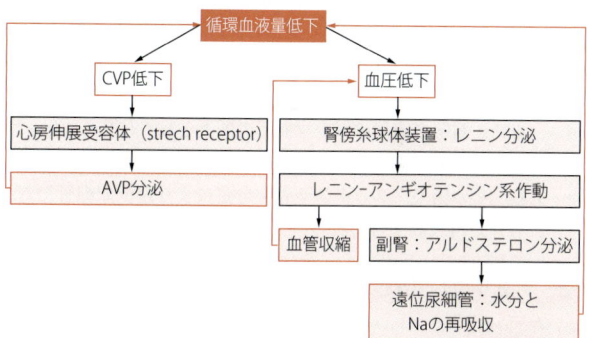

図1 水分の調節機構

より決定されるが，実際の臨床ではNa濃度の一般的な要因は細胞外液量であり，体内にある水分量の異常はNa濃度の異常として現れる．これを受け，視床下部にある浸透圧受容体が，水分の調整としての重要なセンサーとなっている．

a）浸透圧機構（図1B）

血漿浸透圧（Posm）の上昇により，まず起こるのは脳下垂体後葉からアルギニンバゾプレシン（arginine vasopressin：AVP）の分泌である．AVPは腎遠位尿細管に作用し，水分の再吸収を促進する．Posmが283 mOsm/kgより高くなれば，1 mOsm/kg上昇するごとにAVP濃度は0.38 pg/mL増加する．そしてAVP濃度が1 pg/mL増加するごとに，尿浸透圧は225 mOsm/kg上昇する．

次にPosmが293 mOsm/kgより高くなると口渇感を自覚，飲水行動が出現し，体内水分を補うようになっている．

b）循環血液量機構（図1C）

また，体内水分の低下は循環血液量の低下としても現れる．循環血液量が減少すると中心静脈圧（central venous pressure：CVP）の低下として捉えられ，これにより心房にある伸展受容体（strech receptor）の活動が低下してAVPが分泌される．

また，循環血液量の減少は血圧の低下としても捉えられ，腎傍糸球体装置で感知されてレニン–アンギオテンシン系が作動する．その結果，アルドステロン分泌により遠位尿細管でNaと水分の再吸収が行われる．

2 ● ナトリウム（Na）

1）生理作用

Naは細胞外において最も多い陽イオンであり，細胞外の浸

透圧を規定する重要な因子である．Naは細胞外液中を自由に行き来するので，その濃度は血漿と組織間液でほぼ一定としてよい．Naの欠乏は脱水，過剰は浮腫という形で臨床所見では現れる．

2）調節機構

Na調節は，水分調節とは異なる機構で恒常性（138〜146mEg/L）を維持している．唯一重なるのは，循環血液量低下がADH〔antidiuretic hormone：抗利尿ホルモン（バソプレシン）〕と口渇を刺激することである．

Naバランスは有効循環血漿量（effective circulating volume）がセンサーとなっており，エフェクターとしては腎でのNa出納となっていると説明することができる．このセンサーは血管内の充満度をモニターしており，これは心拍出量と末梢血管抵抗との関係により決定される．これらの要素は血圧にも影響するため，有効循環血漿量のセンサーにおいては，平均動脈圧がセットポイントとどのベクトルにどのくらいのズレであるかによりエフェクターに影響がでる．その調節は，主にレニン-アンギオテンシン-アルドステロン系（前述），Na利尿ペプチド〔natriuretic peptide心房性（atrial），脳性（brain），C型（C-type），他〕，アドレノメデュリン（adrenomedullin：AM），PAMP（proadrenomedullin N-terminal 20 peptide），圧Na利尿といったホルモンなどにより行われている．

a）Na利尿ペプチド（心房性：ANP/脳性：BNP）

心房/心室の伸展刺激により分泌が刺激されるホルモンで，主に髄質内集合管でNaを排泄する作用を有する．その点で再吸収抑制をするという他のホルモンの機序とは異なる．

b) AM・PAMP

AMはヒト褐色細胞組織より発見されたが，心臓，腎でも発現を認めている．心不全・腎不全・敗血症などで血中濃度が上昇する．作用は血管拡張，尿細管でのNa利尿に関与し，PAMPはアルドステロン抑制作用がある．

c) 圧Na利尿

圧利尿は，神経や液性因子を介さず血圧の上昇自体が尿量および尿Na排泄を促進するという作用をあらわす．この減少の機序は明らかではないが，プロスタグランジンや一酸化窒素の関与があると考えられている．

3 カリウム（K）

1）生理作用

細胞の静止膜電位は主に細胞膜内外のK濃度に依存していることから，Kは心筋を含む筋肉，神経の興奮性に重要な役割を果たしている．通常，血清K値は3.5〜5.0 mEq/Lという狭い範囲に維持されており，高K血症や低K血症では致命的な不整脈が発生する可能性があるため，緊急治療の適応となる．

2）調節機構

摂取したKはまず全てが細胞外液に分布するが，細胞内へKがシフトすることで細胞外液のK濃度が高くならないように維持している．その後，余剰Kを体外へ排泄して細胞外液のK濃度が高くならないようにしている．

細胞内外のKの移動には，主に下記の3つの因子がかかわっている．

- ▶ **インスリン**：Kを細胞内に移行させる．
- ▶ **カテコラミン**：β2-アドレナリン受容体を介してKを細

胞内へと移行させる．

▶ H^+：無機酸の増加が原因の代謝性アシドーシスの場合には，H^+が細胞内に，Kが細胞外へと移行する．

K調節機構で一番重要な役割を果たしているのは腎臓であり，経口摂取したK量の90〜95％を排泄している．糸球体で濾過されたKは近位尿細管，遠位尿細管で再吸収され，結合尿細管腔では濾過量の約10％となっている．この結合尿細管から皮質集合管でKは尿中へ分泌される．この分泌能力の幅は大きく，糸球体での濾過量を上回るKを分泌することも可能である．

K分泌を行う主細胞の血管側にはNa, K-ATPaseが，管腔側にはNaチャネル，Kチャネル，K/Cl共輸送体が存在する．

Na, K-ATPaseはATPを消費しながら濃度勾配に逆らい，3個のNaイオンを細胞外に，2個のKイオンを細胞内に移動させ，細胞内を陰性荷電とする．Kの細胞内濃度は管腔内側に比べ高いのだが，この陰性荷電のために陽イオンであるKは管腔内に放出されにくくなっている．

また，Naの再吸収などのためにアルドステロンが主細胞に作用して管腔側のNaチャネルからNaイオンが流入すると，細胞内の陰性荷電が緩和され，主細胞内のKイオンがKチャネルやK/Cl共輸送体を通じて管腔内に分泌される（図2）．

4 ● カルシウム（Ca）

1）生理作用

骨の形成，神経筋機能を制御している．99％は骨に，残り1％のほとんどが細胞外液に存在する．

血清Caの約50％はイオン化（遊離）Caとして，残りは主にアルブミンと結合して存在する．生理的活性を持つのはイ

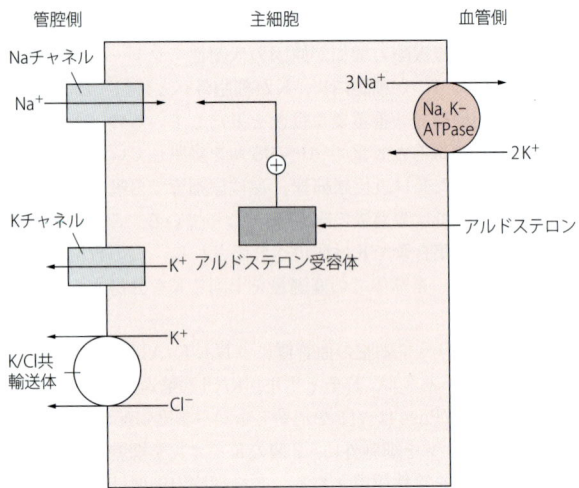

図2 Kの調節機構

オン化Caの方である．低アルブミン血症では，イオン化Ca値は低下しないが，血清総Caは減少するため，補正式を用いる．

> **＜Payneの補正式＞**
> 補正Ca濃度＝血清Ca濃度(mg/dL)＋4−血清アルブミン濃度(g/dL)

イオン化Ca濃度は，副甲状腺細胞膜にあるセンサーであるCaSR（calcium-sensing receptor：カルシウム感知受容体）によって感知され，副甲状腺ホルモン（parathyroid hormone：PTH）の合成・分泌の調節が行われる．

2）調節機構（図3）

Caは小腸から1日約100〜200mg吸収される．腎臓では

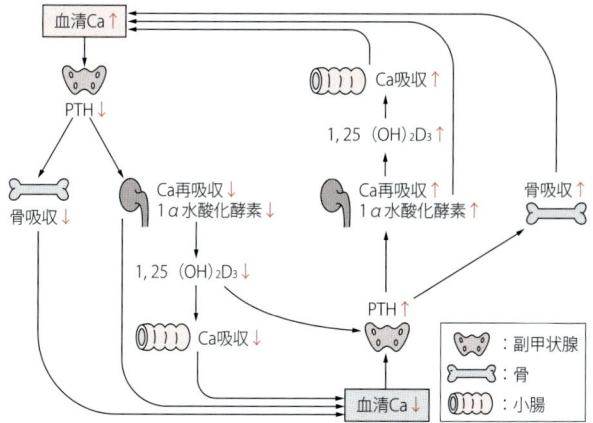

図3 Caの調節機構

1日約8,000 mgが濾過され，ほとんどは再吸収されるが，その量の増減により収支を調節している（通常は約100 mgが排泄されて収支が均衡している）．

Ca代謝の調節はPTH，ビタミンD代謝産物によって行われ，通常9.2〜10.7 mg/dLの範囲で調整されている．

PTHは，骨吸収の促進，腎臓からのCa再吸収・P排泄の促進，腎臓でのビタミンD活性化促進などにより血清Caを増加させる．血清Caが低下するとPTH分泌は瞬時に促進され，合成も数時間以内に促進される．逆に，上昇すればPTH分泌・合成は抑制される．

ビタミンDは，食物から吸収されるか，日光に当たった皮膚で合成される．ビタミンDは肝臓で25（OH）D$_3$〔25-hydroxy-vitamin D$_3$〕に変換後，腎臓で1,25（OH）$_2$D$_3$

〔1,25-hydroxy-vitamin D_3〕に活性化される．1,25 $(OH)_2D_3$ は腸管での Ca 吸収の促進，骨形成・骨吸収の調節を行い血清 Ca を増加させる．1,25 $(OH)_2D_3$ の合成は PTH と低 P 血症によって刺激され，高 P 血症で抑制される．PTH 分泌不全や慢性腎不全では 1,25 $(OH)_2D_3$ が不足する．

5 リン（P）

1）生理作用

約 85％は骨に，残りのほとんどが細胞内に存在し，細胞内ではアデノシン 3 リン酸（ATP）によるエネルギー産生をはじめ，重要な役割を果たしている．細胞外液に存在するのはわずか 1％にすぎないため，血清 P 値は体内総 P 値を反映しない．

血清 P のうち 85％がリン酸塩の遊離イオンであり，pH により価数が変化する．したがって血清濃度を表すのに mEq では不都合なので，P 原子の量として表す（P 1 mg/dL ＝ リン酸塩 0.32 mmol）．正常範囲は 2.5〜4.5 mg/dL だが，小児と閉経後の女性はこれよりやや高い．

2）調節機構（図4）

P は食事から 1 日あたり約 1,000 mg 摂取される．このうち 80％が 1,25 $(OH)_2D_3$ の作用下で腸管から吸収される．40％は便中に排泄されるが，主に血清 P 値の調節を行うのは腎臓である．

P は Ca と同様に PTH と 1,25 $(OH)_2D_3$ により調節を受けるが，保たれる濃度の範囲は 2.5〜4.5 mg/dL と Ca より広い．腎臓では，糸球体で濾過された P のうち 80〜90％が尿細管で再吸収される．PTH は尿細管での再吸収を抑制するが，骨吸収を促進するため，血清 P 値は変化しないこともある．ま

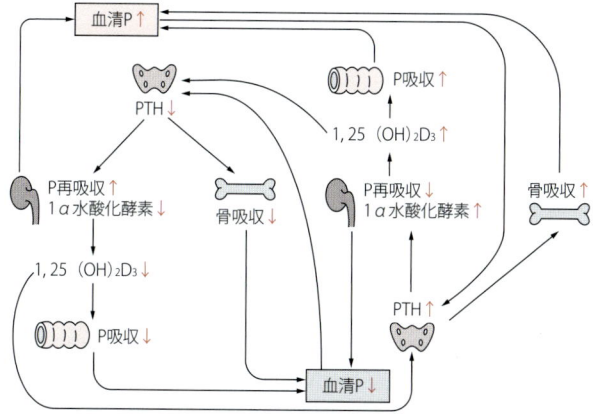

図4　Pの調節機構

た，1,25（OH)$_2$D$_3$も長期投与により尿細管での再吸収を抑制するが，腸管からのP吸収を促進するため，結果的には血清P値を上昇させる．一方，腎機能が低下すると，排泄が低下し血清P値は上昇する．

また，リン酸塩高含有食物の摂取により血清P値は上昇する．さらに，インスリンはPを細胞内に移動させ，血清P値を低下させる．

最近，骨で産生されるFGF23（fibroblast growth factor-23：線維芽細胞成長因子）がP代謝に重要な役割を果たしていることがわかってきた．FGF23は，強力なP再吸収抑制作用と1,25（OH)$_2$D$_3$低下作用により，血清Pを低下させる因子である[1), 2)].

6 ● マグネシウム（Mg）

1）生理作用

細胞内ではエネルギー産生と利用，タンパク質合成，酵素活性に関与し，細胞外では神経・筋の機能や心血管系に関与する．

体内に約24g（約2,000mEq）存在し，約60％は骨，約20％は筋に，残りのほとんどは他の細胞内に，1％のみが細胞外液に分布する．よって，**血清Mg値は体内総Mg量を反映しない**．すなわち，Mgの異常による臨床症状は組織のMg含有量によって決まるため，血清Mg値だけでは病態を判断できない．

すなわち，Mgが長期に欠乏するとPTHの放出が抑制され，Caが低下してもPTHが分泌されにくくなり，低Ca血症が誘発される．また，Mg欠乏は腎臓からのK喪失の原因ともなるが，その詳細な機序は明らかでない．

2）調節機構

Mgは消化管で1日300mg吸収される．腎臓においてMgの排泄量を調節することで血清Mg値を1.4〜2.0mEq/Lに保っている．糸球体で濾過されたMgは，95％以上が尿細管で再吸収され，尿中排泄分は5％未満である．再吸収量は細胞外液量に依存し，脱水で増加，溢水で減少する．

7 ● 酸塩基平衡

● 調節機構（図5）

a）肺と腎臓によるpHの維持

正常な細胞機能を維持するために，血液のpHは一定の範囲内（7.35〜7.45）に迅速かつ持続的に保たれなければならな

い．これは，肺からのCO_2の排出と，腎によるHCO_3^-の産生・排泄によって調節されている（下記＊参照）．

<＊Henderson–Hasselbalchの式＞

$$pH = 6.1 + \log \frac{[HCO_3^-]}{0.03 \times PaCO_2}$$

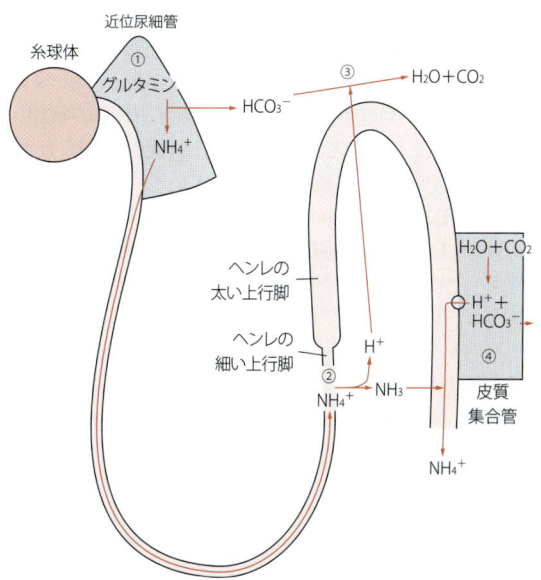

図5　腎臓におけるH^+の排泄

b）酸の産生と緩衝系

酸は全ての栄養素の代謝により産生される．炭水化物と脂肪からは15,000〜20,000 mmol/日の$CO_2＋H_2O$が産生され，CO_2は肺から排出される（揮発性酸）．一方，タンパク質の構成アミノ酸の一部からは，腎排泄が必要なH^+が産生される（不揮発性酸）．また，H^+は細胞外液ではHCO_3^-に，細胞内ではHPO_4^{2-}やタンパク質の陰イオンに結合することで，pHの著しい低下が起こらないように制限されている（体内緩衝系）．

腎は糸球体で濾過された大量のHCO_3^-のうち，80〜90％を近位尿細管で，残りをヘンレループ上行脚と遠位尿細管で再吸収する．再吸収で尿の排泄でHCO_3^-が失われるのを防ぎ，皮質集合管のA型間在細胞ではH^+を排泄（HCO_3^-を産生）して消費されたHCO_3^-を補充している．排泄されたH^+はNH_4^+または$H_2PO_4^-$として尿中に排泄される．

c）アンモニウム（NH_4^+）排泄

NH_3は近位尿細管細胞でグルタミンから産生される（グルタミン → $2HCO_3^-＋2NH_4^+＋ATP$）．産生されたNH_3は，NH_4^+として尿細管腔内に分泌される（図5①）．

ヘンレループ上行脚の太い部分では，Na/K/2Cl共輸送体によりNH_3は間質へ移行し，NH_3として蓄積する（図5②）．このとき，$NH_4^+ → NH_3＋H^+$で生じるH^+は，グルタミン産生時のHCO_3^-と相殺されるので新しい酸生成は起こらない（図5③）．

間質に移行したNH_3は集合管で再度管腔内に分泌される．この部位ではNH_3として細胞膜を通過し，管腔内に分泌されるが，皮質集合管で排泄されるH^+を受け取り，NH_3はNH_4^+となって尿中に排泄される（図5④）．

d）リン酸排泄

不揮発性酸のうち有機リン酸などから産生されるリン酸塩は，$HPO_4^{2-} + H^+ \rightarrow H_2PO_4^-$ という反応で排泄される．1日のリン酸（$HPO_4^{2-} + H_2PO_4^-$）排泄量はほぼ一定のため，$H_2PO_4^-$ として排泄される H^+ の量は限られている．これとは対照的に，NH_3 産生は酸負荷の状況では最大10倍にも増加するので，これにより大量の H^+ を排泄して対処するのである．

チェックポイント

- 体内水分量：浸透圧，アルギニンバソプレシン，レニン-アンジオテンシン系
- Naの調節：レニン-アンジオテンシン系，Na利尿ペプチド，アドレノメデュリン，PAMP，圧Na利尿
- Kの調節：インスリン，カテコラミン，水素イオン，Kチャネル，K/Cl共輸送体
- Caの調節：副甲状腺ホルモン，ビタミンD
- Pの調節：副甲状腺ホルモン，ビタミンD，FGF23
- Mgの調節
- 酸塩基平衡：肺と腎臓，HCO_3^- の再吸収，NH_4^+ の排泄，リン酸の排泄

参考文献

1）Shimada, T. et al. : Cloning and characterizaton of FGF23 as a causative factor of tumor-indeuced of osteomalacia. Proc. Natl. Acad. Sci. USA. 98: 6500-6505, 2001
2）Shimada, T. et al. : FGF-23 is a potent regulator of vitamin D metabolism and phosphate homeostasis. J. Bone. Miner. Res. 19: 429-435, 2004

第1章 輸液療法に必要な体液電解質の基礎知識

3）栄養・代謝の基礎知識

<中山裕史，冨田公夫>

1 ● エネルギー

1）日本人の食事摂取基準

厚生労働省は日本人の食事摂取基準を平成16年に表1のごとく定めている[3]．当初は「第7次改定 日本人の栄養所要量」として策定される予定だったが，米国などでは食事摂取基準が栄養学と確率論を基盤にした栄養マネジメントとして合理的に利用されていることなどから，わが国においても「食事摂取基準」という概念が導入された．「食事摂取基準」は，健康な個人，もしくは集団を対象として，国民の健康の維持・増進，エネルギー・栄養素欠乏症の予防，生活習慣病の予防，過剰摂取による健康障害の予防を目的として，エネルギーおよび各栄養素の摂取量の基準を示したものである．

2）日本人の食事摂取基準

食事摂取基準は，表2で定義されるような日常の活動内容によっても細かく分けられている．「食事摂取基準」は，より「確率論」的な捉え方が基盤となっており，「リスク分析/評価」の考え方により作成されている．

通常，輸液にてエネルギー補給を行うような状況は当然活動レベルが低い（Ⅰ）状態である．活動レベルごとに上記の基準に照らし合わせて投与エネルギーの必要量を換算するが，急性疾患，消耗性疾患などである場合にはこの基準値よりも

表1 エネルギーの食事摂取基準（推定エネルギー必要量：kcal/日）

性別	男性			女性		
身体活動レベル*1	I	II	III	I	II	III
0～5（月）母乳栄養児	-	600	-	-	550	-
0～5（月）人工乳栄養児	-	650	-	-	600	-
6～11（月）	-	700	-	-	650	-
1～2（歳）	-	1,050	-	-	950	-
3～5（歳）	-	1,400	-	-	1,250	-
6～7（歳）	-	1,650	-	-	1,450	-
8～9（歳）	-	1,950	2,200	-	1,800	2,000
10～11（歳）	-	2,300	2,550	-	2,150	2,400
12～14（歳）	2,350	2,650	2,950	2,050	2,300	2,600
15～17（歳）	2,350	2,750	3,150	1,900	2,200	2,550
18～29（歳）	2,300	2,650	3,050	1,750	2,050	2,350
30～49（歳）	2,250	2,650	3,050	1,700	2,000	2,300
50～69（歳）	2,050	2,400	2,750	1,650	1,950	2,200
70以上（歳）*2	1,600	1,850	2,100	1,350	1,550	1,750
妊婦初期（付加量）				50	50	50
妊婦中期（付加量）				250	250	250
妊婦末期（付加量）				500	500	500
授乳婦（付加量）				450	450	450

*1：「身体活動レベル I：低い、II：普通、III：高い」。成人では、推定エネルギー必要量＝基礎代謝量（kcal/日）×身体活動レベルとして算定。18～69歳で身体活動レベルはそれぞれ I＝1.50、II＝1.75、III＝2.00。70歳以上では、それぞれ I＝1.30、II＝1.50、III＝1.70。

*2：70歳以上では、それぞれ I＝1.30、II＝1.50、III＝1.70。

（文献3より転載して引用）

表2 各身体活動レベルの活動内容

15歳～69歳における各身体活動レベルの活動内容

身体活動レベル[1]	低い（Ⅰ） 1.50（1.40～1.60）	ふつう（Ⅱ） 1.75（1.60～1.90）	高い（Ⅲ） 2.00（1.90～2.20）
日常生活の内容	生活の大部分が座位で、静的な活動が中心の場合	座位中心の仕事だが、職場内での移動や立位での作業・接客など、あるいは通勤・買物・家事、軽いスポーツなどのいずれかを含む場合	移動や立位の多い仕事への従事者。あるいは、スポーツなど余暇における活発な運動習慣をもっている場合
個々の活動の分類（時間/日）[2] 睡眠（1.0）	8	7～8	7
座位または立位の静的な活動（1.5：1.1～1.9）	13～14	11～12	10
ゆっくりした歩行や家事など低強度の活動（2.5：2.0～2.9）	1～2	3	3～4
長時間持続可能な運動・労働など中強度の活動（普通歩行を含む）（4.5：3.0～5.9）	1	2	3
頻繁に休みが必要な運動・労働など高強度の活動（7.0：6.0以上）	0	0	0～1

*1：下段は代表値、（ ）内はおよその範囲を示す.
*2：（ ）内は、活動係数（activity factor：Af）で各身体活動における単位時間あたりの強度（代表値：下限～上限）で表記.
（文献3より改変して転載）

表3 ストレス係数

手術後:大手術	1.2	腹膜炎,敗血症	1.1〜1.3
小手術	1.1	多臓器不全	1.2〜1.4
癌	1.1〜1.3	熱傷	1.2〜2.0
外傷,重症感染症	1.2〜1.4		

必要量が多くなることも多い(呼吸不全,腎不全など).

3) ベッドサイドでのエネルギー投与量の決定

一般的に臨床の場においては,必要エネルギーは基礎エネルギー消費量(basal energy expenditure:BEE)に活動係数(**表2**)とストレス係数を乗じて求める.基礎エネルギー消費量は以下に示す **Harris-Benedictの推定式**を用いることが有用である.

> **<Harris-Benedictの推定式>**
> 男性BEE(kcal/日)=
> 　66.47+{13.75×体重(kg)}+{5.0×身長(cm)}−(6.76×年齢)
> 女性BEE(kcal/日)=
> 　655.10+{9.56×体重(kg)}+{1.85×身長(cm)}−(4.68×年齢)

ストレス係数を**表3**に示す.

チェックポイント

- 日本人の推奨される食事摂取基準が厚生労働省により決められている.
- 輸液治療を行う場合は身体侵襲により必要なエネルギー量が決まる.
- 臨床の場でエネルギー必要量の算出にはHarris-Benedictの推定式が有用である.

2 ● 糖代謝

1）ブドウ糖の体内代謝

　ブドウ糖（グルコース）は炭水化物の最終代謝物の1つであり，生体のエネルギー源として最も基本的で重要な栄養素である．

a）細胞内への吸収

　消化管より吸収された炭水化物は，消化酵素により単糖類に分解される．ブドウ糖を代表とする単糖類は消化管から吸収された後，インスリンにより肝臓に取り込まれ，解糖系においてエネルギー産生に使用される．またグリコーゲンの合成にも使用される（図1）．

　通常，細胞内（筋肉）にブドウ糖が取り込まれるためにはインスリンが必要であるが，脳および肝臓においては濃度勾配によっても取り込まれる．

b）代　謝

　細胞内において，ブドウ糖はリン酸化によりG-6-P（glucose-6-phosphate：グルコース6リン酸）となり，その後ピルビン酸にまで代謝される．ピルビン酸は，好気的環境下ではTCA回路に入ることで高エネルギーが得られ，最終的にH_2OとCO_2となる．一方，嫌気的環境下では乳酸が生成される．

　ブドウ糖の代謝においては，糖を消費しながらエネルギーを産生する（解糖）方向に進むが，肝臓と腎臓においては糖の新生を行うこともできる．中枢神経系においてはブドウ糖が唯一利用できるエネルギー源であり，飢餓や絶食に関係なく利用されるため，十分なブドウ糖の補充が重要である．

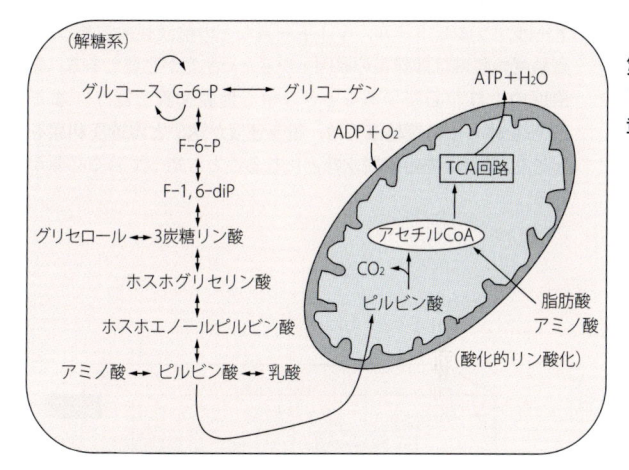

図1　ブドウ糖解糖系と酸化的リン酸化

文献2より改変して転載

2）その他の糖質体内代謝

　　ブドウ糖以外の単糖類の代謝経路を図2に示した．基本的にブドウ糖の代謝経路と関連しており，最終的にはピルビン酸を経てTCA回路に入ることとなり，エネルギー産生に利用される．

　図2に示されているように，フルクトース，ソルビトール，キシリトール，マルトースは細胞内に取り込まれるのにインスリンを必要としない．マルトースについては，ブドウ糖が結合した2糖類であるため，細胞内に取り込まれた後ではブドウ糖と同じ経路に入る．

3）糖質輸液製剤

　　糖質輸液としてはブドウ糖以外に，フルクトース，キシリ

トール，ソルビトール，マルトースなどの輸液製剤があるが，高濃度の製剤は静脈炎の原因となるため注意が必要である．高濃度の投与が必要であるときは中心静脈栄養を行う．また **20％を超える糖質輸液では，投与速度が速いと浸透圧利尿を起こし，低Na血症や脱水などになる**ことも知っておく必要がある．

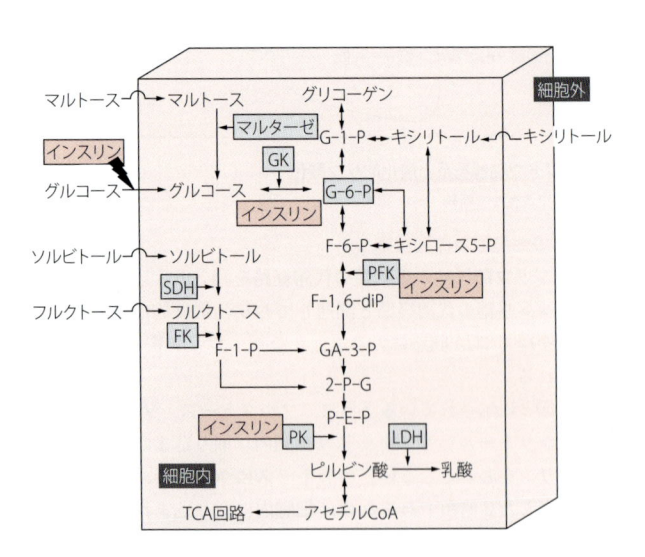

図2　その他の糖質の代謝経路
文献2より改変して転載

チェックポイント

- ブドウ糖はエネルギー供給源として最も重要であり，中枢神経系はブドウ糖しか利用できない．
- フルクトース，ソルビトール，キシリトール，マルトースは細胞内への移動にインスリンを必要としない．
- 高濃度の糖質輸液は浸透圧利尿を引き起こす可能性がある．

3 脂質代謝

1）体内脂肪

体内に存在する脂肪は，単純脂質，複合脂質，誘導脂質に分けられる．単純脂肪は中性脂肪などの脂肪酸とアルコールのエステルからなるものである．複合脂質はリン脂質，糖脂質，リポプロテインなどで，誘導脂質はこれらの脂質が加水分解されたものであり，遊離脂肪酸（free fatty acid：FFA），グリセロール，グリセリン，ステロイドなどがあげられる．

また脂肪酸のなかに体内で合成できないものがあり，必須脂肪酸と呼ばれる．これはリノレン酸，リノール酸といわれる不飽和脂肪酸のことであり，熱源としてだけでなく，細胞膜リン脂質の構成成分，プロスタグランジンやトロンボキサン産生の材料としても使用される．

2）脂質代謝

体内脂肪はエネルギー源として貯蔵されており，必要時に脂肪組織から動員されて熱源となる．中性脂肪は肝臓から生成されるその代表格であり，ホルモン感受性リパーゼにより加水分解され脂肪酸とグリセロールになる．脂肪酸からのエネルギー代謝経路を図3に示す．また，血中の脂肪は，肝臓，

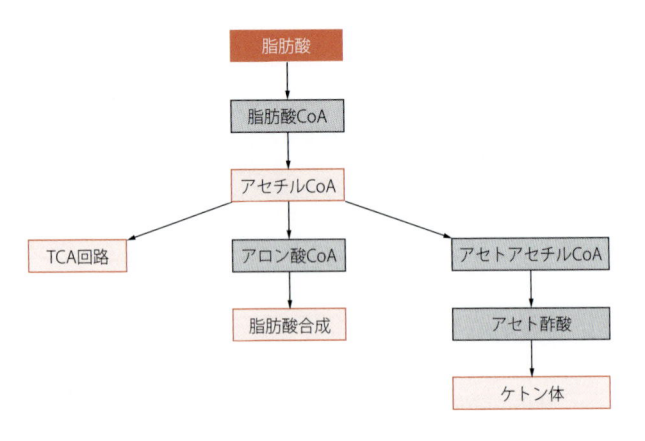

```
                    脂肪酸
                      ↓
                   脂肪酸CoA
                      ↓
                  アセチルCoA
          ↙           ↓           ↘
   TCA回路      アロン酸CoA      アセトアセチルCoA
                      ↓                ↓
                  脂肪酸合成         アセト酢酸
                                       ↓
                                     ケトン体
```

図3　脂肪酸の代謝経路
文献2より改変して転載

　脂肪組織，脂肪利用組織（筋）を移動しながら代謝・利用されている．

　インスリンは中性脂肪の合成を増加させ，脂肪組織へのグルコース（ブドウ糖）の取り込みを増強する．よって，空腹時や糖尿病では，中性脂肪の加水分解が増加し血中の脂肪酸は増加する．逆に食後やインスリン投与では中性脂肪の合成が増加する．また，糖尿病や飢餓時などの炭水化物の利用が障害されているときには，脂肪酸が熱源として利用されるが，このときTCA回路への代謝経路が抑制されているために肝臓内で大量のアセト酢酸がつくられ，末梢で処理できなくなるとケトン体が出現する．

3）脂質輸液製剤

　脂質輸液製剤は10％と20％の2種類があり，浸透圧が約1に調整してあるため，末梢からの投与が可能である．脂肪は1gあたり9kcalとエネルギー効率がよいため，主にエネルギーの供給として使用される．よって，中心静脈ラインや経腸栄養ラインがない場合の栄養補給に適している．

　通常は10％製剤200mLを2日に1回投与するが，**DIC（diffuse intravascular coagulopathy：広汎性血管内凝固障害）時や肝臓，胆嚢，膵臓疾患などで，脂肪の処理能力が低下しているときには禁忌となる．**

> **チェックポイント**
> - 脂質輸液製剤は末梢からの高エネルギーの補充に適している．
> - DIC時や肝臓，胆嚢，膵臓疾患で，禁忌となる場合があるため注意が必要．

4　タンパク質代謝

1）タンパク質とは

　生体の構成としては，水分が体重の約60％であり，タンパク質は約20％である．タンパク質は，筋肉，血液，皮膚，毛髪，そしてすべての内臓組織をはじめとして体内で重要な働きをする基本的な物質である．すべての酵素もまたタンパク質で構成されている．

　タンパク質はアミノ酸が結合してつくられる化合物であり，細胞内で遺伝子情報により合成される．結合するアミノ酸の数が少ない場合はペプチドやポリペプチドと呼ばれる．

タンパク質の機能は、酵素・代謝などの化学反応を起こさせる触媒としての細胞機能、生体構造の形成、ホルモンや受容体など生体内の情報伝達、筋肉の構成と運動機能、抗体（免疫グロブリン）、栄養の貯蔵・輸送など多種多様である．

2）タンパク質の代謝

経口摂取されたタンパク質は、各種消化酵素によりアミノ酸に分解される．その後小腸上部にてアミノ酸輸送体により吸収され、門脈を経由して体内に入る．

肝臓に輸送されたアミノ酸は、タンパク質合成酵素によってペプチドやポリペプチド、さらに重合してタンパク質が合成される．

体内のタンパク質の1～2％以上（主に筋肉タンパク質）は代謝回転している．細胞内でのタンパク質分解にはライソゾームにあるタンパク質分解酵素やユビキチンなどが関与する．

3）タンパク摂取量

タンパク質は食事中の主な窒素化合物であり、最終的に尿素に代謝される．健康な定常状態においては、体内の窒素バランスは摂取量と排泄量が等しくなる．**Maroniの式**による尿中尿素窒素排泄量からタンパク異化率（タンパク摂取量）を推定する方法は、この理論に基づいている．

＜タンパク摂取量（Maroniの式）＞
タンパク摂取量≒タンパク異化率（g/日）
＝［尿中尿素窒素排泄量（g/日）＋体重（kg）×0.031］× 6.25

（文献1より改変して転載）

4）タンパク輸液製剤

栄養素としてのタンパク質投与は、通常アミノ酸製剤として投与される〔5〇アミノ酸代謝参照〕．特殊なタンパク製剤

として最も使用頻度が高いのはアルブミン製剤である．アルブミンは，血漿浸透圧・循環血漿量を維持することや，体腔内液や組織間液を血管内へ移行させることを目的として使用されることが多い．浸透圧の改善には高張アルブミン製剤を，また循環血漿量を維持するためには等張アルブミン製剤や，加熱人血漿蛋白製剤を使用する．各製剤にはNaが含まれているため，**等張アルブミン製剤を大量に使用する際にはNa負荷による心不全や肺水腫の出現に注意しなければならない．**

また，アルブミンは投与後に代謝され，ほとんどが熱源となるだけで，肝臓におけるタンパク合成のための補給にはならないことも知っておく必要がある．

チェックポイント
- 体内ではタンパク質の1～2％以上が代謝回転している．
- タンパク異化率（タンパク摂取量）はMaroniの式により算出できる．
- アルブミン製剤はタンパク質合成には用いられない．

5 アミノ酸代謝

1）アミノ酸とは

アミノ酸とはアミノ基（-NH$_2$）とカルボキシル基（-COOH）を構造のなかにもつ物質の総称である．アミノ酸の基本構造を**図4**に示す．アミノ酸は自然界においては300種類以上存在する．しかし，人間の身体構成に使用されるタンパク質を生成するのに用いられるのはそのなかの20種類だけである．

アミノ酸は体内で産生可能な非必須アミノ酸11種類と，体

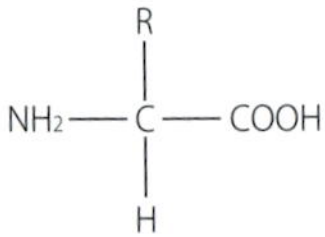

```
          R
          |
NH₂ ——— C ——— COOH
          |
          H
```

R ：側鎖
NH₂ ：アミノ基
COOH：カルボキシル基

図4　アミノ酸の基本構造

内で産生できないため食事より摂取する必要がある必須アミノ酸9種類に分けられる．必須アミノ酸が必要量摂取されないと，体内でのタンパク質合成やアミノ酸の相互作用が障害される．また，アミノ酸にはそれぞれに特徴があり，生理作用も異なる．そして，タンパク質の栄養価は必須アミノ酸の構成比率によって決められ，**必須アミノ酸の含有が多いほどタンパク質の栄養価が高くなる．**

2）アミノ酸代謝

アミノ酸が代謝される際，アミノ酸の窒素（N）はNH_3に代謝され最終的に尿素となる．また炭素骨格（C）はアセチルCoA，TCA回路の中間体などになり，完全に分解されるとH_2OとCO_2になる．NH_3から尿素への代謝は尿素回路によって行われる（**図5**）．これは肝臓に存在する代謝経路であり，肝機能が高度に障害されると高NH_3血症となる．

3）アミノ酸製剤

アミノ酸製剤は，経消化管的に栄養補給が不可能である場合にタンパク質補給の目的で投与される．通常は高カロリー輸液の一部として用いられることが多い．また，**肝性脳症時にも分岐鎖アミノ酸補充として使用される．**一方，**腎機能障害時にアミノ酸製剤を使用する際には血中尿素窒素の上昇を避けるために必須アミノ酸製剤を用いる．**

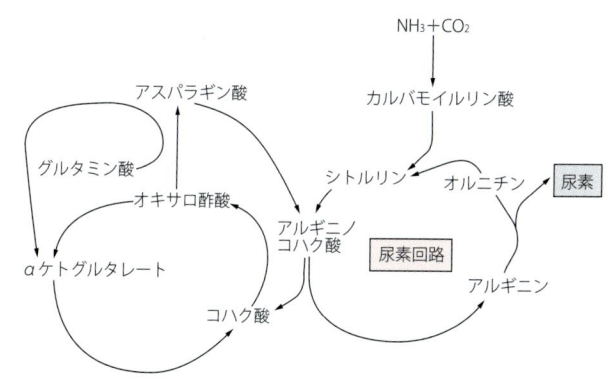

図5 尿素回路

文献2より改変して転載

表3 1日に必要なカロリーと窒素カロリー比

侵襲の程度	カロリー量 (kcal/kg体重)	窒素カロリー比 (kcal/g窒素)
侵襲のない安静状態	30	150〜200
軽度〜中等度の労作や侵襲	40	100〜150
高度の労作や侵襲	＞50	＜100

　アミノ酸が体内で有効利用されるためには十分なカロリーが必要である．カロリーの補給が不十分だと，アミノ酸はエネルギー源として消費されるだけで，タンパク質合成に利用されない．一般的には窒素1gに対して130〜180kcalが体タンパク異化抑制効果（protein sparing effect）として必要とされている．身体への侵襲の程度によって必要なカロリー量と窒素カロリー比は決定される（表3）．

　このようにアミノ酸製剤を使用する際には，アミノ酸の濃

度の他,必須アミノ酸と非必須アミノ酸量の比,窒素カロリー比(kcal/N)などにも注意が必要である.

> **チェックポイント**
> - 人間の身体で使用されるタンパク質は,20種類のアミノ酸によって構成される.
> - タンパク質の栄養価は必須アミノ酸の構成比率によって決められる.
> - 肝機能障害時には尿素回路が障害されるため,アミノ酸代謝から生じるNH_3が蓄積する.
> - アミノ酸が体内で有効利用されるためには十分なカロリーが必要である.

6 微量元素代謝

1)微量元素とは

 微量元素とは,体内含有量が1μg/L以下の元素あるいは鉄よりも少ない元素のことである.具体的には鉄,銅,亜鉛,マンガン,ヨウ素,コバルト,クロム,モリブデン,セレンなどであり,酵素作用,内分泌作用などの役割を担っている.微量元素は,体内量は少なくとも体内での物質代謝には不可欠であり,摂食による供給が必要である.一方,生体内に含有されていても,単に環境からの汚染によるものは微量元素とはいわない.

2)微量元素の代謝

 微量元素は胃,十二指腸,空腸で吸収される.クロムやマンガン,鉄は吸収率が2〜10%と低いが,亜鉛,銅,モリブデンは20〜80%,フッ素は70〜90%,ヨウ素は100%と吸収率が高い.コバルトはビタミンB_{12}に含まれており,胃か

らの内因子欠乏があると吸収できない恐れがある．

排泄経路としては，亜鉛，銅，マンガン，鉄は胆汁や便から排泄され，クロム，ヨウ素，セレン，モリブデン，コバルト，フッ素は腎臓より排泄される．

3）微量元素の作用と補充

微量元素が不足すると，それぞれに特徴的な欠乏症状が出現する（**表4**）．特に鉄欠乏性貧血は今日も全世界的にみられる有名な欠乏症である．また亜鉛欠乏症患者では皮膚炎や味覚障害が有名である．通常の食事が行えている場合には微量元素欠乏症にはならないが，摂食不良が持続する場合や，輸液だけで長期間栄養を行う状況下において適切な補充がなされないと，次第に微量元素は不足するようになる．

微量元素の投与についての至適投与量はいまだ確立していないが，一般的に数日に1回投与することが多い．**微量元素の補充を行いながら定期的な体内濃度の測定を怠らないことが重要である**．逆に腎機能障害や肝障害がある場合には，過剰投与にならないように慎重に補充する必要がある．長期に

表4　微量元素欠乏症

微量元素の種類	欠乏症
鉄	貧血，運動・認知機能の低下，無力性顔貌，注意力散漫，学習能力低下
亜鉛	顔面や会陰を中心とした皮疹，口内炎・舌炎，脱毛や爪の変形，下痢，発熱，味覚障害，食欲不振
銅	白血球減少，貧血，骨粗鬆症
セレン	筋肉痛，心筋症，爪床部の白色変化
クロム	耐糖能異常，体重減少，末梢神経障害，代謝性意識障害，窒素平衡異常
マンガン	発育障害，代謝性障害，血液凝固能の低下，毛髪赤色化
モリブデン	頭痛，嘔気，頻脈，多呼吸，中心暗点，夜盲症

わたる栄養で消化管が使用できる状態であるならば，輸液だけに頼らず胃瘻や腸瘻への切り替えを検討する．

> **チェックポイント**
> - 鉄欠乏性貧血は微量元素欠乏症の代表格である．
> - 亜鉛欠乏症患者では皮膚炎や味覚障害が出現する（長期の中心静脈栄養では注意が必要）．
> - 鉄やクロム，マンガンは吸収率が低く，またコバルトは胃からの内因子欠乏があると吸収が低下する．
> - 腎機能障害や肝障害がある場合には微量元素の過剰投与にならないように注意する．

7 ビタミン代謝

1）ビタミンとは

　ビタミンは，1日の必要量は微量であるが，体内で必須の栄養素である．ビタミンは，他の栄養素の働きを円滑にして体内代謝を正常に保つ役割を担っている．また，タンパク質や炭水化物などと並んで5大栄養素の1つであり，発育や健康の維持に不可欠な役割を果たすが，ビタミンの大部分は体内でつくり出すことができないため，基本的に食物から摂取することが必要である．

　ビタミンは現在13種類あり，大きく水溶性と脂溶性に分けられる．水溶性ビタミンであるビタミンB群とビタミンC群は尿中に排泄されやすい特徴がある．このため摂取量や投与量が多くても過剰症になりにくいが，ビタミンA，D，E，K群の脂溶性ビタミンは必要以上に摂取（投与）した場合，過剰症になりやすい．ビタミンの種類と特徴を**表5**に示す．

表5 ビタミン欠乏症と過剰症

ビタミンの種類	生理作用	欠乏症	過剰症
ビタミンA	視覚の維持、上皮細胞の正常化、感染予防	夜盲症、角膜乾燥症、皮膚の乾燥・角化、感染抵抗力低下	吐気、頭痛、発疹、下痢
ビタミンB_1	糖質の代謝に関与、精神経機能正常化	脚気、多発性神経炎、Wernicke脳症、心肥大	特になし
ビタミンB_2	アミノ酸、脂質、炭水化物の代謝、成長促進作用	成長停止、口唇・口角・口内炎、舌炎、脂漏性皮膚炎	特になし
ビタミンB_6	タンパク質の代謝、発育促進作用	皮膚炎、貧血、浮腫、痙攣、末梢神経障害	末梢神経障害
ビタミンB_{12}	タンパク質の代謝、核酸の生合成、赤血球の生成	悪性貧血、成長停止、悪性貧血、神経疾患、DNA合成障害	特になし
ナイアシン	糖質や脂質の代謝、アルコールの代謝、皮膚・粘膜の発育促進	ペラグラ、口舌炎、神経症状	皮膚発赤、嘔気、下痢、肝機能障害
パントテン酸	糖代謝、B_2と脂質代謝に関与、ホルモン合成、毛髪・皮膚の栄養	疲労、睡眠障害、手足の麻痺、動悸	特になし
ビオチン	糖、脂質代謝、アミノ酸の代謝、皮膚正常化	脂漏性皮膚炎、湿疹、脱毛、神経障害	特になし
葉酸	造血、アミノ酸、核酸の生成	大赤芽球性貧血、胎児神経管障害、高ホモシステイン血症	特になし（大過剰では亜鉛吸収阻害）
ビタミンC	コラーゲン合成、抗酸化、抗炎症作用、鉄分吸収促進	壊血病、皮下出血、骨形成不全、貧血、歯肉色素沈着症、成長不全	尿路結石
ビタミンD	カルシウム・リンの吸収促進	くる病、骨軟化症、骨粗しょう症	高Ca血症、腎機能障害、軟組織石灰化障害
ビタミンE	Aやカロテンの抗酸化作用、血行促進、赤血球の溶血防止	溶血性貧血、歩行障害、腱反射低下、しもやけがあかぎれ	頭痛、疲労、悪心、吐気
ビタミンK	血液凝固作用の補酵素、カルシウム代謝	血液凝固時間延長、新生児・乳児の出血性疾患	溶血性貧血、高ビリルビン血症、核黄疸、ワーファリンの作用を減弱

2）ビタミンの代謝

　ビタミンは小腸で吸収されるが，小腸では腸内細菌によって合成されたビタミンも吸収されている．また，ビタミンB_{12}の吸収に胃からの内因子が必要であるのは有名である．

　水溶性ビタミンは貯蔵量が少なく，また過剰分は腎臓から排泄されるため，毎日摂取する必要がある．

　脂溶性ビタミンは熱に対して安定であるため，調理によって損耗されることが少なく，また食事中の脂肪によって吸収が増加する．体内ではタンパク質と結合して肝臓と脂肪組織に貯蔵される．腎臓からの排泄がないため，過剰症がありうる．

3）ビタミン投与

　ビタミン欠乏症で有名なものとしては，ビタミンB_{12}欠乏による巨赤芽球性貧血（悪性貧血）や，ビタミンB_1欠乏による脚気やWernicke脳症などがある（**表5**）．

　現代の社会生活においてはビタミン欠乏症になることはほとんどないが，経口摂取が行えない状態が続くと当然ビタミン欠乏状態になりうる．このような場合，通常は高カロリー輸液製剤にビタミン剤を含ませて投与することが多い．ビタミン製剤は総合ビタミン剤が開発されているため，通常はこれを連日投与するが，脂溶性ビタミンを含む場合は体内に蓄積しやすいので，過剰投与に注意しなければならない．

　水溶性ビタミンは腎臓から排泄されるため投与上限が定められていないが，無尿の腎不全患者においては注意する必要がある．**脂溶性ビタミンでは，特にビタミンA群とD群で過剰症が起きやすい**．ビタミンD過剰症による高Ca血症は比較的高頻度にみられる．ビタミンEは，毒性は低いがワーファリンの作用を増強することを知っておかなければならない．ビ

タミンK_3過剰では,幼児において溶血性貧血,高ビリルビン血症を惹起する.

> **チェックポイント**
> - ビタミンは5大栄養素の1つであり,大部分は体内でつくり出すことができないため補給は必須である.
> - ビタミンB_{12}の吸収には胃からの内因子が必要である.
> - 水溶性ビタミン(B,C群)は尿中に排泄されやすいため過剰症になりにくいが,脂溶性ビタミン(A,D,E,K群)は体内に蓄積しやすく過剰症に注意が必要.
> - 総合ビタミン剤を連日投与する際には脂溶性ビタミンの過剰投与に注意する.
> - ビタミンD過剰症による高Ca血症は比較的高頻度にみられる病態である.

参考文献

1) Maroni, B. J. et al. : A method for estimating nitrogen intake of patients with chronic renal failure. Kidney Int., 27(1):58-65, 1985
2) 北岡建樹:炭水化物とその代謝.「輸液療法の知識」,pp 72-77,南山堂,2002
3) 厚生労働省策定:「栄養摂取基準第一版」,2004
4) 中山裕史,冨田公夫:輸液薬の種類と選択の基本的考え方,輸液療法の再評価−日常治療として.綜合臨床(北岡建樹 監),54(10):2573-2578,2005
5) 吉村吾志夫 他:アルブミン製剤の使い方とその注意点は? 日常診療にすぐ役立つ輸液と電解質異常.臨床医,31(6):752-753,2005
6) 中山裕史 他:輸液の適応,輸液のすべて−基本から実際まで(腎と透析2007臨時増刊号),63:184-189,2007

第2章

輸液の手技と選択

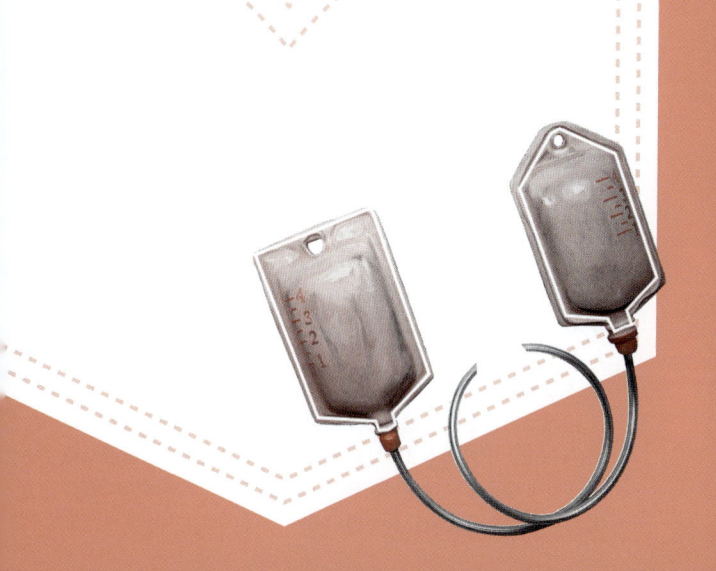

第2章 輸液の手技と選択

1）輸液の手技と選択のポイント

<山路安義>

● 輸液ルート

　一般的な輸液には末梢静脈が用いられる．高カロリー輸液や末梢静脈の確保が困難な場合などでは，中心静脈カテーテル（central venous catheter：CVC）を用いる．例外的に皮下への輸液が行われる．

1）末梢静脈

　中心静脈栄養のように浸透圧が著しく高い輸液などは，血栓性静脈炎を引き起こすために末梢静脈からは投与できない．

a）穿刺針の選択

i）翼状針とプラスチック針

　短時間の輸液には鉄製の翼状針が用いられる．一方，持続的な輸液には，リークしにくく感染のリスクが少ないプラスチック針が用いられる．また，関節近くの屈曲する静脈，血管壁が薄い皮静脈，リークを絶対に避けなければならない抗がん剤の投与などでは，短時間でもプラスチック針が選択される．

ii）針の太さ

　輸血には，急速な輸血による溶血を避けるため，成人では18G以上，小児でも21G以上の針を用いる．また，急速な輸液を行う場合や昇圧薬の持続注入などでルートを確実に維持したい場合には太めの針を用いる．

b）静脈の選択

感染のリスクとQOLへの影響から，前腕や手背の静脈が第一選択であるが，その他の四肢の静脈も用いられる．外頸静脈，大腿静脈にプラスチック針を留置することもある．また，一部の抗がん剤は，リークすると関節拘縮をきたすので関節の近くには投与しない．

静脈の選択の際は，静脈の「みかけ」よりも，駆血により血管が拡張することを指で確認することが大切である．青くみえる皮膚直下の静脈は静脈壁が薄く容易にリークする．

c）穿刺の実際

i）駆 血

血管は駆血により内径が拡張するが，さらに内圧が高くなると，穿刺時に針で血管壁がつぶれにくくなる（図1, 2）．内圧が十分に高まっていることも指で確認する．

上肢では上腕を駆血する．前腕の駆血では橈骨と尺骨の間の組織が十分に圧迫できない．一方，下肢では膝下の駆血で

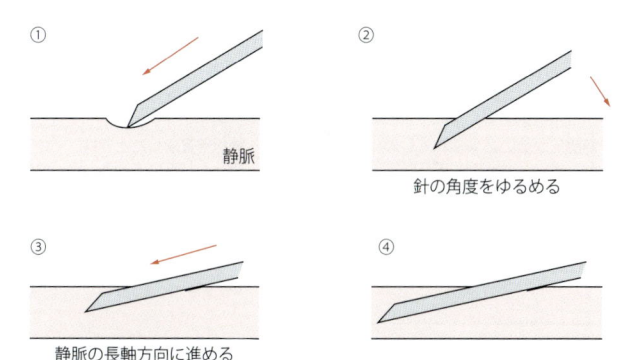

① 静脈

② 針の角度をゆるめる

③ 静脈の長軸方向に進める

④

図1 通常の穿刺法

十分な場合が多い．

駆血があまりに強いと，血圧の低い患者では動脈の血流も遮断してしまうこともあるので注意する．

その他の補助的な方法を列挙する．
- ▶ しばらく腕を下方に下げてから駆血する
- ▶ 手を握ったり開いたりする
- ▶ 強く手を握る
- ▶ アルコールで拭く
- ▶ 平手で叩く

ii) 穿 刺

穿刺では，皮膚，皮下組織，血管壁を通過して静脈内に針を通す．一度に通過させることが好ましいが，皮下組織で針先を移動して血管を探す場合もある．

通常は，血管壁を針先が通過すると血液が逆流する．次い

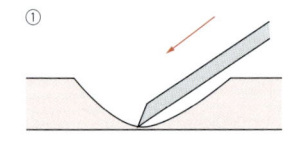

① 静脈圧が低いとつぶれてしまう

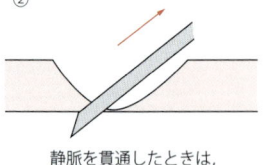

② 静脈を貫通したときは，ゆっくり引いてみる

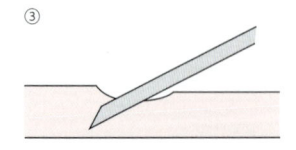

③ 引く過程で静脈がふくらみ血管内に針先が入ることもある

図2 針が静脈を貫通したときの対応

で針の角度をゆるめ，静脈の長軸方向に針を進める（図1）．また，プラスチック針では長軸方向に少し進めた後に外筒を進める．内筒の針先は外筒よりも突き出ているため，血液の逆流があっても必ずしも外筒は血管内に入っていない．

針が静脈を貫通してしまい，引き抜くときに静脈内に針先が入ることもある（図2）．

d）感染対策
i）消 毒
末梢静脈留置針の感染のリスクは中心静脈よりも高いとされている．通常はアルコール消毒だけで穿刺するが，消毒を強化することにより感染のリスクを減らせる可能性もある．

ii）針の刺し直し
プラスチック針でも，①72時間を過ぎた場合，と②緊急で穿刺した場合，は感染のリスクが高く，刺し直しが推奨されている．

2）中心静脈カテーテル（CVC）
中心静脈は血流量が多いので，末梢静脈では静脈炎を起こす高カロリー輸液が可能である．また，末梢のライン確保が困難な場合にもCVCを挿入する．

a）部位の選択
i）鎖骨下静脈
感染のリスクが少なく，QOLは高い．病状が安定している患者の中心静脈栄養に適している．一方で，気胸・血胸のリスクが高く，さらに動脈穿刺時に圧迫止血ができない．そのため**呼吸状態の悪い患者と出血傾向のある患者では禁忌と考えた方がよい**．また，病状が不安定な患者でも避けた方がよい．

ii）内頸静脈
気胸のリスクは少なく，出血時に圧迫止血が可能だが，内

頸動脈の損傷などの重篤な合併症のリスクもある．鎖骨下静脈と比べ，感染のリスクとQOLではやや劣る．病状が不安定な患者で選択されることが多い．

iii) 大腿静脈

誤穿刺による重篤な合併症のリスクは少ないが，感染のリスクが高く，QOLへの影響が大きい．緊急時や病状がきわめて不安定な患者のとりあえずの中心静脈ラインとして用いられる．

iv) 外頸静脈，末梢静脈からの挿入

誤穿刺による重篤な合併症のリスクは少ないがQOLに問題がある．感染のリスクについては不詳である．

b) 挿入手順

i) 概略

局所麻酔を行い，細い針で静脈の位置を確認する．次いで，①挿入用のプラスチック針を介してCVCを直接挿入する（図3）方法と，②まずガイドワイヤー挿入し，それを介してCVCを挿入する方法（Seldinger法，図4）がある．

ii) 手順

各挿入部位に共通の手技と注意点をまとめた．

- ▶ 解剖学的な位置関係を事前に把握し，穿刺に望む．
- ▶ 酸素飽和度と心電図モニターが望ましい．
- ▶ 型どおりに進まなかった場合は，透視下での挿入を考慮する．

❶ 滅菌操作：皮膚を滅菌し，滅菌シートをかける（p66，感染対策参照）．
↓
❷ 細い針での局所麻酔と静脈の位置の確認：アレルギー歴を確認し

① カテーテル挿入用の外筒

② 中心静脈カテーテル(CVC)

③

図3 CVCの直接挿入

① ガイドワイヤー挿入用の外筒

② ガイドワイヤー

③

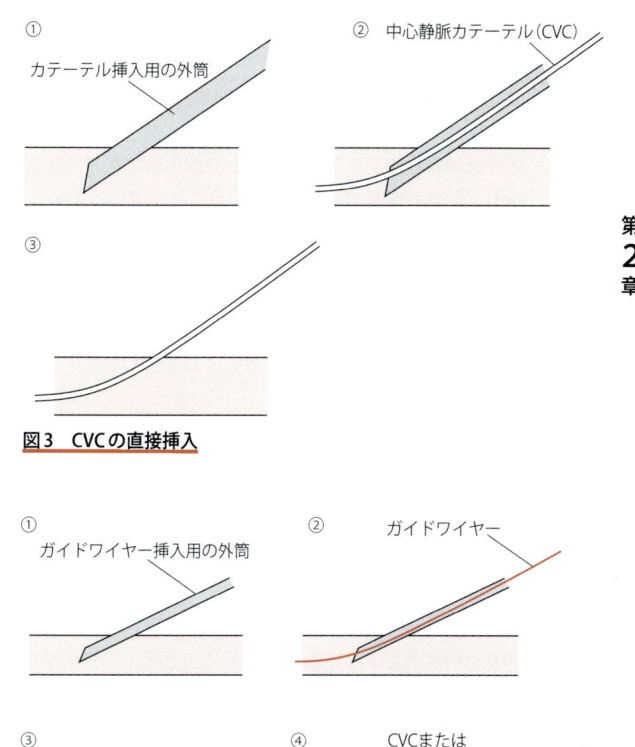

④ CVCまたはダイレーター

図4 Seldinger法

た後，23G針で皮下の麻酔をする．目標に沿って針を進め，予想した位置で静脈血が脱血できることを確認する．

注意事項

1) 針はまっすぐ進めることが原則である．進める方向を変更する場合は皮下まで針先を戻してから新たな方向に向ける（針先で血管壁を裂いてしまうことを避けるため）．
2) 針を止めつつ（血管の「つぶれ：図2」を解除して）進めるとよい．
3) 静脈を貫通してしまう場合もあるので，針を引きつつ陰圧をかけ血液の逆流を確認する．
4) 静脈に到達後，挿入のガイドとして針を少し引いて残すこともある．

↓

❸ **挿入用の針の穿刺**：注射器をつけ，❷で確認した方向に穿刺する．静脈血の逆流を確認し，外筒を進める．次いで，**息止めをさせて内筒を抜き**，空気塞栓と出血防止のために，外筒を指で塞ぐ．このとき，**動脈に入っていないことを改めて確認する**．

注意事項

1) 静脈血の逆流があった後，少し針を進めてから外筒を進める（内筒と外筒の先にズレがあるため）．
2) 外筒が十分に進まなくとも針先がしっかり静脈内にあればよい．
3) 外筒を支えるときは，手や指を皮膚に当てて位置がずれないようにする．
4) 動脈ではないことを圧と血液の色で確認する．点滴ラインで圧の簡易測定をしたり，血液ガス分析を行う場合もある．空の注射器の方が血液の色が判断しやすい．

5) 静脈を貫通してしまった場合は，内筒を抜き外筒に注射器をつけ陰圧をかけながら引いていくと針先が静脈内に入ることがある．外筒は進めずにそのままの位置でCVCかガイドワイヤーを挿入する．
6) 挿入用の針で脱血するときは抵抗なく血液が引けることが原則である．**抵抗がある場合はガイドワイヤーの挿入は決して試みてはいけない**．外筒に注射器をつけて抵抗なく血液が引けることを確認すると安全である．

↓

❹−1 CVCの直接挿入（図3）：息止めをさせて，留置した外筒からCVCを挿入する．CVCに注射器をつけ，陰圧で血液が脱血できることを確認した後，血栓予防のため注射器でCVC内に生理食塩水かヘパリン加生理食塩水を通す．外筒を抜去する．

注意事項

1) 挿入用の針は太いので，空気塞栓に十分に注意する．
2) 不整脈の原因になるので必要以上の長さを挿入しない．右心室に入り不整脈の原因になる．
3) 挿入に際しては抵抗がないことが原則である．抵抗があるときは迷入の可能性もあるため，少し引き戻してから挿入し直してみる．
4) 注射器で逆流がない場合は，細い静脈への迷入の他，血栓に当たった場合，CVCが折れている，さらには血管外への誤入もありえる．単純X線写真で位置が適切でも，透視などでの確認が必要である．

↓

❹−2 ガイドワイヤーを用いる方法（Seldinger法，図4）：息止め

をさせ，留置した外筒からガイドワイヤーを挿入し，外筒を抜く．CVC挿入前にガイドワイヤー挿入部の皮膚にメスで小切開を加え，ダイレーターで拡張することもある．その後ガイドワイヤーを介してCVCを挿入するが，**ガイドワイヤーが動かないように皮膚挿入部でつまんで固定する**．CVCを皮膚から挿入するときはガイドワイヤーの尾部を持ちながらCVCを進める（滅菌手袋をした助手が必要である）．カテーテル挿入後，ガイドワイヤーを抜き，注射器で脱血できることを確認し，生理食塩水かヘパリン加生理食塩水を通しておく．

注意事項

1 ）血栓予防のため，ガイドワイヤーはヘパリン加生理食塩水に浸しておき，付着した血液はヘパリン加生理食塩水を浸したガーゼでぬぐう．
2 ）ガイドワイヤーは血管損傷のリスクが高いので，安易に深く挿入しない．また，**抵抗があった場合は決して押し込んではいけない**．
3 ）**太いCVCを動脈に挿入してしまうことはきわめて危険である**．また，ガイドワイヤー挿入用の針は細いので，動脈の高い圧を見逃しやすい．そこで，挿入用の針をガイドワイヤーを介して再挿入し，ガイドワイヤーをいったん抜いて静脈であることを確認することもある．

↓

❺ **皮膚への固定**：固定用の部品の使用が望ましいが，太めの絹糸を用いてCVCがつぶれないようにくり返し結紮しても固定できる．2針，2本の糸で皮膚に固定する．

↓

❻ 5％ブドウ糖液か生理食塩水でラインを維持しつつ，X線写真でカテーテルの位置，気胸の有無を確認する．

c) 個別の挿入方法と注意点

それぞれの部位で，別の挿入方法もある．

i）鎖骨下静脈
❶ 穿刺前に胸部X線写真で穿刺側の状況を確認する．
❷ Trendelenburg体位（下肢高位）とし，穿刺側の上肢は体側に沿わせ，顔は穿刺側と反対に向ける．肩甲骨の間にタオルを入れ胸骨を挙上すると穿刺が容易となる．
❸ 鎖骨中線上からそのやや外側で，鎖骨下縁の一横指下から穿刺する．胸骨上切痕に向けて，鎖骨の裏面を意識して23Gのカテラン針を進める．
❹ 鎖骨下動脈は鎖骨下静脈より頭側に位置している．過度に頭側に針が進むと動脈穿刺に，背側に針が向かうと気胸になりやすい．針先を一度鎖骨に当ててみる場合もある．顔を穿刺側に向けてCVCを進めると内頸静脈に迷入しにくい．
❺ CVCは右側では約14cm，左側では約16cm挿入する．

ii）内頸静脈
❶ Trendelenburg体位（下肢高位）とし，顔を挿入側の反対に向ける．Valsalva（深吸気して息をこらえる）により静脈は拡張する．
❷ エコーにて静脈の走行と怒張の程度（プローブを押し当ててつぶれ方をみる）を確認する．エコーガイドでの挿入も可能である．
❸ 胸鎖乳突筋の鎖骨付着部と胸骨付着部，鎖骨でつくられる三角形の頂点から穿刺する．首を持ち上げさせると位置を確認しやすい．内頸動脈をさわりながら針を進めることが一般的だが，内頸静脈をつぶしてしまうこともあるため，エコーも含め事前に位置関係をしっかり確認すれば，必ずしも必要ではない．23Gの普通針（32mm）で同側の乳頭方向に皮膚に対して30度で穿刺をする．
❹ CVCは右側では約13cm，左側では約15cm挿入する．

iii）大腿静脈
❶ 穿刺側の膝を屈曲し，踵を対側の膝につけるように外旋させる．
❷ Valsalvaに引き続き，腹部を圧迫すると静脈が拡張する．

❸ 大腿動脈の内側を走っているが，末梢では大腿動脈の裏側に入り込むので，血管の走行をエコーで確認する．
❹ 鼠経靱帯より3〜4cm下，大腿動脈の一横指内側から穿刺する．針はやや外向き，大腿動脈の下をねらうイメージで穿刺をすることもある．
❺ 針先が血管壁を通過後，外筒は臍方面に進めるとよい．

d）感染対策

CVCは定期的な交換は推奨されておらず，感染の予防が重要である．以下有用とされる対策を箇条書きとした．

- ▶ 大腿静脈の感染リスクは高い．
- ▶ 滅菌手袋をつける前にアルコールなどで手の消毒を行う．
- ▶ マスク，帽子，滅菌の術衣，広い滅菌シーツを使用する．
- ▶ 皮膚の消毒はクロルヘキシジンを使用し，乾燥するまで待つ．
- ▶ 出血や浸出液，汗で穿刺部が湿潤する場合は，ガーゼによる保護を行う．
- ▶ 感染時の交換は既存のCVCを用いて再挿入しない．

e）その他の合併症

i）不整脈

心臓に対する機械的刺激で起こると考えられている．過度の挿入を避ける．

ii）空気塞栓

太く短いルートでリスクが高い．CVCや穿刺針を大気に開放するときには必ず息止めをさせる（吸気中に開放してはならない）．CVCの抜去時にも注意が必要である．起きてしまった場合は左下側臥位でTrendelenburg体位とし，肺動脈への空気の流入を阻止する．

iii) 胸管損傷

左内頸静脈や左鎖骨下静脈からのCVCの挿入においては，稀ではあるが胸管損傷・乳糜胸の報告がある．

iv) 血栓形成

CVC挿入部に静脈血栓が形成され，感染や肺塞栓を伴う場合もある．がん患者においては低分子ヘパリンなどによる予防が試みられる場合もあるが，コンセンサスは得られていない．

3) 皮下輸液

在宅療養中の高齢者の脱水補正などの目的で皮下輸液が行われる．等張液で1日1,000mL程度までの輸液が可能とされる．

チェックポイント

- 静脈の選択には，駆血で拡張した太さが重要．
- 駆血して静脈の圧を十分に高めてから穿刺する．
- 病状が不安定な患者のCVCの挿入には内頸静脈が選択される場合が多い．
- ガイドワイヤーの挿入針は細いので動脈挿入に気づかないこともある．誤って太いカテーテルを動脈に挿入するときわめて危険．
- ガイドワイヤーは血管損傷のリスクが高いため決して押し込まない．

参考文献

1) Michael, Y. : Indications for and complications of central venous catheters. UpToDate 17.1. UpToDate, Inc, Waltham, USA, 2009
2) Alan, C. H. : Placement of central venous catheters. UpToDate 17.1. UpToDate, Inc, Waltham, USA, 2009
3) Jeffrey, D. B. & Robert, G. : Prevention of intravascular catheter-related infections. UpToDate 17.1. UpToDate, Inc, Waltham, USA, 2009

第2章 輸液の手技と選択

2）輸液剤の特徴と種類

<長谷川　元>

1 ● 電解質輸液製剤の基本的分類（表1）

　血管内に投与される輸液製剤は，低浸透圧による溶血を避けるため，血漿とおおむね等張に調整されている．「低張電解質液」とはイオン濃度が細胞外液に比して低値であることを指し，実際の浸透圧が低いわけではない．また，多くの低張電解質液に添加されている糖質は浸透圧調整のためであって，カロリー補給を目的にしたものではない．

　個々の症例で輸液製剤を選択する場合，下記の点に着目するとよいと思われる．

- ▶ 細胞外液，細胞内液への補充のどちらを主とするか
- ▶ Kを含むものがよいか含まないものがよいか
- ▶ 添加されているアルカリ化剤（緩衝剤）が病態にとって適切かどうか

1）細胞外液補給を目的とする場合の輸液

a）適応となる病態

　出血や高度の体液喪失，血管内容量の低下に伴うショックや循環不全，また血管拡張に伴う血圧低下をはじめ著しい低張性脱水（Na欠乏型脱水）など，急速な細胞外液補充が必要な場合である．NaとClが等量含有されている生理食塩水は血漿に対しCl補給の意味を持つため嘔吐などの際にも適している．

表1 輸液製剤の種類と特徴

主目的	輸液の性質	製剤	特徴と注意
細胞外液補充を主とするもの	アルカリ化剤を含まず、Cl濃度が高めのもの	生理食塩水	ほぼ全量が細胞外液に留まる。細胞外液の増量による高血圧、浮腫、肺水腫、心不全などに注意。Clの負荷による高Cl性アシドーシスの危険があり、アシドーシス例では注意
		リンゲル液	高度のCl欠乏時に用いる。高Cl性アシドーシスの危険に注意。使用状況は限定的
	アルカリ化剤を含み、Cl濃度が低めのもの	乳酸リンゲル液	生理的な細胞外液のイオン組成に近い。アルカリ化剤としての乳酸によりアシドーシスの発生を予防。長期使用でのNa負荷増大に注意。乳酸アシドーシス例やその危険がある場合には使いにくく
		酢酸リンゲル液	アルカリ化剤として酢酸を使用しており、乳酸アシドーシスでも使いやすい
細胞外液補充の比率が高いもの	Kを含まないもの	0.45％食塩水	Na、Cl濃度がともに生理食塩水の半分で、細胞外液への自由水補給効果はやや弱いが、体内の電解質組成は変化させにくく使いやすい
		開始液（1号液）	Na濃度がやや高く細胞外液補充に適している一方、一定の細胞内液補充も行える。カリウム化剤が添加され、脱水が疑われる場合の初期輸液に適している
	Kを含むもの	開始液（2号液）	Na濃度がやや低値となり、K が添加されている
細胞内液補充の比率が高いもの	低張性電解質液	維持液（3号液）	水分量・組成のバランス維持に適しており、細胞内外に等量の自由水補給を行う。細胞外液への自由水補給には不向き
		4号液	3号液よりやや Na 濃度が低い
	糖液	5％ブドウ糖液	全量が自由水補給となるが、細胞内液に留まるのは1/3にすぎない。細胞内液への自由水補給の意味合いが強い

b）輸液剤の選択と特徴

イオン組成が細胞外液に近い等張電解質液が用いられる．生理食塩水やCl濃度がより高いリンゲル液，Cl濃度を低くしアルカリ化剤を加えた乳酸リンゲル液（ハルトマン液）などが使用されている．**生理食塩水やリンゲル液では重炭酸の希釈やCl負荷による代謝性アシドーシスを招きやすく，注意が必要**である．

2）細胞外液補充を主たる目的としつつ，細胞内にも一定の補給を行い，急激な細胞外液増加のリスクを避けたい場合の輸液

a）適応となる病態

中等度以下のNa喪失に伴う高張性脱水が疑われる場合や，混合性脱水の初期輸液などが該当する．腎障害があるか不明の場合にはKを含まない製剤を，アシドーシスがあるか，その危険性がある場合にはアルカリ化剤を含む製剤を選択する．

b）輸液剤の選択と特徴

1/2～2/3濃度の食塩水が用いられる．初期治療時には腎障害の有無が不明であることも多いのでKを含まない0.45％食塩水や開始液（1号液）が用いられ，その後体液バランスの維持に配慮してKやリンなどが添加された2号液に切り替える．

1970年代に考案された「ソリタ方式」では，臨床検査体制が不十分であった時代に脱水時の輸液剤の選択を簡便に行うため，1号＝開始液，2号＝脱水補給液，3号＝維持液，4号＝術後回復液，という名称が用いられた．現在では水電解質バランスの把握がすみやかに行えるため，こうした名称にこだわる必要はなく，体液量，細胞外液量の評価，心不全所見の有無，腎障害などによるK投与の適否，などを総合して輸液の内容と量を決定する．

3）細胞内外に均等に水補給を行い，現在の状態を維持したい場合

a）適応となる病態

現在の体液量やイオンバランスを維持しながら日々失われる自由水や電解質を補充したい場合．

b）輸液製剤の選択と特徴，体内動態

この場合はいわゆる維持輸液に相当し，通常1/4生理食塩水またはそれに近いNa濃度の輸液剤を使用する．1/4生理食塩水が体内に入ると，おおむね細胞内外に均等な量が分布し，1日1.5〜2Lの輸液量により不感蒸泄や尿中に失われる自由水と電解質をバランスよく補うことができる．末梢からのカロリー補給に配慮し，500mLあたり200〜250kcalの熱量を発生する高糖濃度液も使用可能である．

4）主として細胞内液の補給を行いたい場合

a）適応となる病態

体液が高浸透圧となる高張性脱水（水欠乏型脱水）で，細胞内脱水が強くみられる場合など．

b）輸液剤の選択と特徴

5％ブドウ糖液などが用いられる．単純糖液は体内に入ると糖の代謝によって自由水となり，主に細胞内液に分布する．

5）細胞浮腫の治療が主目的の場合

脳浮腫など，細胞内浮腫が緊急治療対象となる場合，血漿浸透圧の3〜7倍の高浸透圧液を比較的短時間で投与する．マンニトール溶液やグリセリン溶液が代表的である．

2 等張電解質輸液剤（表2）

1）生理食塩水

a）特　徴

0.9％NaCl液で，NaとClのみで細胞外液と等張とするた

表2 等張電解質輸液剤の種類

一般的名称	代表的製剤	Na	Cl	K	緩衝剤	細胞外液移行量	細胞内液移行量	糖質
生理食塩水		154	154	0	(−)	500	0	(−)
リンゲル液		147	156	4	(−)	500	0	(−)
乳酸リンゲル液	ラクテック®ソルラクト®	130 131	109 110	4	乳酸 28mEq/L	476	12	(−) (−)
糖加乳酸リンゲル液	ラクテックG®ポタコール R®	130	109	4	乳酸 28mEq/L	476	12	5％ソルビトール 5％マルトース
酢酸リンゲル液	ヴィーンD®	130	109	4	酢酸 28mEq/L	476	12	5％ブドウ糖
糖加酢酸リンゲル	フィジオ140®	140	115	4	酢酸 25mEq/L	500	0	1％ブドウ糖
重炭酸リンゲル	ビカーボン®	135	113	4	重炭酸 25mEq/L	476	12	(−)

*細胞外液、内液移行量は血清 Na 濃度（140mEq/L）との比較から算出した投与量 500mL あたりの理論値

め，およびこの濃度の食塩水の電離率が100％ではないことなどから，Na濃度は細胞外液濃度の10％増である154 mEq/Lとなっている．

b) 体内動態

投与量のほぼ全てが細胞外液に分布する．血管内に留まるのは約1/4であるので，500 mLの投与は血管内液を125 mL増加させることになる（膠質浸透圧低下時には血管内容量の増加はこれより少ない）．塩分負荷量は500 mLに対して4.5 gと多い．

c) 注 意

細胞外液の急速な増大や，高塩負荷に伴う血圧上昇，心不全の他，血管外容量の増大に起因する浮腫の増悪や肺水腫などにも注意が必要である．投与中は体液量，特に細胞外液量の評価を行い，脱水補正後はより低Na濃度の輸液製剤に切り替える．またNaイオンと同濃度のClを含んでいる点が細胞外液とは大きく異なり，生理食塩水の大量投与はClの負荷増大から高Cl性アシドーシスを呈しやすい．特に病態の基本にアシドーシスが存在するケースでは注意が必要である．

2) リンゲル液

a) 特 徴

Na濃度が生理食塩水より若干低く（147 mEq/L），高濃度のClを含有する（156 mEq/L）他，KとCaを含有する．Kを含まない生理食塩水投与に伴うK欠乏に配慮した組成と考えられる．

b) 体内動態

生理食塩水と同様，おおむね全てが細胞外液に留まる．

c) 注 意

生理食塩水以上にCl補給の意味合いが強く，高Cl性アシ

ドーシスの危険性が高い．したがって必要性はきわめて限られたものになると思われる．

3) 乳酸リンゲル液（ハルトマン液）
a) 特徴・適応
リンゲル液に乳酸を加えることでCl濃度を低下させ，Cl負荷に伴うアシドーシスの危険性を低下させたものである．細胞外液の電解質組成によく近似されているため臨床的に繁用され，血漿増量剤，栄養輸液剤，アミノ酸液などさまざまな輸液製剤の基礎電解質液としても用いられている．細胞外液，特に循環血液量低下時によく使用され，代謝性アシドーシスの存在下でも使いやすい．

b) 体内動態
ほぼ等張電解質濃度であるので，おおむね細胞外液に留まる．

c) 代表的製剤
ラクテック®，ソルラクト®など

d) 注意
乳酸アシドーシス例や大量嘔吐時の補液（Cl補給とアルカローシスの是正が必要）には不適である．また肝障害時には重炭酸への代謝が不十分となり，アルカリ化作用が発揮されにくくなることがある．

4) 糖加乳酸リンゲル
主として栄養補給の観点から5％濃度の糖を加えてある．ソルビトール（ラクテックG®），マルトース（ポタコールR®）などが使われ，1,000 mL投与時に200 kcalの熱量を発生する．糖類添加のため浸透圧が550 mOsm/kgH$_2$Oと高値であり，血管痛を生じることがある．

5) 酢酸リンゲル液
アルカリ化剤として乳酸ではなく酢酸が添加されている．乳

酸リンゲル液と同じような特徴を有するが，重炭酸への代謝に際し，酢酸は乳酸より酸素需要が低いと言われている．また乳酸アシドーシス下でも用いやすい．

6）重炭酸リンゲル液

アルカリ化剤として重炭酸を用いており，最も生理的なリンゲル液と言うことができる．Caを含んでいるがクエン酸によりキレートしているので沈殿を生じない．

3 低張輸液剤（表3）

1）0.45％食塩水（1/2生理食塩水）

a）特　徴

生理食塩水を5％ブドウ糖液で倍に希釈したものと同じことで，Na，Cl濃度は77mEq/Lであり，2.5％のブドウ糖を含む．Kを含まないため腎障害例にも安全に使用できる．

b）体内動態

理論的には，生理食塩水部分は浸透圧を変化させないので全量が細胞外液に留まり，一方5％ブドウ糖液部分はブドウ糖がすみやかに代謝されることで自由水となり，細胞内液，外液の容量比率にしたがって2：1に分布する．よって生理食塩水の有効イオン濃度を140mEq/Lとすると，細胞外には$(500 \times 77/140) + (500 - 500 \times 77/140)/3 = 350$ mLが留まり，細胞内には150mLが分布する．つまり主として細胞外液への補給を行いつつ細胞内にも一定の水補給が行われ，輸液によって体内の水バランスに大きな変化が生じにくい，安全性の高い輸液とも言える．

c）代表的製剤

KN補液1A®

表3 等張電解質輸液剤の種類

一般的名称	代表的製剤	Na	Cl	K	緩衝剤	細胞外液移行量	細胞内液移行量	糖質
1/2〜2/3生理食塩水-Kを含まない								
0.45%食塩水	KN補液1A[*]	77	77	0	(−)	350	150	2.5%ブドウ糖
開始液	ソルダーT1号[*] ソルデム1[*]	90	70	0	乳酸 20mEq/L	381	119	2.6%ブドウ糖
1/2〜2/3生理食塩水-Kを含む								
脱水補給液	ソルダーT2号[*]	84	66	20	乳酸 20mEq/L	367	133	3.2%ブドウ糖
	ソルデム2[*]	77.5	59	30	乳酸 48.5mEq/L	351	149	1.45%ブドウ糖
	KN補液2A[*]	60	49	25	乳酸 25mEq/L	310	190	2.35%ブドウ糖
	KN補液2B[*]	77.5	59	30	乳酸 48.5mEq/L	351	149	1.45%ブドウ糖
1/4生理食塩水								
維持輸液	ソルダーT3号[*]	35	35	20	乳酸 20mEq/L	250	250	4.3%ブドウ糖
	ソルデム3A[*]	35	35	20	乳酸 20mEq/L	250	250	4.3%ブドウ糖
	EL-3号[*]	40	40	35		262	238	5.0%ブドウ糖
	ソルダーT4号[*]	30	20	0	乳酸 10mEq/L	238	262	4.3%ブドウ糖
維持・末梢栄養輸液	フィジオ35[*]	35	28	20	酢酸 20mEq/L	250	250	10.0%ブドウ糖
	フィジオゾール3号[*]	35	38	20	乳酸 20mEq/L	250	250	10.0%ブドウ糖
	ソルタックス-H[*]	50	48	30	乳酸 20mEq/L	286	214	12.5%ブドウ糖
糖液								
5%ブドウ糖液		0	0	0	(−)	167	333	(−) (−)

*細胞外液、内液移行量は血清Na濃度（140mEq/L）との比較から算出した投与量500mLあたりの理論値

2）1号液（開始液），2号液（脱水補給液）

a）特　徴

　生理食塩水とブドウ糖液を1：1〜2：1程度に希釈したもので，1号液のNa濃度はやや高く設定され，Cl濃度はNa濃度より低く，細胞外液補給をバランスよく行える．またアルカリ化剤（乳酸）の添加によりアシドーシスの危険が少ない．

　原則として1号液から開始し，利尿を確認してから2号液へ切り替える．開始液である1号液は腎障害例でも安全に使用できるようにKを含んでいないが，その後に切り替える2号液ではある程度の維持投与が予想されることからイオンバランスの維持に配慮してKやPが添加されている．

b）体内動態

　1号液500mL投与時の理論的な細胞外液分布量は約380mL，内液への移行量は120mLとなる．血管内にも95mL程度が留まることとなり，細胞外液補給の意味合いが強い．

　2号液では細胞外液への分布がやや少なく細胞内液への移行量がやや多くなる．

c）代表的製剤

　ソリタ-T1号®，ソルデム1®，ソリタ-T2号®，ソルデム2®

d）注　意

　細胞外液の不足を是正するためのもので，長期に使用すれば溢水により血圧上昇，浮腫，心不全や肺水腫の増悪を招く．また1号液はKを含んでいないので長期的にはK欠乏を招く点にも注意する．

　2号液のうちソルデム2®やKN補液2B®などはアルカリ化剤の濃度が高く，長期投与でアルカローシスを招く危険がある．

3）維持輸液製剤

a）特 徴

生理食塩水の1/4程度のNa濃度を持つ輸液製剤で，多種の製剤が市販されている．NaとCl濃度が等しいもの（ソリタ-T3号®，ソルデム3®），Cl濃度が低値のもの（フィジオ35®），高値のもの（フィジオゾール3号®），緩衝剤として乳酸ではなく酢酸を用いているもの（フィジオ35®）などがある．

維持輸液が必要なケースではある程度のカロリー補給も期待されることが多いため，フィジオ35®，フィジオゾール3号®やソリタックスH®では10〜12.5％ブドウ糖が添加されている．

また，3号液とほぼ同様のNa，Cl濃度を持っているがKを含んでおらず，Kが上昇しやすい患者にも使いやすくしたのが4号液である．

b）体内動態

生理食塩水の1/4のNa濃度であるので，1/4が細胞外液に留まり，3/4が2：1で細胞内外に分布する．したがって，細胞内外への分布量は500mLの投与量に対して250mLずつと等しくなり，自由水と電解質の補給がバランスよく行える．

c）代表的製剤

ソリタ-T3号®，ソルデム3®，フィジオ35®，フィジオゾール3号®など

d）注 意

あくまで溶質，自由水ともほぼバランスしている状態を維持するためのもので，脱水是正には不適である．また供給されるカロリー量は高糖濃度添加液を2L/日投与しても800kcal/日と，単独では不十分である．

4）5％ブドウ糖液

a）特　徴

ブドウ糖はすみやかに細胞内に取り込まれるため，浸透圧を担う溶質としては機能せず，結果として自由水のみが投与されたこととなる．また5％ブドウ糖液500mLから発生するエネルギーは100kcalにすぎず，エネルギー補給を主目的とした輸液とはならない．

b）体内動態

投与された自由水は体液の各コンパートメントを等しく希釈するように分布し，細胞内外には2：1の比率で分布する．また血管内外にも容積比にしたがって1：3に分布することから，500mLの投与時に血管内に留まるのは42mL程度，細胞外液全体では167mLとなる．一方，細胞内へ移動するのは333mLであることから，本剤が主として細胞内への自由水補給に寄与することがわかる．

高張性脱水などの場合でも，細胞内浮腫を防ぐための一時的な使用に止め，低濃度の電解質液に切り替えるべきである．

c）注　意

Na欠乏型の低張性脱水では細胞内浮腫を増悪させ危険である．また，ブドウ糖の投与速度は3〜4mg/kg/分以下とすべきであるが，5％ブドウ糖液500mLを2時間で投与するとほぼ安全速度の上限となる点に注意する．

4　高張輸液剤（表4）

1）マンニトール

a）特　徴

20％または15％ D-マンニトール溶液に5％ソルビトールを添加した溶液で，細胞外液の約3倍の浸透圧を発揮する．

表4 高張輸液剤の種類

一般名称		代表的製剤	Na	Cl	K	緩衝剤	細胞外液移行量	細胞内液移行量	糖　質
D-マンニトール	20%	マンニトール® マンニゲン®	0	0	0	(−)	500	0	(−)
	15%	マンニットール®S	0	0	0	(−)	500	0	5％ソルビトール
グリセリン (10％)		グリセオール® グリセレブ®	154	154	0	(−)	500	0	5％フルクトース

＊細胞外液，内液移行量は血清Na濃度（140mEq/L）との比較から算出した投与量500mLあたりの理論値

b) 体内動態

マンニトールは体内で代謝を受けないので，細胞外液浸透圧を上昇させ細胞外液を増加させる．また，腎から排泄されるため，集合管領域の管腔内浸透圧が高値に維持されるため水再吸収が減弱され，自由水排泄増加（浸透圧利尿効果）効果を発揮する．しかし，同時に糸球体濾過量を増加させるため近位尿細管でのNa再吸収も低下し，Na排泄も促進される．

c) 注　意

乳酸アシドーシスや高K血症を発症することがあるので注意が必要である．また急性の腎障害を惹起することがあり，特に腎障害例への使用には慎重な判断が必要である．

2) グリセリン

a) 特　徴

10％グリセリンと5％フルクトースを生理食塩水に添加することで，細胞外液の7倍の浸透圧を発揮する．主として脳浮腫改善に用いられる．グリセオール®，グリセレブ®などの

製剤がある．

b) 体内動態

高い浸透圧比による細胞内からの自由水移動促進作用は強力であるが，グリセリンが体内で代謝を受けるためその効果は限定的で，浸透圧利尿作用はマンニトールと比較して弱い．

c) 注　意

乳酸アシドーシスの危険性に対し注意が必要である．またマンニトールとは異なり，低K血症を発症することがある．また，**本剤は生理食塩水を基礎電解質液としているため，Na負荷となることに留意すべき**である．特に比較的短時間で投与されることが一般的であることから，心不全や肺水腫に注意が必要である．

5　血漿増量剤

1) アルブミン

a) 特　徴

アルブミンは，膠質浸透圧発生に際して中心的役割を担っている．特に毛細血管領域では静水圧（動脈圧，静脈圧）と膠質浸透圧との格差により物質移動が起こるため，低栄養，肝疾患，腎疾患時にアルブミン濃度が低下（理論的には2.7g/dL以下）すると，静脈域での血管外から内への力が低下し，浮腫，肺水腫や体腔液貯留を起こしやすくなる．

補充用の製剤としては血漿と等張の5％溶液，高張の20％，25％液がある．

b) 注　意

Naの過剰負荷，急速な循環血漿量の増加に伴う肺水腫，心不全の発生に注意が必要である．また貴重な血液製剤の使用にあたっては厚生省通達（**表5**）などを参考に使用基準を厳格

表5 アルブミン使用基準（平成11年厚生省通達），平成19年一部改正
① 出血性ショック
② 人工心肺を使用する心臓手術
③ 難治性腹水を伴う肝硬変あるいは大量の腹水穿刺時
④ 難治性浮腫
⑤ 血行動態不安定な血液透析時
⑥ 凝固因子の補充を必要としない治療的血漿交換
⑦ 重症熱傷
⑧ 低蛋白血症に起因する肺水腫あるいは著明な浮腫
⑨ 循環血漿量の著明な減少を伴う急性膵炎

に守るべきである．

2）新鮮凍結血漿

出血性ショック，重度外傷，熱傷，ARDS（acute respiratory distress syndrome：急性呼吸促迫症候群），DIC，肝不全などで循環血漿量確保を目的に使用される他，凝固因子補充を目的にも用いられる．

3）その他の血漿増量剤

a）加熱ヒト血漿蛋白（PPF）

アルブミン濃度4.4g/dLで血漿と等張である．5％アルブミンと同様の目的で用いられるが，やはりその使用にあたっての基準を厳格に遵守すべきである．

b）血液製剤以外の血漿増量剤

血漿蛋白と同様に膠質浸透圧を生じるデキストランやヒドロキシエチルデンプンを主成分にした輸液剤である．

デキストラン製剤には分子量約4万の低分子デキストランを10％濃度で5％ブドウ糖液に添加したもの（低分子デキストラン糖®），乳酸リンゲルに添加して細胞外液増量効果を高めたもの（低分子デキストランL®），デキストラン濃度を3％ととしたもの（サヴィオゾール®）などが市販されている．

一方，分子量約7万のヒドロキシエチルデンプン（hydroxy-ethylated starch：HES）は6％濃度で生理食塩水に添加したもの（サリンヘス®），Na濃度が105mEq/Lの電解質液に添加したもの（ヘスパンダー®）が市販されている．いずれも血中半減期は約3時間程度と言われている．

輸液時の注意事項

1）電解質輸液製剤の基本的分類
　輸液製剤の選択にあたっては，血圧，脈拍，血液検査やX線所見などから細胞外液喪失の程度を評価し，ついで腎障害の有無やアシドーシスの有無を確認または推定する．
　また血清Na濃度などを参考に細胞内液脱水の有無や程度を推定する．

2）等張電解質輸液剤
　等張輸液剤は体液喪失時の外液補給や循環不全時の血圧維持などが主目的だが，同時に心負荷増大・肺水腫の悪化を招くことに注意．
　生理食塩水は最も効果的だが，過剰なCl負荷，塩分負荷を起こしやすく，各種リンゲル液の使い分けが必要．

3）低張輸液剤
　3号液は自然に失われる体液を補充して現在の状態を維持するためのもので，ある程度の細胞外液補充や体液量増加による尿量増加などを期待する場合には1/2生理食塩液や1号液を用い，さらにKやカロリー補給の必要性を考慮する．
　ブドウ糖液使用時には細胞浮腫の増悪と，糖分の代謝を考慮した安全速度に留意する．

4）高張輸液剤

乳酸アシドーシスに注意する．

グリセリン製剤では生理食塩水を基礎電解質液としているので，急速投与に伴う塩分負荷に注意が必要である．

チェックポイント

＜電解質輸液製剤の基本的分類＞
- 細胞外液喪失はどの程度か．
- 細胞内脱水は存在するか．
- 腎機能障害は存在するか．
- アシドーシスやアルカローシスは存在するか．
- 心不全や肺水腫は存在するか．

第2章 輸液の手技と選択

3）輸液剤の調整・輸液の考え方

<三井亜希子, 飯野靖彦>

1 ● はじめに

輸液療法（fluid therapy）を実施する場合，まず何の目的で行うのかを明確にすることが重要である．輸液療法は血管内に直接輸液剤を注入する治療法であり，治療効果を得やすい反面，副作用も生じやすい．輸液療法の適応と目的を常に念頭に置きながら治療を行っていくことが，副作用などのリスクの軽減につながる．

本項では，輸液療法の基本的な考え方と，輸液療法の組立て方について述べる．実際の各病態や疾患における輸液処方に関しては他項を参照していただきたい．

2 ● 輸液の目的（表1）

輸液療法の最も基本的な目的は，体液バランスの維持・補正である．輸液療法は，経口摂取が不可能または不十分な場合に体液バランスを維持するために行う**維持輸液**（maintenance fluid）と，著しい体内の水分量の不足（脱水症）や各種電解質・酸塩基平衡の異常を是正するために行う**是正輸液**（correction fluid）の2つに大別される．その他，水・電解質代謝や酸塩基平衡の維持・改善だけでなく，血管内容量を補充する手段として膠質輸液剤の使用や，栄養補充の目的，薬剤投与の目的で輸液が行われる．

表1 輸液の目的

① 水・電解質の維持：維持輸液
② 水・電解質の補正：是正輸液
③ その他（血漿量の補充，栄養の補給，薬剤投与の目的など）

輸液療法の適応となる疾患・病態を以下にあげる．

① 体液量の欠乏
- 脱水症
- 嘔吐，下痢
- 発熱による多量の発汗
- 浸透圧利尿（糖尿病，高カロリー輸液）
- 尿崩症（中枢性，腎性）

② 循環血漿量の減少
- ショック（出血性，敗血症性，神経原性，アナフィラキシー）
- 熱傷
- 低タンパク血症による血圧低下

③ 経口摂取不能
- 意識障害
- 嚥下障害
- 消化器疾患
- 手術の術前・術中・術後

④ 高度の電解質・酸塩基平衡異常

3 輸液療法の基本的な考え方（図1）

輸液療法は，前述のとおり維持輸液と是正輸液の2つに大別される．是正輸液は，さらに欠乏量輸液と補充輸液に分けて考える必要がある．欠乏量輸液とは輸液開始前までの水・電解質の欠乏量を補うために行う輸液で，補充輸液とは輸液

第2章-3）輸液剤の調整・輸液の考え方

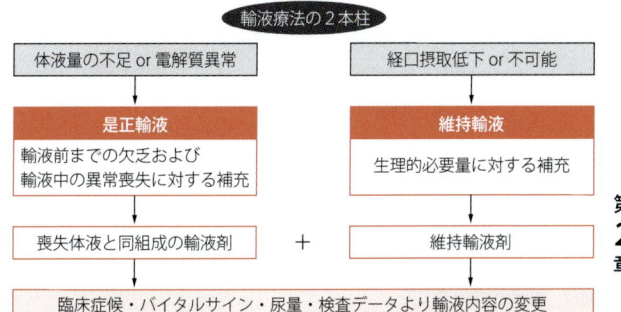

```
           ┌─ 輸液療法の2本柱 ─┐
    ┌──────────────────┐      ┌──────────────────┐
    │ 体液量の不足 or 電解質異常 │      │  経口摂取低下 or 不可能  │
    └──────────────────┘      └──────────────────┘
              │                          │
    ┌──────────────────┐      ┌──────────────────┐
    │     是正輸液      │      │     維持輸液      │
    ├──────────────────┤      ├──────────────────┤
    │ 輸液前までの欠乏および │      │ 生理的必要量に対する補充 │
    │ 輸液中の異常喪失に対する補充│      │                  │
    └──────────────────┘      └──────────────────┘
              │                          │
    ┌──────────────────┐      ┌──────────────────┐
    │ 喪失体液と同組成の輸液剤 │ +  │     維持輸液剤     │
    └──────────────────┘      └──────────────────┘
              │                          │
    ┌───────────────────────────────────────┐
    │ 臨床症候・バイタルサイン・尿量・検査データより輸液内容の変更 │
    └───────────────────────────────────────┘
              │                          │
    ┌──────────────────┐      ┌──────────────────┐
    │  脱水症や電解質異常  │      │  経口摂取が可能であれば │
    │   の改善があれば中止  │      │   輸液量の減量 or 中止  │
    └──────────────────┘      └──────────────────┘
```

図1　輸液療法の基本

中に異常喪失が想定される場合に，その分を補充するための輸液である．

以上3つの輸液を基本にして，輸液製剤，輸液量，輸液速度を決定し，輸液療法を行う．

4　輸液計画の立て方（図2）

まずは患者さんの年齢，これまでの病歴や現在の病態を把握し，バイタルサインや身体所見から水・電解質の異常を推察する．そして検査データを参照し，病態を総合的に評価して輸液計画を立て，輸液療法を開始する．特に緊急性の有無についての判断と心機能，腎機能の程度についての把握は重要となる．

以下，輸液療法時に重要な臨床症候，検査データを解説する．

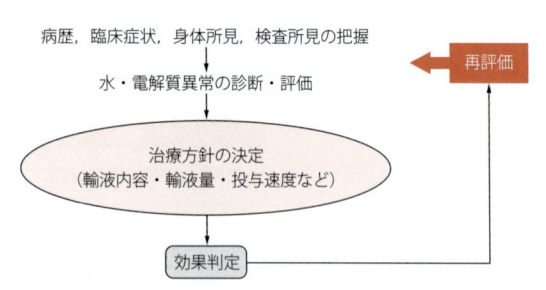

病歴，臨床症状，身体所見，検査所見の把握

水・電解質異常の診断・評価

治療方針の決定
（輸液内容・輸液量・投与速度など）

効果判定 → 再評価

図2　輸液計画の立て方

1）身体所見

- バイタルサイン（意識レベル，血圧，脈拍，呼吸状態，体温）
- 頸静脈怒張の有無
- 皮膚粘膜の乾燥の有無
- 肺ラ音の有無
- 浮腫の有無

2）検査データ

- 血液検査（血算，生化学，血糖，血液ガスなど）
- 尿検査（尿中電解質，尿浸透圧など）
- X線写真（心胸比，肺うっ血の有無，胸水貯留の有無など）
- 下大静脈径（IVC），中心静脈圧（CVP），肺動脈楔入圧（PCWP）など

また，検査データもなく，尿の排出の有無もわからず，病態が不明であるが何か輸液を開始しなければならないといった場合にはどうしたらよいか？このようなときはECG（electrocardiogram：心電図）所見から極端な電解質異常（K値の

異常，Ca値の異常など）の存在について推測することが可能である．実際には輸液開始液（1号液）で輸液を開始し，検査データが得られてから本格的な輸液療法に移行する．

　水・電解質や酸塩基バランスは常に動的であり，モニタリングが必要である．この際にも，上述した臨床症候や検査データを参考にして，輸液療法の修正・変更を行っていく．そして，常に輸液の目的を明らかにし，不要な輸液をなくすように努めることが大切である．

5 ● 維持輸液とは？

　何も経口摂取できない状況で，1日の水・電解質の喪失量はどれくらいになるか？ 水・電解質喪失が起こる部位としては，腎（尿），消化管（便，嘔吐），呼吸器・皮膚（不感蒸泄，発汗）があげられる．

1）水分量はどれくらい？

a）腎　臓

　腎臓から排泄される溶質（タンパク質代謝産物である尿素窒素などの老廃物や，食事から負荷される食塩・Kなどの電解質）は，1日約10mOsm/kgBWとされ，体重60kgの成人では約600mOsmとなる．

　腎機能が正常な場合，腎の最大尿濃縮力は約1,200mOsm/Lとされており，約600mOsmの溶質を排泄するのに最低限必要な尿量は500mL/日となる．一方，腎機能が低下して尿濃縮力が低下している場合や摂取タンパク量や食塩量が増加した場合には，これらの溶質を排泄するために必要な尿量は増加する．例えば尿濃縮力が低下して500mOsm/L以上に濃縮できなければ1,200mL/日の尿量が最低必要になる．実際，**無理なく溶質を排泄するのに必要な尿量はおおよそ1000〜**

1,500 mLと考えるとよい.

b）消化管

下痢や嘔吐のない状況では，1日の便中の水分量は100〜200 mLである．しかし下痢，嘔吐では水分喪失量は増加する．軽度であっても500 mL/日程度，高度になると1,500 mL/日以上の水分が喪失されることもある．

c）呼吸器・皮膚

皮膚および呼吸によって意識されずに水分が蒸発する現象を不感蒸泄といい，発汗過多，過呼吸，高温環境，火傷などがなければ，平熱で室温が28度のとき，**不感蒸泄量は約15 mL/kg/日（体重60 kgで900 mL）**といわれている．そのうち呼気からの分は40％（360 mL）程度である．体温が1度上がるごとに不感蒸泄量は15％増え，気温が30度から1度上がるごとに15〜20％増加する．

発汗を伴う場合，汗の量を不感蒸泄量に加えなければいけない．また，発汗には水分だけでなくNaなどの電解質の喪失も伴う（表2）．

一方，人工呼吸管理下において100％加湿で行っている場合や人口鼻をつけている場合は，呼気からの不感蒸泄量は無視できる（100 mL以下）．

d）代謝水

全ての栄養素（炭水化物，脂質，タンパク質）は，呼吸代

表2　発汗による体液の喪失

発汗の程度	水分量 (mL/日)	Na (mEq/日)
軽　度（断続的）	300	10〜20
中等度（断続的）	600	20〜40
高　度（断続的）	1,000	40〜
高　度（持続的）	1,000〜1,500	40〜200

謝(水素の酸化)によって代謝水を生じる．**1日約200mL程度**である．

a～dをまとめると，何も経口摂取できない状況においては，尿量を1,200mLとして計算すると，

**尿量(1,200mL)＋便(100mL)＋不感蒸泄量(900mL)
－代謝水(200mL)＝2,000mL**

となり，約2,000mLの水分が1日に失われることになる．

2)必要な電解質量はどれくらい？

a) Na

ナトリウム(Na)の摂取量は個人差が大きく，平均的には食塩(NaCl)として1日10g(170mEq)前後摂取しているといわれている．生体にはNaを保持する強力な調節機能が働くため，摂取量が不足がちになっても，調節機能の範囲内であれば尿中への排泄量を著しく減少させて，体内のNaの平衡を維持することができる．

実際には，**NaClとしておおよそ4～6g/日程度，Naとして70～100mEq/日程度必要**である．

b) K

平均的な食事からのK摂取量は，1～2mEq/kgBW/日(約40～120mEq/日)程度である．強力なNa保持能力に比べると，Kは腎臓での保持能力は弱く，摂取量が不足すると喪失・欠乏傾向になりやすい．Kの摂取量が極度に低下した場合，腎臓はK排泄をできる限り低下させるが，Na再吸収に伴う尿中へのK排泄があるため，少なくとも20～30mEq/日の補充が必要となる．

実際には**40～60mEq/日程度必要**となる．

c）熱　量

グルコースには，タンパク質節約作用，脂肪動員抑制作用（ケトン体産生抑制）という代謝に関する2つの主要な作用があり，1日に最低100gの投与が必要である．100gのグルコースは400kcalの熱量にすぎないが，維持輸液では必須となる．これによりタンパク・脂肪の分解によって生じる溶質の負荷を減少させることができる．

しかし，しっかりとした栄養管理という点から考えた場合には，基礎エネルギー消費量（BEE）の算出法として，Harris-Benedictの式などを用いて1日に必要なカロリーを算出する必要がある（詳細はp155，第3章Ⅱを参照）．

以上より，生理的に必要最低限な1日の水分量・電解質量・熱量は，約体重60kgの成人において，

水　2,000mL ＋ Na　70mEq ＋ K　40mEq ＋ 400kcal

となる．これは，3号液（維持輸液）2,000mLに相当することがわかる．

参考として，**表3**に体重あたりの維持輸液量の基準を示したが，患者さんの年齢，病態，腎機能や心機能によって適宜増減する必要がある．

また，輸液処方をする際に覚えておくと便利な電解質のグラム数とミリ当量の対応を**表4**に示す

6 是正輸液とは？

輸液の目的のもう1つは，不足している水・電解質を補充し，体液バランスを回復することである．この目的達成のためには，輸液を始める前に，

『どこに，何が，どれくらい足りないのか？』

を考える必要がある．

1）どこに足りないのか？（図3）

まず，不足している体液が細胞内液（intracellular fluid, ICF）なのか細胞外液（extracellular fluid：ECF）なのかを把握する．体内水分量は，年齢・体格によって多少異なるが，標準体型の成人（約60kg）においては体重のおよそ60％（36L）とされている．そのうち40％（24L）が細胞内液，20％（12L）が細胞外液である．細胞内外では電解質の組成は異なるが，浸透圧は常に等しくなっている．両者の浸透圧〔正確には張度（tonicity）〕に差が生じると，水が移動することで平衡が保たれる．細胞外液はさらに血管内（血漿）：血管

表3　維持輸液量の基準（成人）

	体重あたりの必要量	体重60Kgの場合
水分	30～40mL/kg	1,800～2,400
Na	1～2mEq/kg	60～120mEq
K	0.5～1mEq/kg	30～60mEq
糖	2～3g/kg	120～180g （480～720kcal）

表4　覚えておくと便利な電解質のグラム（g）からミリ当量（mEq）への変換

物質名	分子量	1gに相当するmEq （1,000×原子価/分子量）
Na^+	23	43
Cl^-	35.5	28
NaCl	23＋35.5＝58.5	17
K^+	39	26
KCl	39＋35.5＝74.5	13
HCO_3^-	61	16.4
$NaHCO_3$	61＋23＝84	12
Ca^{2+}	40	50

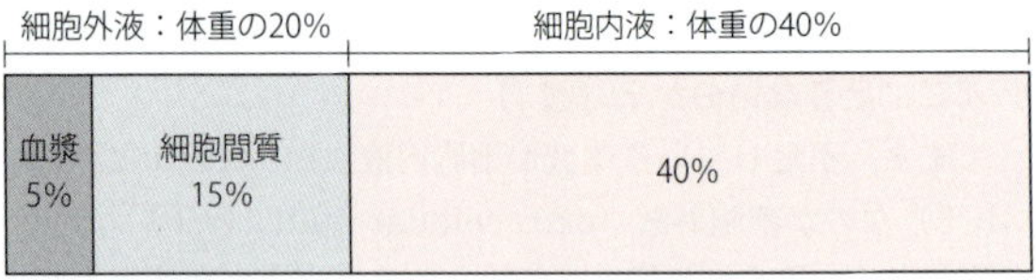

細胞外液：体重の20%		細胞内液：体重の40%
血漿 5%	細胞間質 15%	40%

図3　体液分布

外（細胞間質）＝1（3L）：3（9L）の割合で分布する（体液分布についての詳細は第1章を参照）．

a）細胞外液欠乏または過剰の特徴

前述のとおり，細胞外液は血管内と細胞間質に分けられる．細胞間質の水分の減少は，身体所見として皮膚の緊張度（ツルゴール）の低下がみられる．血管内容量（循環血漿量）の低下は末梢循環不全をもたらし，四肢末梢の冷感やチアノーゼ，爪床の蒼白化を認める．バイタルサインとしては，頻脈，血圧低下，尿量低下などが認められる．

一方，細胞外液過剰の徴候として，特に細胞間質の水分の過剰は皮下の浮腫・体重増加として現れる（浮腫に関しては細胞外液の中でも間質液の増加であり，血管内は必ずしも増加しているとはいえないことに注意する）．呼吸循環系のサインとしては，湿性咳嗽，呼吸困難，肺ラ音，血圧・脈圧・脈拍数の変化が認められる．

細胞外液，特に血管内の体液増加または減少を見分ける指標として，**表5**が参考になる．

b）細胞内液欠乏または過剰の特徴

i）細胞内液欠乏

細胞内液の不足とはどのような状況か？　高Na血症では常にhypertonicity〔浸透圧（osmolarity）と張度（tonicity）についての詳細は前項を参照〕になるため，細胞内から細胞外

表5 血管内容量の指標

血管内容量	増加	減少
血圧	上昇	低下
脈拍数	低下〜上昇	上昇
心胸比	上昇	低下
外頸静脈	怒張	虚脱
中心静脈圧	上昇	低下
Hb, Ht, TP*	低下	上昇

＊出血がない場合

への水分のシフトが起こり,細胞内液は不足した状態となる.高血糖によるhypertonicityでも同様の状態が考えられる.つまり,細胞内液の不足の程度は,hypertonicity（基本的には高Na血症）の程度にある程度相関する.

　細胞内液欠乏は,高Na血症を伴う高張性脱水や慢性の脱水症,消耗性疾患における細胞外液の低下を伴った脱水症を呈している場合が多く,身体所見としては,口渇感,発汗減少,口腔粘膜の乾燥などの他は,主に中枢神経症状が出現する.

　細胞内液量の評価は困難であるが,一定容積内（頭蓋内）に封じ込まれている脳組織を想定して考えると理解しやすい.つまり,細胞内液が欠乏している場合,頭蓋内圧は低下傾向にあり,易刺激性,興奮,痙攣,意識障害などが起こる可能性がある.

ii) 細胞内液過剰

　細胞内液が過剰であるとはどういう状況が想定されるだろうか？hypotonicity（多くは低Na血症）を呈している場合は,細胞外から細胞内へ水分がシフトするため,細胞内液の過剰となる.そして,頭蓋内圧の上昇に伴う中枢神経症状として頭痛,嘔気,痙攣,意識障害などを呈してくる可能性がある.

c）輸液製剤はからだのどこに分布するのか？

臨床的によく用いられる輸液製剤を点滴したときにそれぞれがどのように体液に分布するか．輸液製剤の基本といえる生理食塩液と5％ブドウ糖液について考える（**表6**）．

i) 生理食塩液（normal saline：NS）

0.9％のNaCl液で，154 mEq/LのNa$^+$とCl$^-$だけが含まれている．Na$^+$は血清中の主要な陽イオンだが，血清のNa$^+$濃度は140 mEq/LでNSの濃度より低値である．しかし，K$^+$，Ca^{2+}，Mg^{2+}などNa$^+$以外の陽イオンを含めるとおおよその合計が154 mEq/Lになる．このため，血清浸透圧とほぼ等しい等張液になる．生理食塩液は最も単純な細胞外補充液といえる．陰イオンはCl$^-$のみで緩衝液を含んでいないため，生理食塩液の大量投与は希釈性の代謝性アシドーシスをきたす危険性があるので，注意が必要である．

ii) 5％ブドウ糖液〔D5%DW（5% dextrose in distilled water）〕

5％ブドウ糖液は，277.5 mOsm/kgH$_2$Oで，血漿浸透圧とほぼ等しい等張液になる．ところが，点滴により体内に入るとブドウ糖がすみやかに代謝され，浸透圧0の自由水（free water）が生成される．これにより細胞外液の浸透圧は一時的に低くなり，細胞内外の浸透圧差をなくすために，水分が細胞外液から細胞内液へ移動する．その分布割合は，細胞内液

表6 生理食塩液と5％ブドウ糖液の違い

	生理食塩液	5％ブドウ糖液
組成	0.9％ NaCl液：NaCl 9 g/L （Na 154 mEq/L， Cl 154 mEq/L）	ブドウ糖液 50 g/L 熱量 200 Kcal/L
目的	細胞外液の補充，Naの補給	水分の補給
適応	ショック時，Na欠乏性脱水	水分欠乏性脱水

に2/3，外液に1/3となる（図4）．

ちなみにブドウ糖100gが代謝された場合，代謝水60mLが生成される．つまり，5％ブドウ糖液500mLを投与した場合，代謝水は15mLとなり，厳密には515mLの自由水を補給したことになる．

2）何が足りないのか？：欠乏体液の質の推定

水分と溶質（電解質）が，どのような割合で足りないのかを考える．これはNSとD5%DWの2つの成分の欠乏として分けて考えるとわかりやすい．

NSと同じ等張成分が失われた場合，そのほとんどは細胞外液の喪失になる．つまり，血清のtonicity，血清Na濃度は変化しない．これが**等張性脱水**である．代表例として高度の下痢による脱水があげられる．この場合，NSなどの等張液を主体に輸液すればよい．

等張性脱水の状態に飲水や低張液の点滴がされると，低用量刺激を介したADH分泌のため，水利尿不全（水貯留）となり血清Na濃度は低下する．これを**低張性脱水**という．この場合，体液量は全体として不足しているが，相対的に水の過剰状態といえる．基本的には細胞外液が主の体液喪失であるため，細胞外液補充やNa摂取が適切である．ただし，浮腫性疾

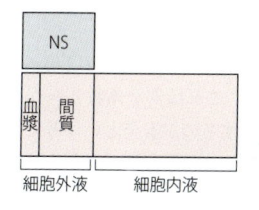

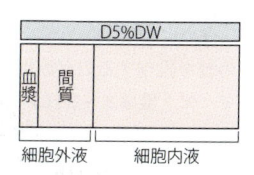

図4　主な輸液製剤の体内分布

患のような体液過剰を除外する必要がある．

　一方，Na以上に水が失われた状態（低張液が失われた状態）では**高張性脱水**となり，細胞内液主体の体液喪失となる．この場合には，D5%DWなどの自由水を含んだ輸液（＝低張液）が適している．また，細胞内液の主要な電解質はK^+であり，水分の他にKやPの補充も念頭に入れなければいけない．細胞内液の不足は多くの場合細胞外液も不足しているので，こちらの補充も考慮する必要がある．

3）どれくらい足りないのか？：欠乏量の推定

　水分および電解質の欠乏量の推定には，臨床症候による判定法やいくつかの計算式（下記）により行う方法がある．

＜検査値からの欠乏量の推定＞
循環血液減少量＝0.07×健常時体重(kg)×(1−健常時Ht/脱水時Ht)
循環血症減少量＝0.07×健常時体重(kg)×(1−健常時TP/脱水時TP)
水分欠乏量＝0.6×健常時体重(kg)×(1−140/測定Na濃度)
Na欠乏量(mEq)＝0.6×現在の体重(kg)×(140−測定Na濃度)

　しかし欠乏量の推定に使用される計算式で算出してみると，同一症例でも大きな違いが出てくることがしばしばある．これは，計算式が純粋な水分または電解質欠乏時に限られるためである．以上から，上記の計算式はある程度の予測をたてるためのものとしておくぐらいがよい（実際の欠乏量の推定方法の詳細については，p102，第3章Iを参照）．

　また，推定の欠乏量を一気に投与せず，欠乏量の1/3〜1/2の量を投与するのが原則である．これは安全係数というもので，欠乏量は2〜3日かけて補正するのが安全という考え方がある．ただし，ショックにおいては血行動態の安定化が最優先されるのでこの限りではない〔救急患者の輸液療法については第4章（p174）を参照〕．

7 ● 輸液処方の実際（図5）

この項のはじめに述べたように，経口摂取が不十分である場合には維持輸液が必要となる．輸液前の時点で体液や電解質の不足がある場合には，まず欠乏量の推定を行い，実際には推定した欠乏量の1/2〜1/3を2〜3日かけて投与していく．

さらに，維持量以上の体液や電解質の喪失が見込まれる場合は，その予測喪失量を追加して投与しなければいけない．

8 ● 輸液の合併症

輸液療法は，血管内に直接輸液剤を注入する治療法であり，さまざまな合併症を生じさせることがある．輸液療法を施行する際には，下記のような事項について常に念頭に置き，注意を払う必要がある．

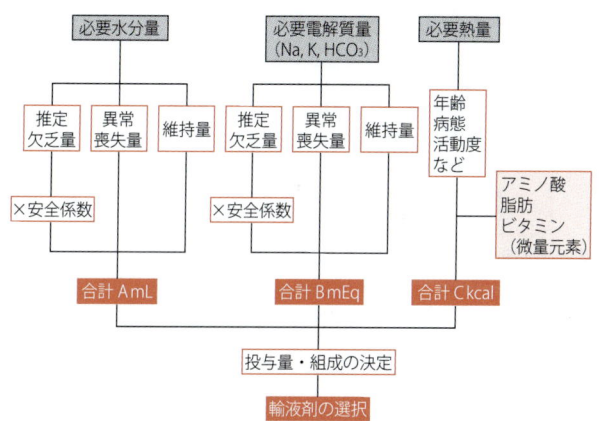

図5 輸液の投与量の算出法

1) 輸液操作に関する合併症
- 不潔操作,消毒不徹底による感染症
- 空気混入による空気塞栓
- カテーテル留置に伴う静脈血栓
- カテーテル挿入のミスによる気胸,血胸,神経損傷

2) 輸液剤に関する合併症
- 発熱物質(pyrogen混入)による発熱
- 高張液など浸透圧や非生理的なpHの輸液剤による静脈炎
- 投与薬剤・輸液剤による肝障害や腎障害
- 投与薬剤によるアレルギー反応

3) 輸液法に関する合併症
- 不適切な輸液内容(電解質投与量)による電解質異常・酸塩基平衡異常
- 不適切な輸液投与量・輸液速度による心不全,不整脈
- カロリーの過剰投与による肝障害

チェックポイント
- 輸液の目的を明確にする.
- 輸液療法は,維持輸液と是正輸液に大別される.
- 輸液療法の適応,効果,副作用について経時的に評価する.
- 輸液療法の合併症に注意する.

参考文献
1) 北岡建樹:「よくわかる輸液療法のすべて」,永井書房,2006
2) 柴垣有吾:「より理解を深める!体液電解質異常と輸液(改訂3版)」,中外医学社,2009
3) 「輸液実践ガイド 縮刷版 すぐに役立つ基本と応用のすべて」(Medical Practice編集委員 編),文光堂,2001
4) 河野克彬:「臨床輸液の知識と実践」,金芳堂,2005

第3章
各種病態における輸液

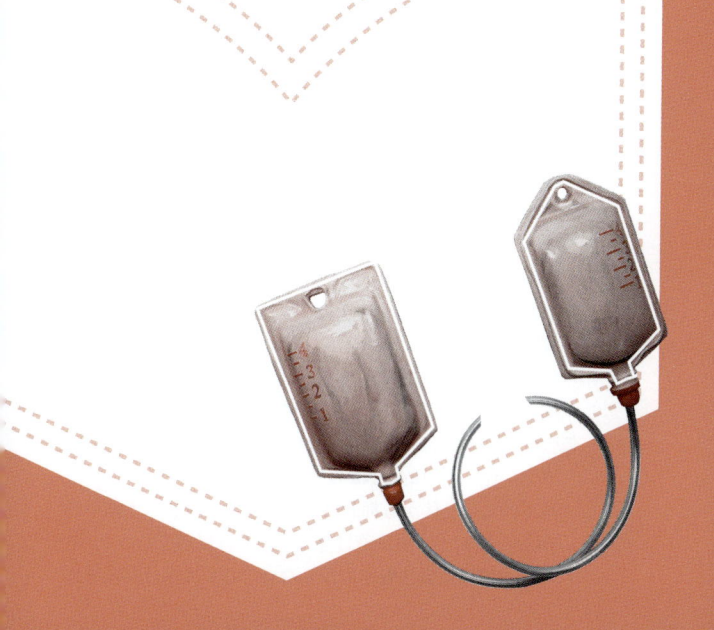

第3章 各種病態における輸液

Ⅰ. 体液電解質の異常

1）体液量の異常と対策

<金光峰子, 佐藤昌志>

1 ● 脱水症の輸液

a) 病態生理
- 体液（細胞外液）が減少した状態.
- 水分とNaの両方の欠乏を伴うが, どちらが多く欠乏するかによって, 高張性脱水（水分がより多く欠乏 → 濃縮）, 低張性脱水（Naがより多く欠乏 → 希釈）, 等張性脱水の3つに大別される.
- 細胞内液と細胞外液の間に浸透圧差が生じ, これを解消するように水分の移動が起こる.

i) 高張性（水分欠乏性, 高浸透圧性）脱水
- Naに比べ相対的に水分の喪失が多い状態
- 細胞外液のNa濃度あるいは浸透圧は上昇
- 細胞外液減少は比較的少なく, 末期まで循環血液量が保持
- 起立性低血圧や皮膚turgorの低下は軽度
- 細胞内が脱水になるため, 自覚的には**口渇感が著しい**

ii) 低張性（Na欠乏性, 低浸透圧性）脱水
- 水分に比べ相対的にNaの喪失が多い状態
- 基本的には, 体から細胞外液が失われる場合（下痢や熱傷からの滲出）, 喪失液は等浸透圧か低浸透圧なので, そのままでは低張性脱水にならない. ここに水分が補充さ

れた（希釈された）場合に細胞外液が低浸透圧になる
- 細胞外液量（循環血液量）は減少
- **起立性低血圧，頻脈，皮膚turgor低下**
- 血清総蛋白濃度，ヘマトクリット，ヘモグロビン濃度は上昇
- 細胞内が溢水になるため，口渇を訴えることは少ない
- 脳細胞内にも水分が入るので，意識障害が出現する

iii）等張性（混合性）脱水
- 細胞外液の浸透圧と等しい体液が喪失した状態
- 浸透圧が変化しないので，細胞内から細胞外への水分の移動はない
- 循環血液量の変化に伴い，血圧低下などの循環虚脱症状を呈する

b）原因（表1）
摂取不足など体への流入不足と体からの過剰喪失に分けられる．

i）高張性（高浸透圧性）脱水
- 水分摂取が自由にできない乳幼児や意識障害のある患者で発生しやすい
- 発熱を伴う高齢者や炎天下にて十分な水分補給をしなかった場合にも発生する

表1　脱水症の原因

高張性脱水	水分摂取低下（意識障害，高齢者，嚥下障害） 腎外性の水分喪失：発熱，発汗，嘔吐，胃液吸引 腎性の水分喪失：尿崩症（中枢性・腎性），浸透圧利尿（糖尿病・マンニトール，造影剤など）
低張性脱水	利尿薬投与，副腎不全，Na喪失性腎障害，中枢性塩類喪失症候群など
等張性脱水	出血，嘔吐，下痢，熱傷，手術など

- ▶ 意識が正常な患者では，飲水により病態が是正されるので出現頻度は少ない

ii) 低張性（低浸透圧性）脱水
- ▶ 大半は医原性（利尿薬の過剰投与など），副腎不全，塩類喪失性腎症

iii) 等張性脱水
- ▶ 出血，下痢，熱傷など

c) 鑑別診断 (表2)

臨床的には明確に分けることは困難で，多くの場合は混合型（等張性，等浸透圧性）脱水症を呈する．しかし，脱水症を治療する場合は，水分とNaのどちらの喪失が優位かを考慮することが治療上きわめて重要である．

d) 治療方針
- ▶ 水分欠乏量を推定する〔第2章1（p56）を参照〕
- ▶ 推測した水分欠乏量の1/3〜1/2を12〜24時間かけて補正する
- ▶ 高度の電解質異常を伴う場合は電解質補正が必要である〔第3章Ⅰ-2（p110）を参照〕
- ▶ 特に下痢の場合，低K血症を呈することが多い
- ▶ 適宜，尿量や電解質をチェックし，輸液速度や電解質濃度を調整する
- ▶ 高度の脱水症で，ショック状態や急性腎前性腎不全を伴う場合は，急速輸液にて循環動態の安定を図る〔第4章2（p196）を参照〕
- ▶ 大静脈からの輸液路を確保し，中心静脈圧をモニタリングしながら輸液治療を行う

i) 高張性脱水
- ▶ 循環動態が安定していれば低張液の補液を行う

表2 　高張性脱水と低張性脱水の鑑別

	高張性脱水（水分欠乏性）	低張性脱水（Na欠乏性）
細胞外液量	なし〜減少	著明に減少
細胞内液量	減少	増加
症状		
口渇感	強い	弱い
立ちくらみ	なし〜軽度	中〜高度
全身倦怠感	末期に出現	初期からあり
頭痛・悪心	なし	しばしばあり
痙攣	なし	あり
意識状態	興奮状態 → 昏睡	傾眠状態 → 昏睡
身体所見		
血圧	低下なし	低下
脈拍	正常	頻脈
口腔・舌乾燥	中〜高度	なし
皮膚turgor	良好	低下
尿量	著明に減少	減少
検査成績		
血清Na濃度	上昇	低下
尿中Na濃度	軽度の低下〜上昇	低下
血清総蛋白濃度	上昇	上昇
ヘマトクリット値	不変〜軽度の上昇	中〜高度に上昇
尿比重	上昇	軽度の上昇
血漿浸透圧	上昇	低下

- ▶ 原則として，5％ブドウ糖液を使用する
- ▶ なお，尿崩症や糖尿病などの脱水時には，原疾患に対する治療も並行して行う

ii) 低張性脱水

- ▶ 等張性の生理食塩液を使用する
- ▶ NaClを補充したり高張液を用いる場合もある

iii) 等張性脱水

- ▶ 生理食塩液やリンゲル液（ラクテック®）などの等張液，

またはやや低張な輸液開始液（1号液，1/2生理食塩水）を用いる．ただし，虚脱症状が顕著な場合には等張液を選択する
▶ 排尿の有無が確認できない場合にはKを含まない製剤を選択する

輸液時の注意事項

1) 急速補液による心不全に注意する．
2) 高齢者や心機能・腎機能低下患者では中心静脈圧モニタリングを考慮する．
3) 急速な輸液による浸透圧の是正は，細胞内への水分の移動が浸透圧物質で加速され，脳浮腫をまねく恐れがある．
4) 高張性脱水では，急速な輸液は浸透圧利尿をきたし，脱水症を助長する恐れがある．

2 ● 浮腫の輸液（表3）

a) 病態生理
▶ 細胞外液が毛細血管内から組織間隙（間質）に異常に貯留した状態
▶ 毛細血管圧上昇，血漿膠質浸透圧低下，血管透過性亢進の3つの機序で浮腫が生じる

b) 原　因

i) 毛細血管圧上昇
うっ血性心不全，腎不全，ネフローゼ症候群，肝硬変，血管拡張性降圧薬

ii) 血漿膠質浸透圧の低下
ネフローゼ症候群，肝疾患

表3 浮腫の種類とその特徴

種類	原因疾患例	好発部位	症状・身体所見	検査所見
心臓性	うっ血性心不全	下腿～全身	呼吸困難、ラ音聴取、静脈怒張、肝腫大など	胸部X線写真（心拡大、胸水貯留や肺血管影増強など）、心電図、心エコー
腎性	急性腎炎、ネフローゼ症候群、腎不全	顔面（特に眼瞼）、四肢～全身	血圧上昇	低アルブミン血症、検尿異常（タンパク尿、血尿）、腎エコー
肝性	肝硬変	下腿～腹水	静脈側副路、クモ状血管腫、黄疸、脾腫	低アルブミン血症、肝機能異常
栄養性	タンパク漏出性胃腸症、吸収不良症候群	下腿～全身	るいそう	低アルブミン血症
内分泌性	甲状腺機能低下症、下垂体・副腎機能異常	下腿～全身	粘液水腫ではnon pitting edema、寒さに弱い	T3低下、T4低下、TSH上昇、コルチゾール上昇など
アレルギー性	薬剤、Quincke浮腫	口腔気道粘膜、顔面、四肢、陰部などの皮膚	皮疹	好酸球増加
リンパ性	癌性リンパ管閉塞、フィラリア症	下腿	女性に多い	
原因不明	特発性浮腫	下腿		器質的疾患なし

〔文献2より改変して転載〕

iii) 血管透過性亢進
アレルギー反応,敗血症,熱傷

c) 鑑別診断
- 臨床的には全身性浮腫か局所性浮腫かを判断する
- 局所性浮腫は左右非対称のことが多い
- 腎疾患,心疾患,肝疾患がないか,血液・尿検査,胸部X線写真などで評価する

d) 治療方針

① 安静療法
- 心・腎負荷の軽減,臥床により腎血流を保持

② 食事療法
- 塩分制限(6g/日以下)
- 水分制限
- ネフローゼ症候群や腎不全ではタンパク制限(0.8g/kg 理想体重 以下)

③ 薬物療法
- 利尿薬
- アルブミン製剤:25%アルブミン(50mL)点滴静注,終了時にラシックス®(20mg)静注

④ 原疾患の治療

輸液時の注意事項

1) 全身浮腫の場合,消化管浮腫により経口薬の吸収が低下することがあるため,経静脈投与が望ましい.
2) 尿量が少ないからといって輸液量を増やすことは浮腫を悪化させる可能性がある.
3) アルブミン製剤は,血清アルブミンを上昇させるために投与するのではない.あくまでも血漿膠質浸透圧を増加

させ，利尿薬の効果を高めるためである．
4) アルブミン投与により循環血漿量が増加し，心不全を悪化させる可能性がある．
5) 薬物による反応が悪く，緊急性のある場合は透析療法による除水を検討する．
6) 特発性浮腫に対し利尿薬を投与すると偽性Bartter症候群をきたすことがあるため，安易な投与は避ける．

> **チェックポイント**
> - 身体所見で脱水症状の有無を確認し，次にバイタルをチェックする．各種検査データから総合的に脱水症の診断をする．
> - 浮腫も同様に，身体所見，検査データから診断する．特に心不全，呼吸不全には注意する．

参考文献
1) 佐々木 成：浮腫と脱水，濃縮と希釈の考え方．日本腎臓学会誌, 50 (2)：97-99, 2008
2) 「吉利 和 内科診断学 (改訂9版)」(黒川 清他編), p241, 金芳堂, 2004

第3章 各種病態における輸液

I．体液電解質の異常

2）電解質異常の原因と対策

＜横地章生，秋澤忠男＞

1　Na代謝異常

●病　態

　生体内のNaは多くが細胞外液に存在し，細胞外液量維持と血漿浸透圧維持に重要な役割を果たしている．

　血清Na濃度は，体内総Na量と総体液量により規定される．Naと体液量は，主として下記により調節されている．

▶ **口渇感**：血漿浸透圧上昇に伴う口渇感により，飲水行動が促される

▶ **抗利尿ホルモン**（antidiuretic hormone：ADH）：血清浸透圧上昇に伴い，抗利尿ホルモン分泌が亢進し，腎集合管での水再吸収が増加する

▶ **レニン–アンギオテンシン–アルドステロン**（renin-angiotensin-aldosterone：RAA）系：有効循環血症量減少により腎血流が減少し，傍糸球体装置を介してレニン分泌が増加する．それによりRAA系が亢進し，腎皮質集合管でのNa再吸収が増加する．

▶ **心房性Na利尿ペプチド**（human atrial natriuretic peptide：hANP）と**脳性Na利尿ペプチド**（brain natriuretic peptide：BNP）：有効循環血症量増加による心房／心室の伸展刺激により分泌され，近位尿細管からのNa吸収を抑制させる．

このように，腎臓はNa代謝と体液量調整に重要な役割を担っている．

1）高Na血症

定義：146 mEq/L以上

a）症　状

細胞内脱水による以下のような中枢神経症状が主である．
- ▶ 口渇，倦怠感，易刺激性，発熱
- ▶ 脱力，痙攣
- ▶ 傾眠，意識障害

b）原　因

体内総Na量の増加，もしくは体液量減少による．

高Na血症に対する生体防御反応は，血清浸透圧上昇に伴う口渇感による飲水行動と抗利尿ホルモン分泌による腎尿細管での水再吸収増加である（図1）．

一般的には，適切な飲水行動ができれば高Na血症に陥ることは少ない．

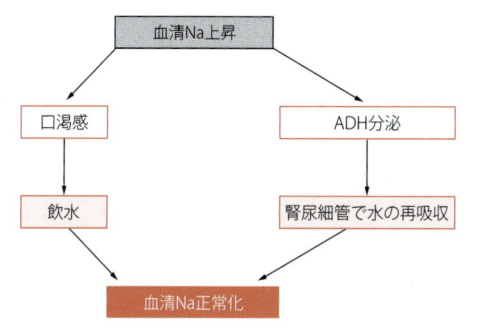

図1　高Na血症に対する防御反応

- **体液量減少状態**：口渇感の欠如，飲水行動が不可能，下痢，嘔吐，発汗，発熱，熱傷，尿崩症，浸透圧利尿（糖尿病，マンニトール投与，高カロリー輸液），利尿薬など
- **体液量正〜増加状態**：Na 過剰投与，海水での溺水

c) 診 断（図2）

体液量の評価が重要である．

- 尿量減少を認めれば，下痢/嘔吐/発熱/熱傷/飲水不能などを疑う
- 尿量減少を認めなければ，尿浸透圧によりさらに鑑別を進める
- 尿濃縮を認めれば（低張尿でなければ），利尿薬使用や浸透圧利尿を疑う
- 尿濃縮を認めなければ（低張尿であれば），尿崩症を疑い，合成バソプレシン〔デスモプレシン（1-deamino-8-

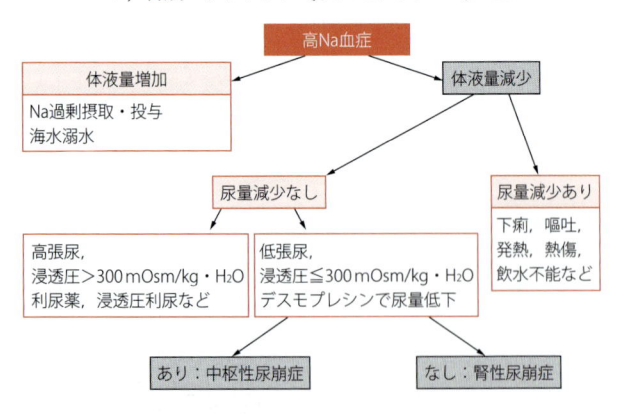

```
                    高Na血症
             ┌─────────┴─────────┐
      体液量増加                体液量減少
   Na過剰摂取・投与         ┌────────┴────────┐
   海水溺水              尿量減少なし        尿量減少あり
                    ┌─────┴─────┐        下痢，嘔吐，
                 高張尿，       低張尿，      発熱，熱傷，
              浸透圧>300     浸透圧≦300     飲水不能など
              mOsm/kg・H2O   mOsm/kg・H2O
              利尿薬，      デスモプレシン
              浸透圧利尿など で尿量低下
                         ┌────┴────┐
                   あり：中枢性尿崩症  なし：腎性尿崩症
```

図2　高Na血症の鑑別診断

D-arginine vasopressin：DDAVD）〕を用い腎性/中枢性の鑑別を行う

d）治療方針

体液量減少状態においては基本的に5％ブドウ糖液の点滴投与を行う．その際，不足体液量とNa改善速度の推算・予測式（下記）を用い，投与量と投与速度を決定する．

体液量が正〜過剰の高Na血症の場合，5％ブドウ糖液の点滴投与にループ利尿薬（フロセミド）を併用する．また，中枢性尿崩症であればデスモプレシンの点鼻投与，腎性尿崩症であればNa制限とサイアザイド（ヒドロクロロチアジド）投与を行う．

＜不足体液量(L)推算式＞

$$不足体液量(L) = BW(kg) \times 0.6 \times \left(1 - \frac{140}{Na(mEq/L)}\right)$$

＜Na濃度変化の予測式（輸液1L投与における）＞

$$Na濃度変化(mEq/L) = \frac{輸液中の(Na+K)(mEq/L) - 血清Na(mEq/L)}{総体液量(L)+1}$$

輸液時の注意事項

1）急激な高Na血症の改善は脳浮腫のリスクとなる．1〜2mEq/L/時の低下速度で，12mEq/L/日以下の範囲内でコントロールする．
2）慢性に経過した高Na血症の場合，脳浮腫のリスクがさらに高く，注意を要する．特に無症候性の場合は，1mEq/L/時以下で補正を行う．このため，血清Na値の頻回なモニタリングが重要である．
3）経過が不明の場合は，必ず「慢性」として扱う．

> **処方例**
> - 体液量減少状態の場合：5％ブドウ糖液点滴静注
> - 体液量正〜過剰状態の場合：5％ブドウ糖液点滴静注（＋フロセミド）静脈内投与
> - 中枢性尿崩症：デスモプレシン2.5〜20μg/日分1〜2（点鼻）
> - 腎性尿崩症：Na制限＋ヒドロクロロチアジド 25〜50mg/日分2（経口）

> **チェックポイント**
> ☞ 口渇感の欠如/飲水行動不能や，ADHの分泌/作用障害が存在しなければ，高Na血症はきたさない．
> ☞ 体液量の評価が不可欠．
> ☞ 急激な血清Na値の是正は脳浮腫のリスクがある．

2）低Na血症

定義：135mEq/L以下

a）症　状

- ▶ 全身倦怠感
- ▶ 頭痛，傾眠，痙攣，意識障害
- ▶ 食欲低下，悪心，嘔吐

b）原　因

原因は，体内総Na量低下や総体液量増加である．

腎からの水排泄障害，ADH不適切分泌が基礎に存在する可能性を念頭に置く．

体液量により，原因と治療方針を考える．

- **体液量過剰**：心不全，腎不全，肝不全，ネフローゼ症候群
- **体液量正常**：多飲，SIADH（symdrome of inappropriate secretion of antidiuretic hormone：ADH不適切分泌症候群），副腎不全，甲状腺機能低下症，薬剤性，偽性低Na血症
- **体液量減少**：絶食，嘔吐，下痢，利尿薬，浸透圧利尿

c）診 断

- 血漿浸透圧を測定する．
- 血漿浸透圧が低下していなかったら，偽性低Na血症を疑い，高血糖を除外し，浸透圧ギャップを計算する．

$$浸透圧ギャップ(mOsm/kg·H_2O) = 実測血漿浸透圧 - \left(Na \times 2 + \frac{Glu(mg/dL)}{18} + \frac{BUN}{2.8}\right)$$

- 浸透圧ギャップが10以上で陽性とし，他の浸透圧物質の蓄積を検索する〔浸透圧ギャップ陽性となる原因：脂質異常症，高タンパク血症，骨髄腫，ケトアシドーシス，乳酸アシドーシス，腎不全，アルコール多飲，浸透圧物質投与（マンニトール，グリセオールなど）〕．
- 体液量により鑑別を進める（図3：低Na血症の鑑別）．

3）治療方針

原因除去と原疾患の治療を行う．

また，体液量と症候性/無症候性により，治療方針を決定する（表1）．

p113の予測式によりNa濃度変化を予測し，下記の補正速度を超えないように注意する．

- **補正速度**

  急性 → 1～2mEq/L/時，＜12mEq/L/日

```
                    ┌─────────────────────────────────┐
                    │ 浸透圧を測定し, 偽性低Na血症を除外する │
                    └─────────────────────────────────┘
                                    ↓
                            ┌─────────────┐
                            │ 体液量を評価する │
                            └─────────────┘
```

```
    体液量：減少              体液量：正              体液量：増加
```

- 体液量：減少
  - 尿Na>25 mEq/L：腎性喪失：利尿薬, 浸透圧利尿
  - 尿Na<25 mEq/L：腎外性喪失：絶食, 嘔吐, 下痢
- 体液量：正
  - 尿浸透圧<100 mOsm/kg：多飲症
  - 尿浸透圧>100 mOsm/kg：SIADH, 副腎不全, 甲状腺機能低下症, 薬剤性
- 体液量：増加
  - 尿Na<25 mEq/L：有効循環血漿量低下：心不全, 腎不全, ネフローゼ症候群
  - 尿Na>25 mEq/L：腎不全

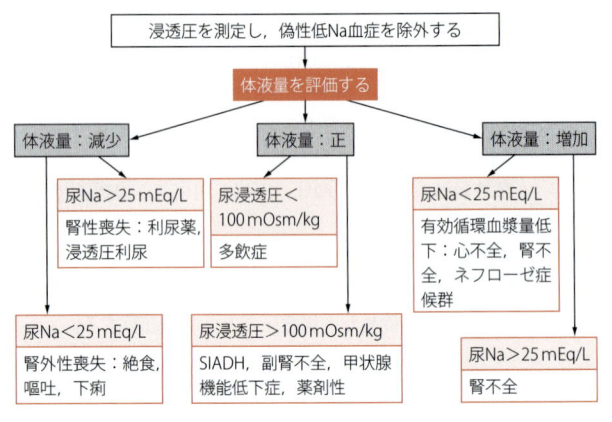

図3 低Na血症の鑑別診断

表1 低Na血症の治療

	体液量減少	体液量正常	体液量増加
症候性	生理食塩液点滴投与	高張食塩液点滴投与	利尿薬
無症候性	Na経口投与	水分制限	Na制限, 水分制限, 利尿薬

慢性 → 1〜1.5 mEq/L/時, <8 mEq/L/日

▶ **改善の予測**：スポット尿と血清のNa＋Kの比較で予測
尿Na＋尿K＜血清Na＋血清Kであれば, 低Na血症が改善に向かうと判断できる.

輸液時の注意事項

1）急性か慢性かの判断を行う．不明の場合は必ず「慢性」として扱う．
2）急激なNa値の補正は，橋中心脱髄鞘崩壊症（central pontine myelinolysis：CPM）のリスクがある．
3）Na濃度上昇の予測式により投与速度を決定し，血清Na値を定期的にチェックする必要がある．特に高張食塩液投与時には1時間ごとにNa値をチェックし，投与速度の変更を要する．

処方例

- 症候性急性低Na血症に対して，高張食塩液を2mL/kg/時から点滴投与を開始する．
- 高張食塩液（3％食塩液）の作成法：生理食塩液400mL＋10％食塩液120mL

チェックポイント

- まずは体液量を評価する．
- 急性/慢性の鑑別を行い，補正速度に注意する．
- 急激な補正は，CPMのリスクが高い．

2 K代謝異常

●病態

Kの98％は細胞内に存在し，細胞内外のK濃度差が細胞の静止膜電位を形成する．

血清K濃度の調節は，主に尿中排泄と細胞内外のK移動で行われる．

i) 腎からのK排泄

皮質集合管で排泄量が調整される．腎臓のK排泄能力は高く，慢性の高K血症では基礎に腎臓でのK調節異常が存在する．K欠乏状態でも最低15mEq/日は尿中に排泄される．

ii) 細胞内外のK移動にかかわる要素

細胞外 → 細胞内：インスリン，カテコラミン，アルカレミア

細胞内 → 細胞外：インスリン分泌不足，アシデミア

1）高K血症

定義：5.0mEq/L以上

a) 症状・病態

- **自覚症状**：神経/筋症状が主（脱力，しびれ，麻痺など）
- **心電図変化**：テント状T波，QT短縮，QRS拡大・PR延長
- 高度の高K血症では，心室細動から心停止へ至る．

b) 原因（図4）

i) K摂取の増加（図4①）

- 経口摂取や経静脈的K投与
- 赤血球輸血
- ペニシリンG®
- 消化管出血（赤血球内のK吸収）

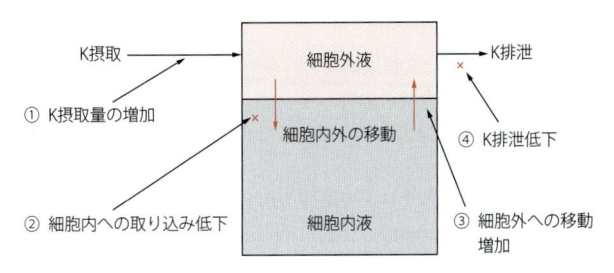

```
K摂取 ──→  ┌─────────────┐  ──→ K排泄
           │   細胞外液    │
① K摂取量の増加              ④ K排泄低下
           │ 細胞内外の移動 │
           │   細胞内液    │
② 細胞内への取り込み低下     ③ 細胞外への移動増加
```

図4　高K血症の原因

ii) 細胞内への取り込み低下（図4②）
- インスリン欠乏
- βブロッカー
- ジギタリス中毒

iii) 細胞外への移動増加（図4③）
- アシデミア
- 高浸透圧
- 細胞の崩壊（溶血，腫瘍崩壊，横紋筋融解，痙攣，過激な運動など）
- 消化管出血

iv) 排泄低下（図4④）
- 腎不全
- 低アルドステロン症
- IV型尿細管アシドーシス
- ARB/ACE-Iによるレニン-アンジオテンシン系抑制

v) 偽性高K血症
- 採血時の溶血
- 白血球または血小板増加

c) 診 断
- **病歴聴取**：K摂取過剰の有無や薬剤投与歴など
- **偽性高K血症の除外**
- **尿中K排泄の評価**：尿中K＜60mEq/日で排泄低下と判断する
- **低アルドステロンの鑑別**：TTKG（transtubular potassium gradient）（下記）を測定．TTKG＜7の場合，腎からのK排泄低下や低アルドステロン状態が疑われる．

●TTKG〔＝（尿K/血清K）/（尿浸透圧/血清浸透圧）〕

皮質集合管での尿浸透圧と血清浸透圧が等しいと仮定した場合の，尿中Kと血清Kの比．TTKGが大きければK排泄が多く，逆に低ければK排泄は少ないと考えられ，皮質集合管でのアルドステロン作用の指標となる．

高K血症ではTTKG＞7となり，低K血症ではTTKG＜2となる．高K血症にもかかわらずTTKG＜7の場合，腎からのK排泄不足やアルドステロン分泌低下が疑われる．また，低K血症にもかかわらずTTKG＞2の場合，腎からのK喪失や，アルドステロン分泌過剰が疑われる．

ただし，上記の判断ができるのは尿浸透圧が血漿浸透圧より高いことが条件である．

d) 治療方針
緊急性の有無を判断する．高度の高K血症（6mEq/L以上）や心電図異常を示す症例では，モニター管理下で緊急治療を要する．

① Ca製剤を投与し，心筋細胞の膜安定化を図る．ただし，ジゴキシン服用者では不整脈を誘発する可能性があるため，投与速度を遅くするか，Ca製剤は用いない
② グルコース/インスリン療法

③ アシドーシスが存在すれば，炭酸水素ナトリウム投与
④ 陽イオン交換樹脂を注腸投与
⑤ 輸液＋利尿薬投与
⑥ 血液（腹膜）透析

一方，血清K＜6mEq/Lや心電図変化を認めない場合は，高K血症の原因を排除し，陽イオン交換樹脂の経口投与で経過をみる．

輸液時の注意事項

1）電解質異常のなかでは最も緊急度が高い．特に心電図変化をきたしている症例では，適切な緊急治療が必要である．
2）ジギタリス使用中の患者へのCa製剤投与は慎重を要する．
3）炭酸水素ナトリウムや生理食塩液投与時には，心不全兆候に注意する．
4）最近，ARB/ACE-Iが頻用されているため，体液量減少状態における高度の高K血症症例が増加している．特に体液量減少のリスクや腎機能低下症例が多い高齢者では注意が必要である．
5）Ca製剤と炭酸水素ナトリウムの混合で，炭酸カルシウム塩が析出する．

処方例

治療方針の①～⑤に対応
① カルチコール® 1A/20mLを5～10分で静注（ジゴキシン服用者には30分以上かけて投与する）．効果発現まで数分，持続時間は1～2時間．
② ブドウ糖2.5～5.0gに対しヒューマリンR® 1単位を

混注し点滴投与．効果発現まで5〜10分，持続時間
　　　は4〜6時間．
　③ メイロン® 8.4% 1A/20mLを数分で静注．効果発
　　　現まで数分，持続時間は2〜4時間．
　④ カリメート® 50gを微温湯に溶き注腸投与．効果発
　　　現まで1〜2時間，持続時間は4〜6時間．
　⑤ 生理食塩液500mLの点滴とラシックス® 20mgの
　　　静注．効果発現まで2〜5分，持続時間2〜3時間

> **チェックポイント**
> - 高K血症に伴う心電図変化を認めたら直ちに緊急治療を行う．
> - 治療法における効果発現時間や持続時間を把握し適切な治療法を選択する．
> - Ca製剤と炭酸水素ナトリウムは混合しない．

2）低K血症

定義：3.5mEq/L以下

a) 症状・病態

症状は，2.5〜3.0mEq/L以下で出現することが多い．

- ▶ **自覚症状**：神経/筋症状が主（脱力，しびれ，麻痺など）
- ▶ **心電図変化**：T波低下や陰転化，U波出現，ST低下，PR延長，QRS拡大
- ▶ 高度の低K血症では，心室細動から心停止へ至る．

b) 原　因

- ・K摂取不足
- ・細胞内への取り込み増加
  - ▶ アルカレミア

- インスリン投与
- カテコラミン投与
- 甲状腺機能亢進症
- 腎からの喪失
  - Bartter症候群
  - 偽性Bartter症候群（フロセミド/甘草など）
  - Ⅰ型，Ⅱ型尿細管性アシドーシス
  - 高アルドステロン症（原発性，二次性）
- 腎以外からの喪失
  - 下痢
  - 嘔吐
  - 大量発汗
  - 消化液ドレナージ

c）診断（図5）

- 病歴聴取：K摂取不足，下痢/嘔吐の有無，薬剤性
- 血液ガスでアルカレミアを除外
- 尿中K排泄により，K喪失が腎性/腎外性であるかを判断
- 腎性K喪失であれば，体液量や血圧からレニン/アルドステロン測定，血液ガスでHCO_3^-を測定し，さらに鑑別を進める．

d）治療方針

原則として経口でK補充を行う．高度の低K血症や，経口投与が不可能な場合は点滴投与する．

低Cl血症，代謝性アルカローシスではKClを，代謝性アシドーシスでは有機酸Kを投与する

```
┌─────────────────────────────────────────────────┐
│ 病歴からK摂取不足，下痢/嘔吐の有無，薬剤（利尿薬，インスリン） │
│ 使用の有無を確認                                 │
└─────────────────────────────────────────────────┘
                      ↓
            ┌───────────────────┐
            │ 血液ガスで尿中Kの測定 │
            └───────────────────┘
                ↙           ↘
```

┌──────────────────────┐   ┌──────────────────────────────┐
│ 尿中K＜20mEq/L   │   │ 尿中K≧20mEq/L   │
│ 腎外性K喪失   │   │ 腎性K喪失   │
│ 下痢嘔吐，イレウス，発汗，│   │ 尿細管性アシドーシス，Bartter症候群， │
│ 消化液ドレナージ   │   │ 偽性Bartter症候群，アルドステロン症 │
└──────────────────────┘   └──────────────────────────────┘

高血圧，細胞外液量増加		正～低血圧，細胞外液量正～減少	
レニン高値	レニン正～低値	HCO₃⁻高値	HCO₃⁻低値
腎動脈狭窄，悪性高血圧，レニン産生腫瘍		Bartter症候群，偽性Bartter症候群，低Mg血症，浸透圧利尿	尿細管性アシドーシス

アルドステロン高値	アルドステロン低値
原発性／二次性アルドステロン症	Cushing症候群 ステロイド投与

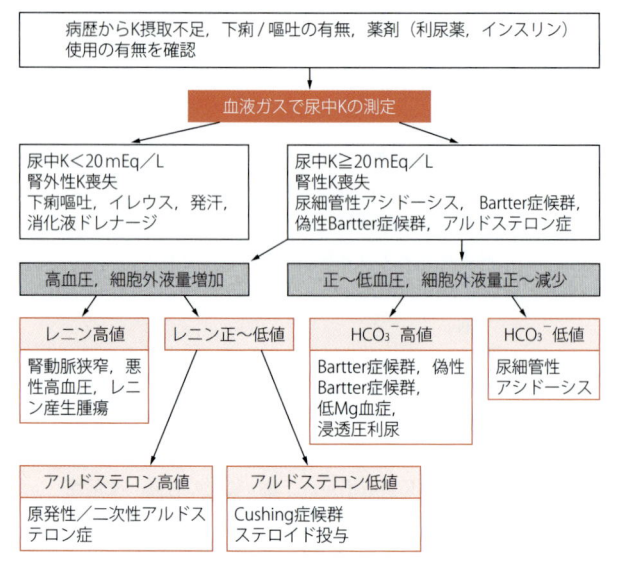

図5 低K血症の鑑別診断

輸液時の注意事項

1）K製剤を経静脈的に投与する際は，必ず点滴投与とし，血清K値と心電図モニタリングを行う．
2）末梢静脈点滴投与の場合は静脈炎のリスクがあり，濃度は40mEq/L以下，投与速度は20mEq/時以下とすべきである．
3）また，グルコースは，インスリンを介したK低下因子であるため，可能であれば輸液に含めない．

処方例

- 生理食塩液 500 mL ＋ K.C.L注® 20 mL（K 40 mEq）を 2 時間以上かけて点滴投与

チェックポイント

- 症候性や心電図異常を認める症例では，輸液によるK補充を行う．
- 20 mEq/時以下，40 mEq/L以下となるように投与速度と濃度を調整する．

3 ● Ca代謝異常

●病 態

生体内のCaは99％が骨に存在する．Caは，腸管で吸収され，便と尿中に排泄されるが，主に腎尿細管でのCa再吸収調整により血清Ca濃度を一定維持している．主な調整ホルモンは，活性型ビタミンDと副甲状腺ホルモン（PTH），カルシトニンである．

- **活性型ビタミンD**：腸管でのCa/P吸収促進，腎尿細管でのCa再吸収促進
- **副甲状腺ホルモン**：腎尿細管でのCa再吸収促進，骨吸収を促進し血清Caを上昇
- **カルシトニン**：骨吸収の抑制により血清Caを低下

また，Caの再吸収の増減は下記の場合に行われる．

- **腎尿細管でのCa再吸収促進**：体液量減少，高P血症，アルカローシス
- **腎尿細管でのCa再吸収抑制**：体液量増加，フロセミド，低P血症，高Mg血症，アシドーシス

1）高Ca血症

定義：10.5mg/dL以上

a）症状・病態

- **全身症状**：倦怠感，脱力感，口渇，多飲
- **神経症状**：意識障害，不穏，筋力低下
- **消化器症状**：食欲低下，悪心，嘔気，消化器潰瘍，便秘
- **腎・尿路症状**：多尿，尿路結石
- **心電図変化**：QT短縮

b）原 因

- 副甲状腺機能亢進症

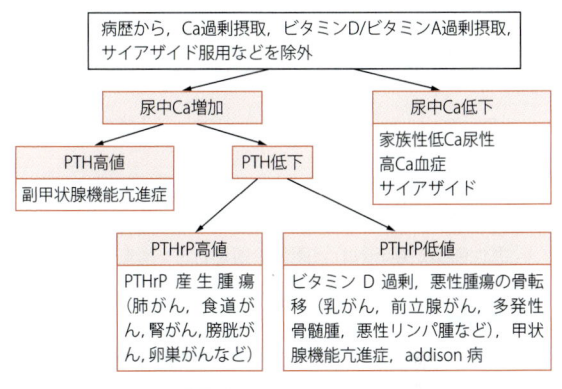

```
病歴から，Ca過剰摂取，ビタミンD/ビタミンA過剰摂取，
サイアザイド服用などを除外
         │
    ┌────┴────┐
 尿中Ca増加        尿中Ca低下
                  家族性低Ca尿性
                  高Ca血症
                  サイアザイド
  ┌────┴────┐
PTH高値    PTH低下
副甲状腺
機能亢進症
       ┌────┴────┐
    PTHrP高値      PTHrP低値
    PTHrP産生腫瘍   ビタミンD過剰，悪性腫瘍の骨転
    （肺がん，食道が 移（乳がん，前立腺がん，多発性
    ん，腎がん，膀胱が 骨髄腫，悪性リンパ腫など），甲状
    ん，卵巣がんなど）腺機能亢進症，addison病
```

図6 高Ca血症の鑑別診断

- 悪性腫瘍：PTHrP（parathyroid hormone-related peptide：副甲状腺ホルモン関連ペプチド）産生腫瘍，骨髄腫，転移性骨腫瘍
- ビタミンD/Ca過剰摂取
- サルコイドーシス
- 結核
- 家族性低Ca尿性高Ca血症
- 甲状腺機能亢進症
- Addison病
- ミルクアルカリ症候群
- サイアザイド服用
- ビタミンA過剰
- 長期臥床

c) 診断（図6）

- 病歴聴取：Ca/ビタミンA/ビタミンD過剰摂取やサイア

ザイド内服など
- ▶ Ca排泄の評価：

$$FE_{Ca}(\%) = \left(\frac{尿Ca/尿Cr}{血清Ca/血清Cr} \right) \times 100 \quad （正常は1〜2\%）$$

- ▶ iPTH/PTHrP測定（PTH：parathyroid hormone，副甲状腺ホルモン）
- ▶ 悪性腫瘍が疑われれば画像診断を行う．骨転移が疑われれば骨代謝マーカーも参考になる

d）治療方針
- ▶ **軽度**（〜12 mg/dL）：原因除去，生理食塩液投与，関連物質（ビタミンD/Caなど）摂取制限
- ▶ **中等度**（12〜16 mg/dL）：上記に加え，フロセミド，カルシトニン，ビスホスホネート投与
- ▶ **高度**（16 mg/dL〜）：上記に加え低Ca透析を考慮する

輸液時の注意事項

1) フロセミドを併用する場合は，適宜生理食塩液を増量し脱水に注意する．
2) 生理食塩液投与による心不全増悪に注意する．
3) 腎不全例にはビスホスホネートは慎重投与ないし禁忌である．

処方例

生理食塩液 500 mLを点滴静注
- ・フロセミド（ラシックス®）40 mg/日を併用
- ・カルシトニン製剤（エルシトニン®）40 U筋注
- ・ビスホスホネート（アレディア®）30 mgを4時間以

上かけて点滴静注（悪性腫瘍に伴う高Ca血症症例に）
・プレドニゾロン（プレドニン®）20～40 mg/日（腸管からのCa吸収を抑制）

> **チェックポイント**
> ☞ 進行が急速な場合や，症候性高Ca血症の場合，早期の治療が必要．

2）低Ca血症

定義：8.5 mg/dL以下

a）症状・病態
- 不穏，興奮，いらいら感
- テタニー，痙攣，筋力低下，錐体外路症状，知覚異常，Trousseau徴候
- QT延長，徐脈，心機能低下
- 発育遅延，知能低下，痴呆
- 大脳基底核の石灰化
- 骨痛
- 白内障

b）原因
- **Ca摂取不足**
- **Ca吸収低下**：吸収不良症候群，下痢
- **PTH欠乏/低下**：副甲状腺機能低下症，偽性副甲状腺機能低下症，副甲状腺摘出術後，低Mg血症
- **ビタミンD欠乏/活性化障害**：ビタミンD不足，慢性腎不全，肝障害，ビタミンD依存性くる病など
- **尿中排泄増加**：薬剤（ループ利尿薬，副腎皮質ホルモ

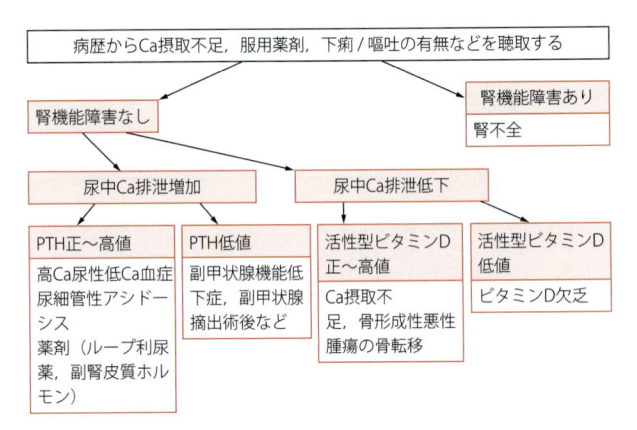

```
病歴からCa摂取不足，服用薬剤，下痢/嘔吐の有無などを聴取する
  ↓                                      ↓
腎機能障害なし                          腎機能障害あり
                                        腎不全
  ↓          ↓
尿中Ca排泄増加      尿中Ca排泄低下

[PTH正〜高値]  [PTH低値]      [活性型ビタミンD      [活性型ビタミンD
高Ca尿性低Ca血症  副甲状腺機能低   正〜高値]            低値]
尿細管性アシドー  下症，副甲状腺   Ca摂取不                ビタミンD欠乏
シス              摘出術後など     足，骨形成性悪性
薬剤（ループ利尿                   腫瘍の骨転移
薬，副腎皮質ホル
モン）
```

図7　低Ca血症の鑑別診断

　　ン），尿細管性アシドーシス，高Ca尿性低Ca血症
- **骨形成の亢進**：骨形成性悪性腫瘍の骨転移（前立腺癌，乳癌），hungry bone症候群
- **組織への沈着**：高P血症
- **その他**：Ca受容体作動薬

c) 診断（図7）
- 低アルブミン血症（Alb＜4g/dL）では，補正Ca値を求める．

$$補正Ca(mg/dL)＝血清Ca+(4-Alb)$$

- Ca排泄の評価：高Ca血症（p126）を参照

d) 治療方針
　原因の除去，Ca製剤投与，ビタミンD投与，低Mg血症の補正など

症候性,急速に進行した場合,心電図変化を認める場合は,緊急治療(Ca製剤の経静脈投与)を行う

経静脈投与,輸液時の注意事項

1) ジゴキシン投与患者では,Ca製剤投与に慎重を要す〔高K血症(p118)参照〕.
2) Ca製剤と炭酸水素ナトリウムは混合しない〔高K血症(p118)参照〕.

処方例

＜症候性,高度(Ca＜7mg/dL)の場合＞
- カルチコール® 1A/10〜20mLを5〜10分で静注(ジゴキシン服用者には30分以上かけて投与する)
- カルチコール® 2〜4mL/時で点滴静注

低Mg血症を合併する場合は,カルチコール®投与に加え,
- マグネゾール® 1A/20mLを5〜20分で静注

＜無症候性,中等度(Ca＜8mg/dL)の場合＞
- ロカルトロール® 0.5〜1.0μg/日 経口

チェックポイント

☞ 症候性,急速に進行した場合,心電図変化を認める場合は,緊急治療を行う.

4 P代謝異常

●病　態

体内のPは，約85％が骨に，残りの大半は細胞内に存在し，ATPの構成やタンパクのリン酸化に重要な機能を持つ．また，Pは腸管から吸収され，ほぼ同量が尿中に排泄される．さらに，主として腎尿細管での再吸収により，血清P濃度は一定に保たれる．

Pの主要な調整ホルモンは活性型ビタミンDと副甲状腺ホルモンである．

- **活性型ビタミンD**：腸管からのP吸収促進，腎尿細管でのP再吸収抑制により血清P値を上昇させる．
- **副甲状腺ホルモン**：腎尿細管でのP再吸収を抑制する一方で骨吸収を促進するが，腎機能が正常であれば血清P濃度は低下する．分泌抑制では，P再吸収は亢進し血清P値は上昇する．
- **線維芽細胞増殖因子23（FGF-23）**：P摂取に伴い骨から分泌され，腎臓からのP排泄を増加し，ビタミンD活性化を抑制することで血清Pを低下させる．

1）高P血症

定義：4.3 mg/dL以上

a）症状

- リン酸カルシウム沈着による異所性石灰化：皮膚掻痒感，心伝導障害，血管/関節/軟部組織の石灰化
- 低Ca血症を伴う場合は，低Ca血症による諸症状〔低Ca血症（p129）参照〕．

b）原因

- **排泄障害**：腎不全（高P血症の大半を占める）

- ▶ **尿細管での再吸収増加**：副甲状腺機能低下症，偽性副甲状腺機能低下症，脱水，末端肥大症（成長ホルモン過剰），甲状腺機能亢進症
- ▶ **骨代謝抑制**：ビスホスホネート投与など
- ▶ **P吸収増加**：高P食，ビタミンD過剰，浣腸（グリセリン浣腸®）に伴うP腸管吸収
- ▶ **細胞内から細胞外への移行**：細胞崩壊（腫瘍崩壊症候群，横紋筋融解症），アシデミア，溶血，高血糖
- ▶ **偽性高P血症**：高γグロブリン血症，脂質異常症，高ビリルビン血症

c）**診断**（図8）

まずは腎機能を評価する．
- ▶ ビタミンD製剤，P製剤投与歴を聴取
- ▶ intactPTHと活性型ビタミンD濃度の測定
- ▶ P再吸収率を測定し鑑別を進める

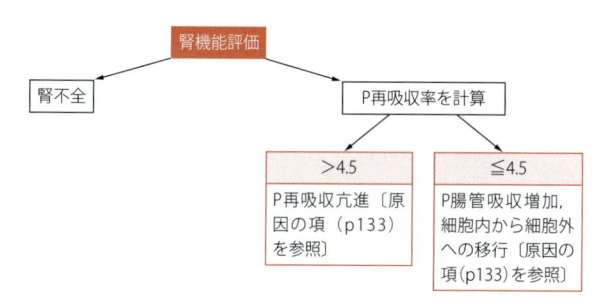

```
                    腎機能評価
                   /         \
              腎不全        P再吸収率を計算
                            /         \
                         >4.5         ≦4.5
                      P再吸収亢進    P腸管吸収増加，
                      〔原因の項    細胞内から細胞外
                      (p133)        への移行〔原因の
                      を参照〕       項(p133)を参照〕
```

図8　高P血症の鑑別診断

$$\text{リン再吸収率} = \left(\frac{1 - FE_P\text{(P排泄率)}}{GFR\text{(糸球体濾過量・mL/分)}} \right) \times 100$$

FE_P の正常は $10 \sim 20\%$ 〔FE_P の計算方法は高Ca血症の FE_{Ca} (p128) を参照〕

d) 治療方針
● 原因の除去と原疾患の治療
- 生理食塩液投与による利尿（腎機能正常の場合）
- ビタミンD投与（低Ca血症を伴っている場合）
- P制限食
- P吸着薬（炭酸カルシウム，透析患者では塩酸セベラマー，炭酸ランタンなど）
- 異所性石灰化を予防するため，Ca（mg/dL）×P（mg/dL）積を60以下に保つ
- 腎機能障害の場合や，高度の高P血症（P＞9mg/dL）の場合は血液（腹膜）透析を考慮する

輸液時の注意事項
1) 尿量・腎機能が保たれていれば，生理食塩液の点滴を行う．
2) 低Ca血症に伴う症状を認める場合は緊急治療の対象となる．

処方例
・炭酸カルシウム 1.5～3.0g/日（経口）
経口摂取が不可能な場合や，尿量や腎機能が保たれている場合，生理食塩液500mLを点滴静注．

> **チェックポイント**
> - 低Ca症状を認める場合は緊急治療を行う．
> - Ca×P積を60以下にコントロールする．

2）低P血症

定義：2.3mg/dL以下

a）症　状

症状を呈するのは高度の低P血症に限られる

- 意識障害
- 筋力低下
- 知覚障害
- 痙攣
- 横紋筋融解症
- 溶血
- 白血球/血小板機能低下

b）原　因

- **摂取低下/吸収低下**：低栄養，慢性下痢，P吸着薬，ビタミンD作用不全，Mg過剰，Al過剰，アルコール多飲
- **細胞内や骨への移行**：インスリン，アルカレミア，カルシトニン投与，カテコラミン過剰，悪性腫瘍の骨形成性転移，hungry bone症候群，熱傷
- **腎尿細管での再吸収低下**：副甲状腺機能亢進症，ビタミンD欠乏，腫瘍性，遺伝性低P血症性くる病，くる病（ビタミンD依存性くる病），Fanconi症候群，薬剤性（ステロイド，シクロスポリン，シスプラチンなど）

```
┌─────────────────────────────────┐
│ 病歴から摂取不足の有無，常用薬を確認 │
│ 血液ガス測定（アルカレミアの除外） │
└─────────────────────────────────┘
              ↓
        [尿中リン測定]
         ↓         ↓
┌──────────────┐  ┌──────────────┐
│ P排泄低下     │  │ P排泄正常～増加 │
│ P<20mg/dL or │  │ P≧20mg/dL or │
│ FEp<10%      │  │ FEp>20%      │
│              │  └──────────────┘
│ P摂取低下，吸収│
│ 低下（原因の項を参照）│
└──────────────┘
```

血清Ca高値	血清Ca正常	血清Ca低値
副甲状腺機能亢進症	腫瘍性，遺伝性低P血症性くる病，ビタミンD抵抗性くる病	ビタミンD欠乏，ビタミンD依存性くる病

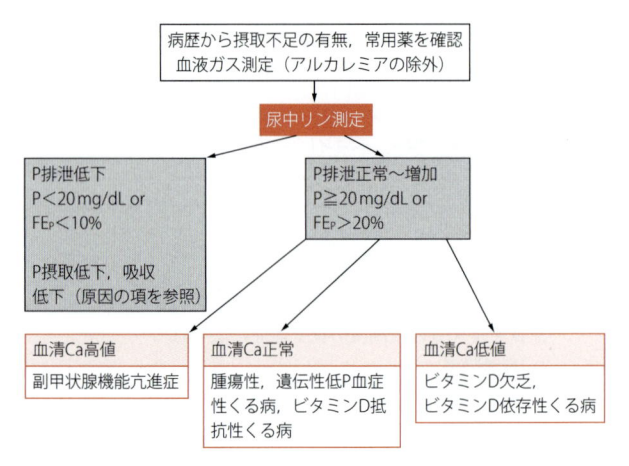

図9 低P血症の鑑別診断

c) 診断（図9）

- 病歴から，摂取不足の有無，常用薬，アルコール多飲の確認を行う
- 血液ガスを測定する
- 尿中P濃度，P排泄率を測定する
- Ca/Mg/Alを測定する
- FGF-23を測定する（低P血症性くる病）

d) 治療方針

- 原因の除去と原疾患の治療
- 経口P製剤の投与
- 症候性や経口摂取不可能な場合は，P製剤を点滴投与する

輸液時の注意事項

高度の低P血症や症候性では，経静脈的にP製剤の補充が必要．リン酸二カリウム®（20mL/1A）にはP20mEqに対しK20mEq，Pとして310mgが含まれる．高K血症，低Ca血症の危険があり，投与速度は，P投与量として2.5mg/kg/6時間以下とする．

処方例

- リン酸ナトリウム2〜3g/日の内服

高度の低P血症や症候性また経口摂取が不可能な場合

- リン酸二カリウム®（P投与量として2.5mg/kg/6時間以下）の点滴投与

チェックポイント

☞ 症候性や高度低P血症（＜1mg/dL），経口摂取不能例では，経静脈的投与を行う．
☞ 高K血症，低Ca血症のリスクがあり，P投与量として2.5mg/kg/6時以下とする．

5 ● Mg代謝異常

● 病　態

生体内のMgは，50％は骨に，その他多くは細胞内に，1〜2％が細胞外液に存在する．酵素/ATPの活性化，細胞膜電位の安定化の役割がある．

Mgは主に腸管で吸収され，腎から排泄される．腎尿細管での再吸収により，血清Mg濃度は一定に保たれているが，詳しい調節機構は不明な点もある．

- **腎尿細管での再吸収促進**：アルカレミア，副甲状腺ホルモン，ADH，アルドステロン
- **腎尿細管での再吸収抑制**：高Ca血症，低P血症

1）高Mg血症

定義：2.6 mg/dL以上

a）症　状

神経細胞伝達の低下，Ca拮抗作用による．

- 傾眠，意識障害
- 筋力低下，腱反射低下，麻痺
- **心電図**：徐脈，房室ブロック，QT延長，QRS拡大，心停止
- 副甲状腺機能低下症

b）原　因

- **Mg過量投与**：Mg含有製剤（緩下剤，浣腸薬），輸液
- **Mg排泄低下**：腎不全
- **腎尿細管での再吸収増加**：甲状腺機能低下症，副腎不全，家族性低Ca尿性高Ca血症
- **腸管からの吸収増加**：ビタミンD，リチウム
- **細胞外への移行**：腫瘍崩壊症候群，糖尿病性ケトアシ

ドーシス

c) 診 断
- 腎機能評価
- Mg製剤投与の有無を確認

d) 治療方針
- 原因除去と原疾患の治療（特にMg含有製剤の中止）
- 基礎に腎機能障害を認めることが多い
- 高度の高Mg血症，心電図異常を認める場合はCa製剤の経静脈的投与
- 腎機能障害を伴う場合は血液（腹膜）透析を施行する

輸液時の注意事項

・腎不全例では透析が必要となる．

処方例

・カルチコール® 1A/10～20mLを5～10分で静注（ジゴキシン服用者には30分以上かけて投与する）．

チェックポイント

☞ 基礎に腎機能障害が認めることが多いので，必ず腎機能の評価を行う．
☞ 意識障害や心電図異常を認める場合は，緊急治療を要する．

2）低Mg血症

定義：1.8mg/dL以下

a) 症 状
- 倦怠感，不安，興奮

- テタニー，筋力低下，痙攣
- 食欲不振，腹痛，便秘
- 心電図：PR延長，QT延長，心室性不整脈
- 骨粗鬆症

b) 原　因
- **摂取不足**：低栄養，アルコール中毒
- **消化管からの喪失**：嘔吐，慢性下痢，吸収不良症候群，炎症性腸疾患，急性膵炎
- **腎からの喪失**：利尿薬，高Ca血症，アシデミア，薬剤性腎障害（アミノグリコシド，シクロスポリン，シスプラチンなど），腎尿細管障害（Bartter症候群，Gitelman症候群など），Fanconi症候群

c) 診　断
- 摂取不足，利尿薬使用の有無を確認
- マグネシウム排泄率（FE_{Mg}）を計算
  $FE_{Mg} > 2\%$ なら腎からの喪失
  $FE_{Mg} < 2\%$ なら消化管からの喪失
  と考える

$$FE_{Mg} = \left(\frac{U_{Mg}/(S_{Mg} \times 0.7)}{U_{cr}/S_{cr}} \right) \times 100$$

d) 治療方針
- 症候性の場合は，硫酸マグネシウムを静注
- 軽度の低Mg血症では，経口Mg製剤を投与するが，下痢による低Mg血症増悪に注意が必要．

輸液時の注意事項

- 血清Mgが1mEq/Lを超え，経口摂取が可能であれば，経口剤へ変更する．

処方例

- 症候性の場合：マグネゾール® 1A/20mLを5〜20分で静注
- 軽度の場合：硫酸マグネシウム5〜15g/日を内服

チェックポイント

☞ 心電図異常を認めれば，緊急治療の適応である．

6 酸塩基平衡異常

1）はじめに

酸はH$^+$を放出するもの，塩基はH$^+$を受け取るものである．

生体内では，酸塩基平衡の緩衝系によりpHは7.4前後で一定に保たれている．

▶ 酸塩基平衡の緩衝系

$$H^+ + HCO_3^- \rightleftarrows H_2CO_3 \rightleftarrows H_2O + CO_2$$

▶ Henderson–Hasselbalchの式

$$pH = 6.1 + \log[HCO_3^-/H_2CO_3]$$

酸（H$^+$）が増加すれば，緩衝系は右に傾きH$_2$CO$_3$が増加し，Henderson–Hasselbalchの式よりpHは低下する．

塩基（HCO$_3^-$）が増加すれば，Henderson–Hasselbalchの式より，pHは上昇する．

i) 定 義

塩酸基平衡の異常を表す用語として，下記のものがある．

▶ アシデミア　：pH＜7.4
▶ アルカレミア：pH＞7.4
▶ アシドーシス：pHを下げる病態
▶ アルカローシス：pHを上げる病態

ii) 動脈血液ガスと静脈血液ガスの比較

動脈血液ガスと静脈血液ガスの正常値を**表2**に示す．

pO$_2$の評価は動脈血で行う．pO$_2$の評価が不要であれば，静脈血液ガスで十分である．

表2 血液ガスの正常値

	動脈血	静脈血
pH	7.4±0.05	動脈血 −0.036
pCO_2	40±5 mmHg	動脈血 +6.0
HCO_3^-	24±2 mEq/L	動脈血 +1.5

表3 アシデミア/アルカレミアと代謝性/吸収性の判断

pH↓	アシデミア	HCO_3^-↓	pCO_2↓	代謝性アシドーシス
		HCO_3^-↑	pCO_2↑	呼吸性アシドーシス
pH↑	アルカレミア	HCO_3^-↑	pCO_2↑	代謝性アルカローシス
		HCO_3^-↓	pCO_2↓	呼吸性アルカローシス

iii) Anion Gap

$$\text{Anion Gap (AG)} = Na - (Cl + HCO_3^-) = 12 \pm 2 \, mEq/L$$

Anion Gap とは,体液中の総陽イオンと総陰イオンの差である.上記の式ではNa以外の陽イオン(K^+, Ca^{2+}, Mg^{2+}, H^+)や陰イオン(タンパク,リン酸,有機酸など)は除外されている.この陽イオンと陰イオンの差は通常12 mEq/Lである.

代謝性アシドーシスにおいて,AGが増加している場合では通常測定されない陰イオンの増加が疑われ,AGが正常であればClイオンの増加が疑われる.

2)血液ガスの読み方(表3)

① pHからアシデミアもしくはアルカレミアを判断する.
② HCO_3^- と pCO_2 から,pHの変化が主に代謝性であるか呼吸性であるかを判断する.
③ **Anion Gap(AG)を計算する**

AGの増加は,不揮発酸の蓄積を示し,代謝性アシドーシスの存在が示唆される.

表4 代償性変化の分類

	代償の範囲	代償の限界値
代謝性アシドーシス	$\Delta pCO_2 \downarrow = 1.2 \times \Delta HCO_3^- \downarrow$	pCO_2 15 mmHg
代謝性アルカローシス	$\Delta pCO_2 \uparrow = 0.7 \times \Delta HCO_3^- \uparrow$	pCO_2 60 mmHg
慢性呼吸性アシドーシス	$\Delta HCO_3^- \uparrow = 0.35 \times \Delta pCO_2 \uparrow$	HCO_3^- 42 mEq/L
急性呼吸性アシドーシス	$\Delta HCO_3^- \uparrow = 0.1 \times \Delta pCO_2 \uparrow$	
慢性呼吸性アルカローシス	$\Delta HCO_3^- \downarrow = 0.4 \times \Delta pCO_2 \downarrow$	HCO_3^- 12 mEq/L
急性呼吸性アルカローシス	$\Delta HCO_3^- \downarrow = 0.2 \times \Delta pCO_2 \downarrow$	

AGが増加していた場合,補正HCO_3^-を測定する.
- 補正$HCO_3^- = HCO_3^- + \Delta AG$ (AG増加分:AG-12)
- 補正$HCO_3^- > 26$:他の代謝性アルカローシスの合併を検索する
- 補正$HCO_3^- < 22$:他の代謝性アシドーシスの合併を検索する.

④ **代償性変化を調べる**

代償性変化による分類を**表4**に示す.

⑤ 代償範囲内で,十分な代償ができていなければ,他の病態が合併している可能性がある.

3)代謝性アシドーシス

a) 定義・症状・病態

- 第一義的にHCO_3^-が減少する病態
  - 腎/消化管からのHCO_3^-喪失
  - H^+増加によるHCO_3^-の消費
- 症状:タンパク異化亢進,骨吸収促進,小動脈の血管拡張,静脈の血管収縮,心機能低下,意識障害

b) 原 因

i) 腎臓からのHCO_3^-喪失

- 近位(I型)尿細管性アシドーシス
- 炭酸脱水酵素阻害薬(アセタゾラミド)

ii) 消化管からのHCO_3^-喪失
- 下痢
- 腸瘻
- 回腸導管

iii) H^+排泄低下
- 中等度の腎不全（eGFR 15〜30 mL/分）
- 遠位（Ⅰ型）尿細管性アシドーシス
- アルドステロン欠乏症

iv) H^+産生亢進（内因性）
- ケトアシドーシス
- 乳酸アシドーシス
- 高度腎不全（eGFR < 15 mL/分）

v) H^+増加（外因性）
- メタノール
- エチレングリコール

vi) Clイオン負荷（AGは正の値）
- 大量輸液，アミノ酸製剤投与，塩酸セベラマー投与

c）診 断
- AGの測定
- 他病態の合併の有無を確認：AG高値であれば，補正HCO_3^-を計算．適切で十分な代償が行われているか確認し，他病態の存在を鑑別する．
- 低アルブミン血症の場合，アルブミン1g/dLの低下で，AGの正常値が2.5 mEq/L低下する
- AG高値の代謝性アシドーシス：ケトアシドーシス，乳酸アシドーシス，末期腎不全

d）治療方針
- 原因の除去と原疾患の治療

▶ 炭酸水素ナトリウム投与

$$HCO_3^- 必要量(mEq) = 0.2〜0.3 \times (24 - HCO_3^-) \times BW(kg)$$

▶ 炭酸水素ナトリウム投与で補正できない末期腎不全症例では,血液(腹膜)透析を施行する

輸液時の注意事項

・アルカレミアとならないように注意する.

処方例

・炭酸水素ナトリウム末 2.0〜3.0g/日 分3 経口投与

高度のアシデミアや意識障害を伴う場合など,
・7%メイロン® (mL):HCO_3^-必要量 (mEq) ×1.2点適投与

チェックポイント

☞ AG/補正HCO_3^-を計算する
☞ 炭酸水素ナトリウムの過量でアルカレミアとならないように注意する.また,Na負荷による心不全に注意する.

4)代謝性アルカローシス
a)定義・症状・病態
▶ 第一義的にHCO_3^-が増加する病態
▶ 腎/消化管からのH^+排泄増加
▶ アルカリの過剰
▶ 症状:意識障害,テタニー

b) 原　因
- **腎からのH$^+$排泄増加**：利尿薬（サイアザイド/ループ），ステロイド，アルドステロン症，甘草，Bartter症候群，Gitelman症候群
- **消化管からのH$^+$排泄増加**：嘔吐，胃液ドレナージ，胃瘻
- **アルカリ過剰**：炭酸水素ナトリウム，大量輸血
- **有効循環血漿量減少**：近位尿細管でのHCO$_3^-$再吸収増加

c) 診　断
- 腎機能の評価，有効循環血漿量の評価
- 有効循環血漿量が低下し，尿中Clが低下していれば，消化管からのH$^+$喪失や利尿薬が原因である可能性を疑う
- 高血圧を認めなければ，Bartter症候群，Gitelman症候群を疑う
- 高血圧を認めれば，レニン/アルドステロンを測定し，さらに鑑別を進める

d) 治療方針
- 原因の除去と原疾患の治療
- K/Clの欠乏を認める場合は，その補充を行う

輸液時の注意事項

1）脱水所見を認めれば，生理食塩液を点滴投与．
2）高度の代謝性アルカローシスでは，透析液アルカリ化薬の濃度を調整して血液透析を施行．

> **処方例**
> 1）有効循環血漿量減少：生理食塩液の点滴静注，低K血症を伴う場合はKClを加える
> 2）有効循環血漿量正〜増加：
>   ・炭酸脱水酵素阻害薬（アセタゾラミド）250〜500mg/日　分1〜2　経口
>   ・スピロノラクトン　50〜100mg/日　分1〜2　経口
>   ・経口塩化アンモニウム（Clの欠乏量に応じ投与する）
>   ・Cl濃度の高いアミノ酸製剤　点滴投与（Clの欠乏量に応じ投与する）

> **チェックポイント**
> ☞ 意識障害，高度の代謝性アルカローシスでは透析液アルカリ化薬濃度を調整（低下）して血液透析を施行する．
> ☞ 過度な補正に注意する．

5）呼吸性アシドーシス

a）定義・症状・病態

換気不全によるCO_2の蓄積による．

● 症状

傾眠，頭痛，意識障害，心機能低下，肺高血圧

b）原　因

▶ **呼吸中枢の抑制**：薬剤による過鎮静，脳梗塞，脳出血，甲状腺機能低下症

▶ **換気障害**：呼吸筋の筋力低下，頸椎損傷，睡眠時無呼吸，胸部外傷，気胸，肺炎，肺気腫，気道異物，気管支

喘息

c) 診　断

▶ 慢性の呼吸性アシドーシスではHCO$_3^-$濃度が増加しており，病歴と合わせ，急性もしくは慢性の鑑別を行う

▶ 肺胞酸素分圧（PA$_{O2}$）と肺動脈酸素分圧（Pa$_{O2}$）の差を求める

$$PA_{O2}=713×吸入酸素含有率-Pa_{CO2}×1.25$$

肺胞-肺動脈酸素分圧の正常は，成人で5～15mmHg，高齢者で10～20mmHg．これ以上に乖離している場合は肺実質の障害を示し，乖離していない場合は肺実質以外の障害である．

d) 治療方針

▶ 原因の除去と原疾患の治療
▶ 人工呼吸器管理でCO$_2$の換気

輸液時の注意事項

1）炭酸水素ナトリウムは適応とならない（ただし代謝性アシドーシスの合併例では，この限りでない）．
2）急激な呼吸性アシドーシスの是正は，代謝性アルカローシスを引き起こす可能性があり注意が必要．

6）呼吸性アルカローシス

a) 定義・症状・病態

過換気によるpCO$_2$低下による．

● 症状

意識障害，頭痛，四肢末梢のしびれ，テタニー

b) 原　因

過換気症候群，敗血症，肝不全，低酸素血症，アスピリン

中毒，人工呼吸器管理，貧血，妊娠

c) 診　断

　第一にpCO_2の低下，代償変化としてHCO_3^-濃度は低下する．

d) 治療方針

　原因の除去と原疾患の治療．

　慢性の場合は，多くは治療を要しない．

輸液時の注意事項

・一般的には，治療に輸液は用いない．

7 ● 薬剤による電解質障害

種々の薬剤によりさまざまな電解質異常を生じる．

1）血清Na異常をきたす薬剤

血清Na異常は，体液量の異常と密接にかかわり，これは薬剤によるNa異常も同様である．

高Na血症をきたす薬剤としては，Na負荷増加と下剤や浸透圧利尿をきたす薬剤があげられる．

低Na血症の原因としては，利尿薬やADH不適切分泌の原因薬剤が主である．

a）高Na血症
- **Na負荷**：炭酸水素ナトリウム，高張食塩水
- **体液量減少**：下剤，マンニトール，グリセオール，リチウム，アルコール

b）低Na血症
- **Na喪失**：利尿薬（ループ，サイアザイド）
- **ADH不適切分泌**：ADH不適切分泌を起こす薬剤として，ADH作用，精神科領域，抗がん剤，他，と分類している．
  - **ADH作用**：バソプレシン，オキシトシン，デスモプレシン
  - **精神科領域**：三環系抗うつ薬，SSRI（selective serotonin reuptake inhibitor：選択的セロトニン再取り込み阻害薬），カルバマゼピン，クロルプロパミド，ハロペリドールなど
  - **抗がん剤**：ビンクリスチン，シクロホスファミド，ビンクリスチン
  - **他**：NSAIDs，テオフィリン，ACE-I，ST合剤など

2）血清K異常をきたす薬剤

高K血症は，腎臓での排泄低下をきたす薬剤が主である．特に最近多用されているACE-I/ARB，また抗アルドステロン薬による高K血症の頻度が高い．

低K血症は，K排泄を促進させる薬剤，インスリンなど細胞内移行を促進する薬剤があげられる．

a）高K血症
- **K負荷増加**：ペニシリンG，K製剤
- **レニン-アンギオテンシン系阻害**：ACE-I，ARB，NSAIDs，シクロスポリン，タクロリムス，ヘパリン
- **K保持性利尿薬**：スピロノラクトン，エプレレノン，トリアムテレン
- **細胞内から細胞外への移行**：β遮断薬，ジゴキシン，サクシニルコリン
- **尿細管Naチャンネル阻害（腎からのK排泄低下）**：メシル酸ナファモスタット，ペンタミジン，ST合剤

b）低K血症
- **K排泄増加**：利尿薬（ループ，サイアザイド），ペニシリン，アミノグリコシド，リファンピシン，シスプラチン，副腎皮質ステロイド，甘草，仁丹，緩下剤
- **細胞外から細胞内へ移行**：β刺激薬，インスリン，テオフィリン

3）血清Ca異常をきたす薬剤

高Ca血症をきたす薬剤は，ビタミンDの頻度が高い．ビタミンDの投与は高齢者の骨粗鬆症治療として頻用されている．

a）高Ca血症
ビタミンD，ビタミンA，サイアザイド，リチウム

b) 低Ca血症

ビスホスホネート，クエン酸，P製剤，抗痙攣薬，カルシトニン，Ca受容体作動薬

4) 血清P異常をきたす薬剤

a) 高P血症

ビタミンD，バソプレシン，成長ホルモン

b) 低P血症

カルシトニン，エストロゲン，インスリン，炭酸カルシウム

5) 酸塩基異常をきたす薬剤

a) 代謝性アシドーシス

- **近位尿細管性アシドーシス**（腎尿細管からのHCO_3^-喪失）：アセタゾラミドなど
- **遠位尿細管性アシドーシス**（腎尿細管でのアンモニア産生障害もしくはH^+排泄障害）：リチウム，アンホテリシンBなど
- **4型尿細管性アシドーシス**：アミロライド，トリアムテレン，シクロスポリンなど
- **低アルドステロン症**（アルドステロン低下による腎尿細管からのH^+排泄低下）：抗アルドステロン薬，ARB，ACE-I，レニン産生阻害薬，βブロッカー，NSAIDSなど
- **Cl^-負荷**：Cl含有アミノ酸製剤の過剰投与など
- **酸負荷**：塩化アンモニウムなど
- **消化管からのHCO_3^-喪失**：下剤の過量投与

b) 代謝性アルカローシス

- **腎尿細管からのH^+喪失**：フロセミド，サイアザイド，甘草，糖質コルチコイド，鉱質コルチコイドなど
- **HCO_3^-負荷**：メイロン®の過剰投与，輸血によるクエン酸負荷など

c) 呼吸性アシドーシス
  ▶ **呼吸抑制によるCO_2の蓄積**：向精神薬，睡眠薬，麻薬など
d) 呼吸性アルカローシス
  ▶ **頻呼吸によるCO_2の排出**：アスピリンの過量投与，カテコラミンなど

参考文献
1) 北岡建樹：「よくわかる輸液療法のすべて」，永井書店，2003
2) 柴垣有吾：「より理解を深める！ 体液電解質異常と輸液」，中外医学社，2007
3) 深川雅史 他：「図解 水・電解質テキスト」，文光堂，2006
4) 北岡建樹：「よくわかる酸塩基平衡」，永井書店，2007

第3章 各種病態における輸液

II. 症状・病態からみた栄養輸液の方針

1) 末梢栄養輸液

<桑原道雄>

1 末梢栄養輸液の目的

- 経口摂取が不可能な場合に，経腸栄養法あるいは静脈栄養法（parenteral nutrition：PN）が行われる．
- PNはさらに**末梢静脈栄養法**（peripheral parenteral nutrition：PPN）と**中心静脈栄養法**（total parenteral nutrition：TPN）に分けられる（表1）．
- PPNはタンパク異化亢進を防ぐために末梢静脈より15〜20kcal/kg/日のカロリーを投与するものであり，栄養状態を改善するというよりは栄養状態の維持を目的とする．

表1 末梢静脈栄養法と中心静脈栄養法の比較

	末梢静脈栄養法	中心静脈栄養法 （高カロリー輸液）
投与経路	末梢静脈	中心静脈
投与期間	短期（2週間以内）	長期
投与カロリー	中カロリー 15〜20kcal/kg/日	高カロリー 30〜50kcal/kg/日
手技	容易	難しい
管理	容易	無菌操作が必要
末梢静脈炎	あり	なし
運動制限	あり	比較的少ない
合併症	静脈炎 輸液の漏出	カテーテル感染・敗血症 高血糖

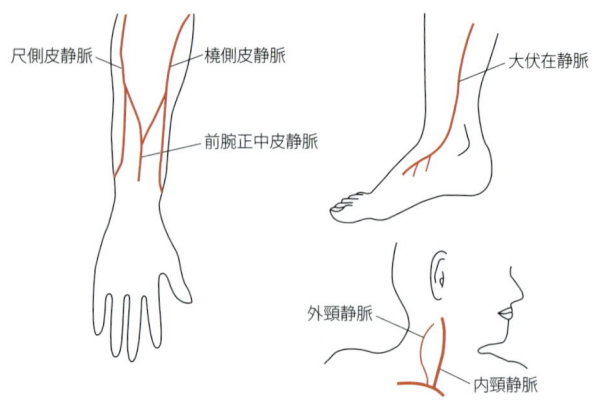

図1 末梢静脈栄養に用いられる血管

- PPNは**2週間以内程度の短期間**に限定して行われる．
- PPNに用いられる血管には以下がある（図1）．
  ▶ 最も頻用されるのは前腕の皮静脈で，前腕正中皮静脈，尺側皮静脈，橈側皮静脈などがある．手背の静脈を使用することもある．
  ▶ 下肢では大伏在静脈が一般的であるが，足背静脈も使われる．下肢は，上肢と比較して歩行しにくく血栓ができやすいのが難点である．
  ▶ 頸部の外頸静脈や内頸静脈もPPNに使用される．

輸液時の注意事項

1）栄養輸液は，より生理的とされる経腸栄養法が不可能，あるいは不十分な場合に限って行うべきである．
2）PPNはあくまでも短期間に限って行う手技である．

2 末梢栄養輸液の適応

- 適応は経口摂取が不可能で栄養状態良好な患者の栄養と体液を維持する場合である．
- 積極的な適応は経口摂取が不可能であり，かつ経腸栄養法が不可能あるいは不十分な患者である．これに該当するのは，消化器疾患の術前・術後，イレウス，重篤な腸炎，炎症性腸疾患，胃・十二指腸潰瘍の急性期，膵炎である．
- 重症感染症や菌血症で，中心静脈カテーテルが留置困難な場合は適応である．しかしPPNでは栄養状態の維持はできても改善は望めないので，2週間以上の長期わたる場合にはすみやかに他の栄養法へ移行する必要がある．
- TPNの導入や離脱の移行時もPPNの適応である．

3 末梢栄養輸液の効用

- PPNは静脈投与であるので，確実にかつ迅速に栄養を投与できる．
- PPNはTPNに比較して手技や管理が容易であるという利点がある（**表1**）．
- しかしPPNは，長期にわたると**末梢静脈炎**を起こしたり，穿刺部から輸液が皮下に漏出する危険がある．

輸液時の注意事項

血栓性静脈炎を予防するためには，以下の方法がある．
1）前腕屈曲側の太い静脈を選ぶ．
2）材質が柔らかいポリウレタンやシリコン製の細いカニューラを用いる．
3）少量のヒドロコルチゾン（5mg/L）やヘパリン（500U/

L）を混注する．
4）局部の静脈に血管拡張作用のあるニトログリセリンを塗布する．

4 ● 末梢栄養輸液の組立て方と処方

1）栄養投与量の算定

以下のような算定方法がある．
▶ 17歳以上ではHarris-Benedictの基礎消費エネルギー（BEE）予測式に基づいた方法がよく用いられる（表2）．BEEは，男女別に身長，体重，年齢から推定できる．全消

表2　栄養投与量の算定

Harris-Benedictの式を用いた基礎消費エネルギー（basal energy expenditure：BEE：kcal/日）の算定
男性　BEE＝66.47＋（13.75×W）＋（5.00×H）－（6.76×A）
女性　BEE＝655.1＋（9.56×W）＋（1.85×H）－（4.68×A）
W：体重（kg），H：身長（cm），A：年齢（歳）
全消費エネルギー（total energy expenditure：TEE）の算定
TEE＝BEE×活動係数×ストレス係数
活動係数（activity factor）：寝たきり 1.0，安静 1.2，歩行可能 1.3
ストレス係数（stress factor）：飢餓 0.7，手術 1.2〜1.8，敗血症 1.6，
発熱　37度 1.2，38度 1.4，39度 1.6，40度 1.8
熱傷　範囲　10％ごとに0.2加算（最大値2.0）
Fleischの式を用いたBEEの算定
男性　 1〜12歳　BEE＝24×BSA×（54－0.885×A）
13〜19歳　BEE＝24×BSA×［42.5－0.643×（A－13）］
20〜99歳　BEE＝24×BSA×［38－0.073×（A－20）］
女性　 1〜10歳　BEE＝24×BSA×（54－1.045×A）
11〜19歳　BEE＝24×BSA×［42.5－0.778×（A－11）］
20〜99歳　BEE＝24×BSA×［35.5－0.064×（A－13）］
A：年齢（歳），成人BSA＝$W^{0.425} \times H^{0.725} \times 71.84$，
小児BSA＝$W^{0.5378} \times H^{0.3964} \times 242.65$

費エネルギー（TEE）は，BEEに食事誘発性熱産生（diet induced thermogenesis：DIT）と身体活動消費エネルギー（activity energy expenditure：AEE）を加えた総和になる．しかしAEEの測定は事実上困難であることから，簡易的にTEEはBEEに活動係数（activity factor）とストレス係数（stress factor）を乗じて計算される（表2）．

▶ Fleischの計算式は体表面積（body surface area, BSA）を考慮したもので，1～99歳で用いられる（表2）．
▶ 間接熱量計で実際に測定した安静時消費エネルギー（resting energy expenditure：REE）をもとに算定する．
▶ 便宜的に25～30 kcal/kgとして算定する．

2）輸液の成分

末梢静脈からの輸液であるため，浸透圧やpHなどの制限から栄養成分の濃度も限られる．水・電解質以外の成分は以下のとおりである．

a）糖

▶ 主としてブドウ糖を投与するが，**濃度は12.5％が限度で**ある．
▶ ブドウ糖代謝はインスリン依存性であるため，術前後などストレスによって耐糖能が低下している状態では，ブドウ糖利用が障害される．
▶ ブドウ糖の利用障害がある場合は，果糖（フルクトース），マルトース，キシリトールを投与してもよい．
▶ しかしブドウ糖以外の糖は，利用率が低い，尿中排泄が多い，乳酸アシドーシスを起こす危険がある，などの問題点を有する．

b）アミノ酸

▶ 侵襲時にはタンパク異化が亢進しているため，タンパク

質合成に必要なアミノ酸の供給が不足すると，主に骨格筋タンパク質が分解されてタンパク質合成に必要なアミノ酸が供給される．
- ▶ タンパク異化亢進を防ぐため，**必須アミノ酸50〜60％，非必須アミノ酸40〜50％**で構成されるアミノ酸製剤を投与する．
- ▶ 窒素バランスを改善するためには，分岐鎖アミノ酸（ロイシン，イソロイシン，バリン）を多めに投与する．特にロイシンは骨格筋のエネルギー基質となるので重要である．
- ▶ アミノ酸は十分なエネルギーとともに投与されないと，タンパク質合成に利用されずにエネルギー源として利用されてしまい，尿素産生が増加する．

c）脂　肪
- ▶ 脂肪は必須脂肪酸の補給とエネルギー源として投与される．
- ▶ 脂肪のカロリーは9kcal/gと糖質の4kcal/gの2倍以上で，しかも相対的CO_2産生量が少なく，効率のよいエネルギー源である．
- ▶ しかし脂肪製剤投与による肝障害，呼吸障害，脂質異常症，血栓形成などの副作用が報告されている．

d）ビタミン
- ▶ 短期間を前提とするPPNで欠乏する可能性があるのは**ビタミンB_1**である．
- ▶ ビタミンB_1（チアミン）は糖代謝に必要であるが，体内貯蔵量は少ない．欠乏するとWernicke脳症，末梢神経炎，代謝性アシドーシスの原因となりうる．

e）微量元素
- ▶ 短期間で欠乏する可能性があるのはZnのみである．

3）組立て方

末梢静脈栄養の組立ての際は以下の点を考慮する．

a）投与エネルギーの算定

総エネルギー投与量を上記に従って算定する．

b）アミノ酸（タンパク）投与量の設定

栄養の維持に必要なアミノ酸は **0.7〜0.9 g/kg/日**である．

c）脂肪投与量の設定

脂肪製剤は総エネルギーの **20〜35％**とする．

d）糖（炭水化物）投与量の設定

残りのエネルギーを糖によって投与する．

4）処　方

- 上記に示した組立て方で輸液処方をすることが可能である．
- 市販のPPN用輸液製剤を用いると，処方は簡単に行うことができる．
- PPN用輸液製剤には，**糖・アミノ酸加電解質液**（表3），**糖・アミノ酸・ビタミンB_1加電解質液**（表4）があり，これらに**脂肪乳剤**（表5）を組合わせて輸液処方とする．
- PPNの処方例を表6にあげた．

輸液時の注意事項

1）Harris-BenedictのBEE予測式は欧米人用であるため，日本人にあてはめるとやや高値となり，熱量過剰となる可能性がある．
2）輸液量は50 mL/kg/日以内とし，過剰にならないようにする．
3）脂肪乳剤は安全のため，0.1 g/kg/時以下の速度で投与する．

表3 末梢静脈栄養用の糖・アミノ酸加電解質液製剤

製品名		アミノフリード®	プラスアミノ®	アミカリック®	マックアミン®
会社名		大塚	大塚	テルモ−田辺三菱	日本製薬
総熱量 (kcal/L)		420	409	410	246
糖質	グルコース (%)	7.5	7.5	7.5	−
	グリセリン (%)	−	−	−	3.0
	非タンパク熱量 (kcal)	300	300	300	130
	非タンパク熱/N比	64	71	70	28
アミノ酸	遊離アミノ酸 (%)	30.0	27.2	27.5	29.4
	BCAA/TAA (%)	30	29	31	23.2
	E/N比	1.44	3.11	1.38	0.91
	総窒素量 (g/L)	4.71	4.20	4.28	4.60
電解質	Na^+ (mEq/L)	35	34	30	35
	K^+ (mEq/L)	20	−	25	24
	Ca^{2+} (mEq/L)	5	−	−	3
	Mg^{2+} (mEq/L)	5	−	3	5
	Cl^- (mEq/L)	35	34	50	41
	$Acetate^-$ (mEq/L)	13	−	−	47
	$Lactate^-$ (mEq/L)	20	−	40	−
	$Gluconate^-$ (mEq/L)	5	−	−	−
	SO_4^{2-} (mEq/L)	5	−	−	−
	P (mmol/L)	10	−	1.5	4
	Zn (μmol/L)	5	−	−	−
浸透圧比		3	3	3	2.5〜2.7
pH		6.7	4.6	4.6〜5.6	6.2〜7.2

BCAA：branch amino acid, 分枝鎖アミノ酸, TAA：total amino acid, 総アミノ酸

表4 末梢静脈栄養の糖・アミノ酸・ビタミンB_1加電解質製剤

製品名		ビーフリード®	アミノグランド®	パレセーフ®
会社名		大塚	テルモ–田辺三菱	味の素ファルマ
総熱量 (kcal/L)		420	420	420
糖質	グルコース (%)	7.5	7.5	7.5
	非タンパク熱量 (kcal)	300	300	300
	非蛋白熱/N比	64	64	64
アミノ酸	遊離アミノ酸 (%)	30	30	30
	BCAA/TAA (%)	30	30	30
	E/N比	1.44	1.44	1.44
	総窒素量 (g/L)	4.7	4.7	4.7
塩酸チアミン	(ビタミンB_1) (mg)	1.92	1	2
電解質	Na^+ (mEq/L)	35	35	35
	K^+ (mEq/L)	20	20	20
	Ca^{2+} (mEq/L)	5	5	5
	Mg^{2+} (mEq/L)	5	5	5
	Cl^- (mEq/L)	35	35	35
	$Acetate^-$ (mEq/L)	16	16	16
	$Lactate^-$ (mEq/L)	20	20	20
	$Citrate^{3-}$ (mEq/L)	6	6	6
	SO_4^{2-} (mEq/L)	5	5	5
	P (mmol/L)	10	10	10
	Zn (μmol/L)	5	5	5
浸透圧比		3	3	3
pH		6.7	6.7	6.7

表5 脂肪乳剤

製品名	イントラファット®		イントラリポス®		イントラリピッド®	
会社名	日本製薬-武田		大塚		フレゼニウス-テルモ	
濃度（%）	10%	20%	10%	20%	10%	20%
総熱量（kcal/L）	1100	2000	1100	2000	1100	2000
脂肪酸組成(mol%)						
パルミチン酸	12.5	11	12.5	11.7	8.5	8.5
パルミトレイン酸			tr	tr		
ステアリン酸	4.8	4.1	5	4.5	3	3
オレイン酸	22.1	23	23.7	23.5	25	25
リノール酸	52.3	55.5	51	52.6	55	55
リノレン酸	8.2	6.3	7.1	7.4	8	8
アラキドン酸	tr	tr	tr	tr	tr	tr
その他	—	—	0.6	0.4	0.5	0.5
浸透圧比	1	1	1	1	1	1
pH	6.5〜8.5	6.5〜8.5	6.5〜8.5	6.5〜8.5	6.5〜8.5	6.5〜8.5

tr：極微量検出

表6 処方例

例1	ビーフリード®またはアミノグランド®またはパレセーフ®を2,000mL（840kcal）＋20％イントラリポス®50mL×4（400kcal）を側管より1本3時間以上かけて輸液を行うと1日あたり，ブドウ糖150g，アミノ酸60g，脂肪40g，総輸液量2,200mL，総熱量1,240kcalとなる．
例2	例1の糖・アミノ酸加電解質製剤は，アミノフリード®またはプラスアミノ®またはアミカリック®またはマックアミン®としてもよい．同様に，例1の脂肪乳剤は20％イントラリポス®50mLではなく，他のイントラリポス製剤またはイントラファット®またはイントラリピッド®でもよい． 例1と総輸液量や総熱量が若干異なるものの，同等の効果が期待できる．

> **チェックポイント**
> - 末梢栄養輸液の基本的な組立て方を理解することが重要である.
> - 実際には,糖・アミノ酸加電解質液と脂肪乳剤を組合わせると簡単に処方することが可能である.

参考文献

1) ASPEN Board of Directors and Task Force on Parenteral Nutrition Standardization : ASPEN statement on parenteral nutrition standardization. J. Parenter. Enteral. Nutr., 31 : 441-448, 2007
2) ASPEN Board of Directors and the Clinical Guidelines Task Force : Guidelines for the use of parenteral and enteral nutrition in adult and pediatric patients. J. Parenter. Enteral. Nutr., 26 (1 Suppl) : 1SA-138SA, 2002

第3章 各種病態における輸液

II. 症状・病態からみた栄養輸液の方針

2）高カロリー輸液

＜中里優一＞

1 ● 輸液の目的

　経口または経腸栄養で適切な量の栄養を長期間（1～2週以上）摂取できない場合に，栄養不良の改善または予防により疾病からの回復を促進することを期待して行う．

2 ● 輸液の効用

　食欲や腸管機能に依存せずに栄養を確実に補給できることが最大の利点である．しかし，腸管栄養に比べて非生理的であり，合併症の発生も多い．また，栄養状態の指標を改善させるが，死亡率・入院期間などの臨床指標の改善について有効性を示すエビデンスは少ない．さらに，消化管手術前の高カロリー輸液で手術合併症がわずかに減る傾向がみられる一方，化学療法・放射線療法を受けている担がん患者ではむしろ合併症が増加するとの報告がある[1]．

　高カロリー輸液治療は，個々の患者での利益とリスクを勘案して決めるべきである．

3 ● 組立て方と処方

1) 熱　量

　標準的処方量を**表1**に示す．状態の安定している入院患者での必要熱量はおおよそ25kcal/kgと言われている．患者の

カロリー消費は高ストレス下で増加するため、従来はこれに見合う高カロリー投与が勧められていた．しかし近年、過剰投与の問題点が明らかとなり、以前より投与熱量は少なくなってきている．特に重症急性期患者においては、むしろ投与量を抑えた方が安全とされる（20kcal/kg程度）．

熱量の大部分はブドウ糖により与えられ、その濃度は輸液開始時10%、その後15 → 20%と2～3日かけて増やしていく．

2）脂肪乳剤

末梢静脈栄養ではカロリー補充を目的として脂肪乳剤を投与総熱量の30%程度使用することがあるが、中心静脈栄養では必須脂肪酸補充が主目的となり、脂肪乳剤による熱量は全体の5%程度となることが多い．

脂肪乳剤は高カロリー輸液に混ぜての使用も可能であるが、乳化状態変化の懸念・フィルター径調整の必要性（0.22μではなく1.2μを使用）・カテーテル閉塞の危険性から、単独で末梢静脈から投与する方が無難であろう．

投与速度は脂肪塞栓などの防止のために1.0kcal/kg/時以下

表1 標準的処方量

水分		2,000mL＋過剰な水分喪失−経口摂取量
熱量		25kcal/kg 標準体重
アミノ酸		0.8～1.5g/kg 標準体重
脂肪乳剤		10%、100mLを週に3～6本
電解質	Na	60～150mEq
	K	60～100mEq
	Mg	8～24mEq
	Ca	5～15mEq
	P	800～1,200mg
各種ビタミン，微量元素		

が望ましい．

急性期，高中性脂肪血症，高度肥満，肝不全では投与をひかえる．

3）アミノ酸

タンパク質/アミノ酸の必要量は状態の安定している患者で0.8～1.0g/kg，異化亢進時は1.5～2.0g/kgとされている．中心静脈栄養では，10～12％のアミノ酸液を高カロリー輸液基本液に混合するか，アミノ酸の含まれたキット製剤を使用する．腎不全患者には必須アミノ酸を多く含む腎不全用アミノ酸製剤（ネオアミユー®，キドミン®）が用いられ，肝障害患者では，肝性脳症発症時などに分枝鎖アミノ酸を多く含み，芳香族アミノ酸を減量した肝性脳症用アミノ酸製剤（アミノレバン®，モリヘパミン®）が使用される．

4）ビタミン剤，微量元素

高カロリー輸液用の総合ビタミン剤を必ず併用する．特にビタミンB_1は，その欠乏により重篤な**乳酸アシドーシス，Wernicke脳症**が起きるため，補給が必須である．製剤によりビタミンKを含むもの，不含のものがあり，患者により選択する．

長期間の静脈栄養では原則として微量元素製剤（エレメンミック®，ミネラリン®）により鉄，マンガン，亜鉛，銅，ヨウ素を補給する．ただし，胆道閉塞があるとマンガン，銅が過剰になる可能性がある．

5）高カロリー輸液キット製剤

糖・電解質を含む高カロリー輸液基本液にアミノ酸を加えたもの，さらにビタミンを加えたものも市販されている．成分が使用症例に問題なければ調製時の汚染の危険が少ない点で有利と思われる．いずれも1号，2号など糖濃度の異なるものが用意されている．

4 適応

　可能であれば経口あるいは経腸栄養を選択するのが原則で，長期間経腸栄養が不可能な場合が高カロリー輸液の適応となる．短期間の高カロリー輸液が予後を改善させる成績は少なく，また従来から適応とされていた重症急性膵炎や広範囲熱傷においても，実施可能であればむしろ早期からの経腸栄養が優れていることが示されている．

　高カロリー輸液の適応は①栄養療法の利益がリスクを上回り，②経腸栄養が禁忌であるか，あるいは試みたものの経腸栄養では十分な栄養補給ができなかった場合，に限られてきたと言える．また，表2に示すように，腸管機能不全のために生命維持に必要な場合は絶対適応であり，その他の場合は，

表2　高カロリー輸液の適応

① 腸管の障害のため経腸栄養が長期間不可能な状態（絶対適応）
・短腸症候群
・長期間の腸閉塞
・腸管虚血
② 静脈栄養が考慮される状態
・大量の腸液瘻
・持続性の嘔吐
・上部消化管出血
・強い腹痛，下痢
・広範囲熱傷
・重症膵炎
・大手術
③ 静脈栄養が適切でない状態
・消化管機能が保たれている
・栄養摂取低下が短期間
・実施に伴う危険性が効果を上回る
・著しい高血糖，高中性脂肪血症，高度の電解質浸透圧異常

栄養状態，経腸栄養困難と見込まれる期間，多臓器障害の存在などを考慮して決定する．

最近まとめられた重症患者への栄養治療ガイドライン[2]の静脈栄養に関連する部分の抜粋を**表3**に示す．

処方例

＜一般用＞
- アミノトリパ2号® 1,800 mL ＋オーツカMV®注 1V（1,640 kcal）
- フルカリック2号® 2,006 mL（1,640 kcal）

＜腎不全用＞
- ハイカリックRF® 750 mL ＋ネオアミユー® 400 mL ＋マルタミン注® 1V（1,500 kcal）

＊上記に適宜，インスリン，脂肪乳剤，微量元素製剤などを加える．いずれも中心静脈への24時間持続投与が原則．

＊腎不全用ハイカリックRF®は通常の基本液より糖濃度が高く，**NaCl含量が少なく，KとPを含んでいない**．これらについては必要により補完する（**表4**）．

輸液時の注意事項

1) 高カロリー輸液では，カテーテル留置に伴う物理的合併症，代謝合併症，感染合併症が少なからず認められる（**表5**）．これに対する注意と対策を怠らない．
2) 糖尿病患者などでみられる高血糖については，例えばブドウ糖10 gあたりレギュラーインスリン1単位添加とスライディングスケールの併用などにより，血糖を180 mg/dL以下に保つ．調節困難な場合には一時的に糖質投与量

を減らすことも考慮する.
3) 高カロリー輸液開始時には注意深い患者観察と頻回の血

表3 重症患者への栄養補助治療ガイドライン

- 静脈栄養より経腸栄養を優先させる.
- 経腸栄養が可能で循環動態が安定していれば,入院24〜48時間以内に経腸栄養を開始する.
- 入院前は栄養状態が良好であったが,入院7日後でも経腸栄養が不可能な場合,静脈栄養を考慮する.
- 入院時すでに栄養障害が存在し,かつ経腸栄養が不可能であれば静脈栄養を考慮する.
- 大手術を予定している患者に栄養障害があり,周術期に経腸栄養が不可能と予想される場合は,手術5〜7日前から静脈栄養を開始し,術後も継続する.
- 大手術直後に静脈栄養を開始すべきではなく,術後5〜7日目まで開始を遅らせる.
- 経腸栄養を開始して7〜10日後になお十分な栄養が与えられない場合には,静脈栄養の併用を考慮する.

(文献2より引用)

表4 輸液剤の成分

輸液製剤	アミノトリパ2号® 1,800 mL	フルカリック2号® 2,006 mL	ハイカリックRF® 750 mL
アミノ酸	含	含	ネオアミュー 400 mL
ビタミン製剤	オーツカMV®注1V	含	マルタミン注1V
熱量 (kcal)	1,640	1,640	1,500
Na (mEq)	70	100	38.3
K (mEq)	54	60	0
Ca (mEq)	10	17	4.5
P (mg)	372	500	0
Mg (mEq)	10	20	4.5
総アミノ酸 (g)	60	60	24.4
目的	一般用	一般用	腎不全用

表5 高カロリー輸液の合併症と対策

① カテーテル留置に伴う合併症（気胸，動脈穿刺，胸管損傷など）
② 高血糖，高中性脂肪血症 → インスリン併用
③ 乳酸アシドーシス，Wernicke脳症 → ビタミンB_1大量投与
④ 感染症（敗血症，出口部感染）→ 無菌環境での液調製，インラインフィルター使用
⑤ 静脈血栓 → カテーテル技法
⑥ 長期での合併症：肝機能障害，胆汁うっ滞，胆泥，骨量低下 → 経腸栄養の併用
⑦ Refeeding症候群：心不全，不整脈，電解質異常（低P，低K血症）など

液検査が必要である．また，長期間の治療では，常に経腸栄養（併用）の可能性に留意する．

チェックポイント

- 漫然と高カロリー輸液を行わず，その必要性を確認する．
- 合併症のリスクを常に考える．
- 低用量より開始し，徐々に目標投与量に近づける．諸検査値の変動に注意する．
- 血糖を積極的にコントロールする．
- ビタミン剤投与を必ず行う．

参考文献・参考図書

1) AGA Clinical Practice and Practice Economics Committee : AGA technical review on parenteral nutrition. Gastroenterology, 121 : 970–1001, 2001
2) SCCM & ASPEN : Guidelines for the provision and assessment of nutrition support therapy in the adult critically ill patients. J. Parenter Enteral Nutr., 33 : 277–316, 2009

第4章

主要疾患における輸液の使い方

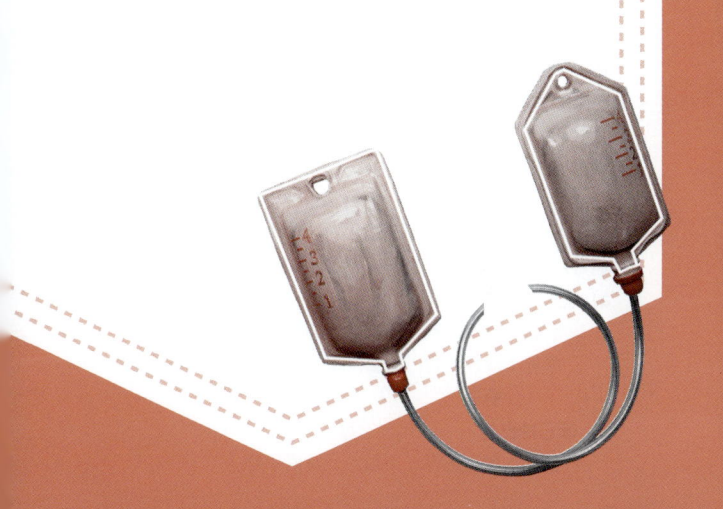

第4章 主要疾患における輸液の使い方

1）循環器疾患（心不全）

<＜藤野鉄平＞

1 症状・病態

1）急性心不全の症状，所見

呼吸困難は急性心不全の最もありふれた症状であるが，心臓ポンプ機能障害部位が左心室か右心室かによって，特徴的な症状・所見が異なる．左心室の機能が低下した場合には肺うっ血と低心拍出量による呼吸困難や息切れが主体となるが，右心室の機能が低下した場合には，浮腫や肝腫大，頸静脈怒張などのうっ血症状が主体となる．しかし，右心不全の主症状である浮腫や消化器症状は他臓器疾患でもみられるため，心不全の診断が遅れることもある．

また，右心不全症状を認める急性心不全は急性左心不全とは治療法が異なるため，右心不全の診断は重要である．しかしながら臨床の場においては，左心不全と右心不全が重複することも多く，厳密には区別が困難である．両者が合併する場合には左心不全の治療を優先する．

a）左心不全
- 症状：呼吸困難，息切れ，頻呼吸，起坐呼吸
- 所見：湿性ラ音，喘鳴，ピンク状泡沫痰，Ⅲ音やⅣ音の聴取

b）低心拍出量
- 症状：意識障害，不穏，全身倦怠感

- 所見：冷汗，四肢チアノーゼ，低血圧，乏尿，身の置き所がない様相
- **c）右心不全**
  - 症状：右季肋部痛，食思不振，腹満感，心窩部不快感，易疲労感
  - 所見：肝腫大，肝胆道系酵素の上昇，頸静脈の怒張，右心不全が高度な場合は肺うっ血所見が乏しい

2）病態と重症度分類

a）病態

急性心不全の定義とは「心臓に器質的および／あるいは機能的異常が生じて急速に心ポンプ機能の代償機転が破綻し，心室充満圧の上昇や主要臓器への灌流不全をきたし，それに基づく症状や徴候が急性に出現した状態」である．つまり，その病態は心拍出量の低下と左室拡張期末期圧上昇による肺うっ血が主体となる．

急性心不全治療ガイドラインにおいては，急性心不全の病型を6つの病態に分類している（**表1**）．

心不全の診断においては，左心不全，右心不全，収縮不全，拡張不全という要素に分けて考えると理解しやすい．

i）右室不全と左室不全

左心室は高い圧を発生可能であるが，拡張期コンプライアンスがきわめて低く，容積が増えすぎたとき（容量負荷）に機能不全となりやすい．逆に右心室では，体静脈の血管床は左心系である肺静脈の約10倍であるため，容積が増えても十分対応可能であるが，圧負荷によって機能不全になりやすい．

ii）収縮不全と拡張不全

急性心筋梗塞や急性心筋炎に伴う急性心不全では多くの場合，左室の収縮不全をきたしている．一方，高血圧性心疾患

や肥大型心筋症に頻脈性心房細動が合併した急性心不全では左室収縮能は保たれており，拡張不全による心不全と考えられる．

正常および拡張不全，収縮不全の左室圧-容積ループを模式的（図1）に示す．

収縮不全では，左室収縮末期圧-容積関係（end-systolic pressure-volume relation：ESPVR）の勾配（E_{max}）が低下し，収縮期末期容積が増大する．それに伴い代償的に前負荷を上げて心拍出量を維持しようとするので，拡張末期容積が増大し，結果的に拡張末期圧も上昇する．

拡張不全では，左室拡張末期圧-容積関係（end-diastolic pressure-volume relation：EDPVR）が左上方へ移動し，拡

表1 急性心不全の分類

① 急性非代償性心不全
心不全の徴候や症状が軽度で，②③④の診断基準を満たさない．新規発症または慢性心不全の急性増悪の場合がある．
② 高血圧性心不全
高血圧を原因として，心不全の徴候や症状を伴う．多くは胸部X線写真で肺うっ血・肺水腫を認める．
③ 急性肺水腫
呼吸困難や起坐呼吸を認め，湿性ラ音を聴取する．X線写真では肺水腫を認め，治療前の酸素飽和度は90％未満であることが多い．
④ 心原性ショック
心ポンプ失調により末梢および全身の主要臓器の循環が著しく障害され，組織低灌流に続発する重篤な病態である．
⑤ 高拍出性心不全
通常は甲状腺中毒，貧血，シャント疾患，脚気心，Paget病，医原性などを基礎疾患とする．心拍出量増加に心拍数上昇を伴い，末梢は暖かく，肺うっ血を認める．
⑥ 急性右心不全
頸静脈圧上昇，肝腫大を伴った低血圧，低心拍出量症候群を呈している．

張末期圧が上昇する．いずれの病態においても，1回拍出量の減少を代償しようとすれば左室拡張末期圧が上昇するため，肺うっ血・肺水腫を容易に招くことになる．

b）重症度分類

心不全一般に汎用される重症度分類として，New York Heart Association心機能分類（NYHA分類：**表2**）があるが，急性心不全の場合多くはⅢ度あるいはⅣ度である．心筋梗塞に伴う重症度分類としてKillip分類（**表3**）があるが，末梢組織の代謝量は種々の病態や状態によって変化するため，心機能の低下だけでは心不全の重症度は決まらない．

3）血行動態所見に基づく評価

血行動態からみた重症度分類としてForrester分類（**図2**）が提唱されている．Forrester分類においては，重症度分類と

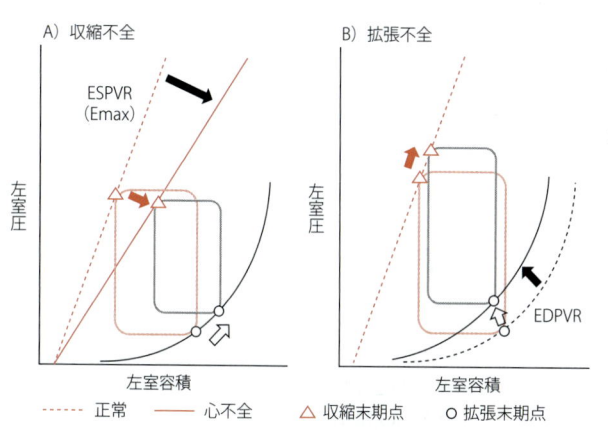

図1 左室圧−容積関係からみた収縮不全と拡張不全

表2 New York Heart Association 心機能分類

クラスⅠ	心疾患はあるが身体活動に制限はない 日常的な身体活動では著しい疲労，動悸，呼吸困難あるいは狭心痛を生じない
クラスⅡ	軽度の身体活動の制限がある．安静時には無症状 日常的な身体活動では疲労，動悸，呼吸困難あるいは狭心痛を生じる
クラスⅢ	高度な身体活動の制限がある．安静時には無症状 日常的な身体活動以下の労作で疲労，動悸，呼吸困難あるいは狭心痛を生じる
クラスⅣ	心疾患のため，いかなる身体活動も制限される 心不全症状，狭心痛が安静時にも存在する．わずかな労作でも症状が増強

表3 Killip分類

クラスⅠ	心不全兆候なし
クラスⅡ	全肺野の50％未満のラ音
クラスⅢ	全肺野の50％以上のラ音
クラスⅣ	心原性ショック

同時に治療方針の決定ができるので，急性心不全の治療を考えるうえで有用と思われる．

Forrester Ⅰ型では血行動態を急激に変化させる薬剤を使用すべきではない．Forrester Ⅱ型では，肺毛細血管圧が上昇して肺うっ血や肺水腫がみられることがあるが，心拍出量は保たれている症例であり，利尿薬および血管拡張薬としての亜硝酸製剤を中心とした治療となる．Forrester Ⅲ型の場合はむしろ輸液が有効であり，心拍出量増加が期待できる．しかし症例によっては，輸液を行っても末梢循環不全が改善されず，Ⅳ型に移行する．Forrester Ⅳ型では，利尿薬，血管拡張薬に加えて，ドブタミンなど心筋収縮力増強薬が有効である．

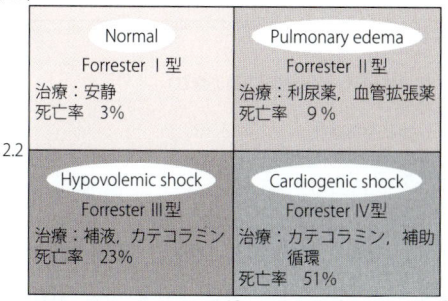

```
心係数
(L/分/m²)
```

Normal Forrester I型 治療：安静 死亡率 3%	**Pulmonary edema** Forrester II型 治療：利尿薬，血管拡張薬 死亡率 9%
Hypovolemic shock Forrester III型 治療：補液，カテコラミン 死亡率 23%	**Cardiogenic shock** Forrester IV型 治療：カテコラミン，補助循環 死亡率 51%

2.2 ─────── 18 ─────── 肺動脈楔入圧 (mmHg)

図2　Forrester分類

2　原　因

急性心不全の原因を**表4**に示す．

基礎疾患としては，冠動脈疾患，心筋疾患，弁膜症，その他に大きく分けられる．また心不全の誘因には，過労，感染，貧血，精神的ストレス，内服薬の中断，不整脈などがある．

1）冠動脈疾患

心電図から冠動脈疾患が疑われる場合には緊急冠動脈造影を考慮する．冠動脈疾患かどうか診断が確定できない場合には，血液検査により白血球やCK-MB（creatine kinase MB：クレアチンキナーゼMB），トロポニンTまたはIの経時的変化を追っていくことで確定診断が可能となることもある．また，心エコーにて局所的な壁運動低下が認められた場合には，心筋障害が強く疑われる．

表4 急性心不全の原因

左心不全
虚血性心疾患
特発性および二次性心筋症
大動脈弁,僧帽弁疾患(感染性新内膜炎含む)
高血圧性心疾患
頻脈性および徐脈性不整脈
心筋症
心タンポナーデ
先天性心疾患
体液貯留(補液過剰,腎不全)
心筋収縮抑制薬の服用(抗不整脈薬,β遮断薬,Ca拮抗薬など)
薬剤誘発心筋障害(抗がん剤など)
高心拍出状態(甲状腺機能亢進症,貧血,肝硬変,妊娠,動静脈シャント,Paget病など)

右心不全
右室梗塞
肺塞栓症
不整脈源性右室心筋症
三尖弁肺動脈弁疾患
シャント疾患
一次性および二次性肺高血圧症

2) 心筋疾患

左室が拡大し,壁運動が低下している場合には診断は容易である.しかし,急性心不全を呈していても左室の拡大はなく,収縮能も保たれている場合があり,その場合には拡張不全を疑う.

3) 弁膜症

逆流性所見はカラードプラ法により描出され,狭窄所見もドプラ法による圧較差より診断できる.

4) 拡張不全

収縮能が正常であるにもかかわらず心不全をきたす症例が

あり，これらは拡張機能が低下した拡張不全に分類することができる．拡張不全は高齢の女性に多く，高血圧，虚血性心疾患，糖尿病などを合併するものが多いが，成因については詳細不明である．また，拡張不全の原因として頻度は高くないが特記すべきものに収縮性心膜炎，アミロイドーシス，ヘモクロマトーシスなどがある．

5）その他

不整脈のみで急性重症心不全が起こることは少ないが，心機能が低下している症例に頻脈や徐脈が併発すると，容易に心不全が出現しうる．

高拍出性心不全においては，甲状腺機能亢進症や貧血などの基礎疾患が原因であり，原因検索を行うことは急性心不全の治療においてきわめて重要である．特に甲状腺機能亢進症の場合には心房細動を併発していることがある．

3 診　断

● 急性心不全の診断

a）診断基準

急性心不全の診断は，Framingham 診断基準（**表5**）によって行われる．その臨床病態は，慢性心不全が急激に悪化した場合，心筋梗塞，心筋炎，高度房室ブロック，心タンポナーデなどの疾患により急性心不全が出現する場合，などに分けられる．

b）基礎疾患・原因の検索

急性心不全の初期治療において，基礎疾患や原因の検索は治療方針の決定に不可欠であり重要である．素早く問診と身体所見をとりながら12誘導心電図を行い，致死的不整脈と急性心筋梗塞を的確に診断する．

表5 Framingham診断基準

I．大基準
発作性夜間呼吸困難あるいは起坐呼吸
頸静脈怒張
肺野ラ音
心拡大
急性肺水腫
III音ギャロップ
静脈圧＞16cmH$_2$O
循環時間＞25秒
肝頸静脈逆流
II．小基準
下腿浮腫，夜間咳，労作時呼吸困難
肝腫大
胸水貯留
肺活量の50％以上の低下
頻脈（脈拍数＞120/分）
III．大基準あるいは小基準
治療に対する5日間で4.5kg以上の体重増加
利尿薬使用…大基準　それ以外…小基準

※ 診断には大基準2項目，大基準1項目＋小基準2項目を要する．

　また，心エコー検査により壁運動や弁膜症のチェック，前負荷と後負荷，心拍出量低下，右心不全を評価して薬物療法を選択する．三尖弁逆流のピーク血流速度を連続波ドプラ法で計測し，簡易ベルヌーイ式（$\Delta P = 4V^2$）を用いて右室-右房圧較差を求め，これに右房圧を加えることにより肺動脈収縮期圧を推定することができる．この値が高ければ心不全の可能性が高いと判断できるだけでなく，治療効果を経時的に追跡することが可能である．

4 治療方針

　急性心不全では入院治療が原則であり，自覚症状の軽減，低

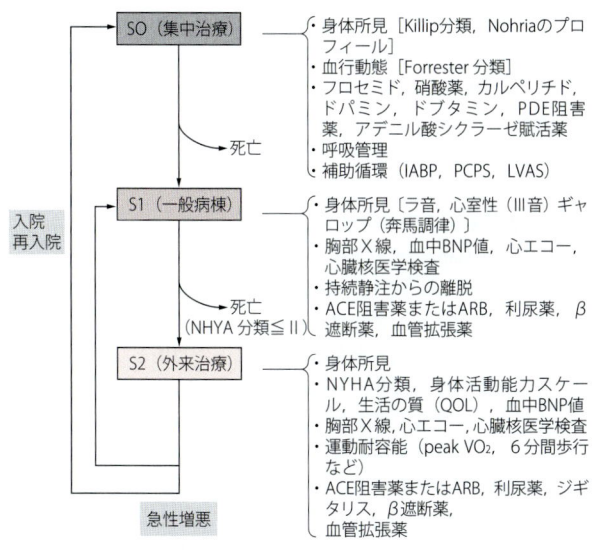

```
┌─────────────────┐
│ S0（集中治療） │──・身体所見［Killip分類，Nohriaのプロ
└─────────────────┘   フィール］
    │  ▲             ・血行動態［Forrester分類］
    │  │             ・フロセミド，硝酸薬，カルペリチド，
    │  │死亡           ドパミン，ドブタミン，PDE阻害
    ▼  │              薬，アデニル酸シクラーゼ賦活薬
                     ・呼吸管理
                     ・補助循環（IABP，PCPS，LVAS）
┌─────────────────┐
│ S1（一般病棟） │──・身体所見〔ラ音，心室性（Ⅲ音）ギャ
└─────────────────┘   ロップ（奔馬調律）〕
    │  ▲             ・胸部X線，血中BNP値，心エコー，
    │  │              心臓核医学検査
    │  │死亡         ・持続静注からの離脱
    ▼  │(NHYA分類≦Ⅱ)・ACE阻害薬またはARB，利尿薬，β
                       遮断薬，血管拡張薬
┌─────────────────┐
│ S2（外来治療） │──・身体所見
└─────────────────┘   ・NYHA分類，身体活動能力スケー
                       ル，生活の質（QOL），血中BNP値
                     ・胸部X線，心エコー，心臓核医学検査
                     ・運動耐容能（peak VO₂，6分間歩行
                       など）
                     ・ACE阻害薬またはARB，利尿薬，ジギ
                       タリス，β遮断薬，
                       血管拡張薬
```

入院再入院（左側）／急性増悪（下）

図3　急性心不全治療のフローチャート

　酸素血症の改善，血行動態・循環不全の改善と安定化が急務である．

　初期治療にあたっては，心不全の病態と重症度を分析し，まず特異的な治療を必要とする疾患を判別していく．

1）急性心不全の治療と重症度評価

a）治療の流れ

　急性心不全治療のフローチャートを**図3**に示す．

　急性心不全，もしくは慢性難治性心不全症例は，鼻カニューレやフェイスマスクによる酸素投与を開始するとともに，ま

ず末梢静脈路（18Gの以上の留置針で）を確保し，開始液または維持液を用いて輸液の投与を開始する．次にステージ0〔S0 (CCU, ICU)〕に収容して，Killip分類，心エコー検査，動脈血液ガス分析，さらに，必要な場合にはSwan-Ganzカテーテル法による血行動態などにより，重症度評価と治療選択を検討する．

b）血行動態のモニタリング

i）Swan-Ganzカテーテル

Swan-Ganzカテーテルによる観血的循環動態モニター下では，肺動脈圧と心拍出量を連続的に測定可能であり，血行動態に応じた心不全治療を選択することが可能となるが，侵襲的手技が必要であり，入院直後などの超急性期は起坐呼吸・不穏などで挿入不可能なことも少なくない．Swan-Ganzカテーテル挿入は全例に施行すべきではなく，そのため症例ごとに適応基準を考慮する必要がある．**(表6)**

ii）Nohriaのプロフィール

血行動態データがない場合にその循環動態を推測する方法として，Nohriaらはプロフィールから4つのサブセットに分類し（**図4**），治療方針の決定に利用することを提案している．この分類はうっ血の有無と組織灌流の十分さを示す身体所見に基づいてベッドサイドで分類可能であり，Forrester分類によく相関していることから病態を迅速に把握する手助けとなり，急性心不全の治療方針のトリアージに用いることができる．ただし，過去の報告[4]において身体所見のみでは肺動脈楔入圧に対しては感受性が低く，dry/wetの分類の信頼性に問題があることが指摘されており，このことから身体所見だけから血行動態を正確に把握することは困難であるといえる．その場合には心エコーなどで左室拡張末期圧や肺動脈楔入圧，血

表6 心不全におけるSwan-Ganzカテーテルの適応

クラスⅠ, レベルC
- 適切な輸液にすみやかに反応しない心原性ショックの原因検索のために
- 適切な治療手段に反応しない,または低血圧がショック/ニアショックを合併する肺水腫の原因検索のために
- 肺水腫が心原性か非心原性かが不確かな場合,それを解決する診断法として

クラスⅡ, レベルC
- 通常の治療に反応しない心不全患者において,血管内容量,心室充満圧,全体的心機能を評価するために
- 非代償性の慢性肺疾患の患者における全体的な心血行動態の評価,または左心不全の除外のために
- 急性心不全において新たに発生した収縮期雑音の原因,臨床的・血行動態的意義を検討する診断法として

クラスⅢ, レベルC
- 心不全の評価,診断,治療に対するルーチンのアプローチとして

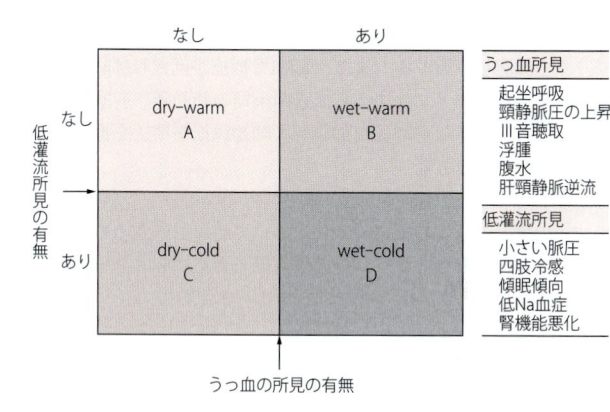

	なし	あり	
低灌流所見の有無 なし	dry-warm A	wet-warm B	**うっ血所見** 起坐呼吸 頸静脈圧の上昇 Ⅲ音聴取 浮腫 腹水 肝頸静脈逆流
低灌流所見の有無 あり	dry-cold C	wet-cold D	**低灌流所見** 小さい脈圧 四肢冷感 傾眠傾向 低Na血症 腎機能悪化

うっ血の所見の有無

図4 Nohriaのプロフィール

表7 血管内容量負荷状態の目安

① 体重増加
② 胸部X線写真：肺うっ血所見
③ 頸静脈怒張
④ 心エコー：下大静脈径≧15mmで呼吸性変動が50％以下
⑤ 肺動脈楔入圧≧18mmHg
⑥ 中心静脈圧≧10〜12mmHg

管内容量（表7）を推定することにより，総合的な判断が可能になる．

iii) 心エコー

心エコーにより左房圧や左室拡張末期圧を推定する方法はいくつかあり，心不全の診断・評価には必須といえる．僧帽弁狭窄症が存在しなければ左室拡張末期圧は左房圧にほぼ等しく，さらに左房圧は肺動脈楔入圧で代用され，肺動脈楔入圧は肺動脈拡張期圧で代用される．これらを利用し，心エコーで心機能を評価する．また，肺血管抵抗が低ければ肺動脈弁逆流の連続波ドプラ法から拡張期末期の肺動脈—右室圧較差を求め，これに右房圧を加算して肺動脈拡張期圧を推定することが可能である．

いずれにせよ心不全の治療においては血行動態のモニタリングの値のみではなく，経時的評価とともに心エコー検査や身体所見などから総合的に判断するべきである．

2) 治療方針

a) 急性肺水腫

循環血液量の増加が主体である場合には高度な浮腫を認め，血圧も比較的保たれていることが多く，概念的にはForresterⅡ型に相当すると考えられる．

肺うっ血が主体の血行動態では硝酸薬や利尿薬が第一選択となる．血管拡張作用と利尿作用の両者を併せ持つカルペリチドが有効である．肺うっ血のみならず心拍出量の低下を伴う場合には，ミルリノン，オルプリノンなどのPDE阻害薬やアデニル酸シクラーゼ賦活薬（コルホルシンダロパート）が奏効する．

しかしながら，血行動態改善効果に優れるミルリノンは，必ずしも入院期間の短縮や予後の改善をもたらすわけではないため，血圧低下症例（収縮期血圧90mmHg未満）や心拍出量低下症例などにはドパミン・ドブタミンやノルエピネフリンの点滴静注の併用が必要である．

b）心原性ショック

急性心筋梗塞で心原性ショックに陥っている症例には，10～15％は体内の水分不足が加わってショック状態になっている例が少なからず含まれているので注意する．その他に右室梗塞，心タンポナーデ，肺血栓塞栓症なども体液喪失のカテゴリーに分類される．

初期輸液として細胞外液類似液（生理食塩水，乳酸加リンゲルなど）の急速輸液を開始する（肺動脈楔入圧14～18mmHgを目標）．ドパミンを15～20μg/kg/分以上でもショックから離脱できない場合にはドブタミンやノルエピネフリン投与や多剤併用療法，IABP（intraaortic balloon pump：大動脈内バルーンポンプ）を含めた補助循環の適応と判断する．

また，原因疾患が急性心筋梗塞の場合には，緊急冠動脈造影と冠動脈インターベンションを考慮するべきである．

初期の低血圧状態が回避されれば，細胞外液類似液から維持輸液薬の少量投与に変更する．

c）急性右心不全

　急性右心不全によるショックの場合は右室充満圧，すなわち右室拡張末期圧が上昇し，左室充満圧である肺動脈楔入圧と等しいか高値を示す．つまり左室前負荷の指標として左房圧を示す肺動脈楔入圧は低値となり，心係数も低値となるため，この場合にはForrester Ⅲ型に分類される．そのため，治療は左室前負荷を増やすことが基本となるため積極的な輸液を行う必要がある．重症の右心不全の場合は人工膠質液（デキストラン製剤）やアルブミン製剤，ドブタミンを併用することもある．

3）薬物療法

　主な静注心不全治療薬の前負荷と心拍出量との関係に対する効果を図5に示す．

　一般に静注心不全治療薬は，強心作用か血管拡張作用のいずれかまたは両者を有しており，この2つの作用のバランスによりその特性が決まっている．

　PDE阻害薬はカテコラミンと血管拡張薬の中間的な効果を示すので，Forrester Ⅱ型の重症例やForrester Ⅳ型で比較的血圧が保たれている症例に適している（表8）．わが国のガイドラインでは硝酸薬，PDE阻害薬，カテコラミンの間に優先順位はつけられていない．PDE阻害薬が最も適している病態は，急性心不全または慢性心不全の急性増悪で，血管内容量負荷サインが認められ，血圧が保たれている場合であると考えられる．脱水がある場合や血圧が低い場合には，輸液または最初からカテコラミンの適応となる．

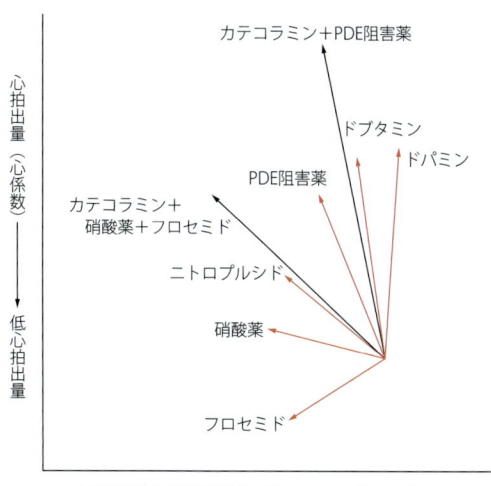

図5　静注心不全治療薬の血行動態効果

5 ● 輸液の注意点（表9）

1）水分・Naの制限

心不全の状態では，心拍出量の急激な低下が腎虚血を招き，水分・Naの排泄低下が起こっている．また神経体液性因子（レニン，アルドステロンなど）の活性化により腎尿細管でのNa再吸収が亢進されるため，水分とNaの制限を行う必要がある．

2）Kの投与

利尿薬投与により低K血症となることが多い．低K血症により致死性不整脈を惹起しやすくなるため，Kの補充が必要

表8 静注PDE阻害薬の適応

① 左室機能低下に血管内容量過多が加わった心不全
・陳旧性心筋梗塞，拡張型心筋症，逆流性弁膜症などに感染，飲水過多などによる容量負荷が加わり発症した急性心不全または慢性心不全の急性増悪

② 拡張期心不全
・基礎に左室肥大があり，心房細動による頻脈や無症候性心筋虚血が加わり発症した急性心不全または慢性心不全の急性増悪

③ β受容体を介さない強心効果
・カテコラミン依存性の重症心不全やβ遮断薬治療中の心不全の急性増悪など

【好適応】
収縮期血圧90～100mmHg以上で，肺うっ血・血管内容量負荷所見のある心不全（Forrester II型の重症例，Forrester IV型）

【不適応】
低血圧，脱水，血小板低下（10万/mm³以下）
重篤な頻脈性不整脈，高度腎機能低下（血清クレアチニン2.5～3.0mg/dL以上）

【禁忌】
肥大型閉塞性心筋症（HOCM），妊婦

表9 急性心不全の治療輸液

	Forrester分類				
	II	III	III～IV	IV	IV（心原性ショック）
CI	正常	低下	低下	低下	低下
PCWP	上昇	低下	正常/上昇	上昇	上昇
SBP mmHg	-	-	＞90	＞90	＞90
治療	利尿薬 低血圧の場合は昇圧薬	輸液	血管拡張薬 必要に応じて輸液	血管拡張薬（NP, NTG） 利尿薬 強心薬（DOB, PDEI）	輸液 強心薬（DOB, DOA, NA），利尿薬

になる．

　1日必要量40mEq/日で開始して，血清K値が4.0mEq/L未満のときには増量する．血清Kを1mEq/L上昇させるためには100〜200mEqのKが必要である．

　また，点滴による投与速度は20mEq/時以下とする．ただし腎機能障害のある症例においては，高K血症とならないように投与量を減らす必要性がある．

3）尿量の維持

　腎機能により必要な尿量の目標は異なってくるが，時間尿量40mL以上，1日尿量1,000mL以上が望ましく，最低でも1日尿量が500mLを割らないよう尿量の確保が必要である．一方，急激な除水による脱水を招かれないためにも，1日の除水目標は体重で−1.0〜1.5kg程度までとする．不感蒸泄や代謝水を考慮すると，バランスは1日−500〜1,000mL程度を目標にする．

　1日の維持輸液の目安としては，尿量（体重×0.7〜1.0mL/時）＋不感蒸泄（体重×15mL）＋便（体重×2mL）−代謝水（体重×5mL）＝（体重×1.2〜1.5mL/時）となる．脱水所見もなく，予想される尿量が得られなければ利尿薬を用いる．利尿薬投与により腎機能が悪化した場合にはドパミン少量投与（5μg/kg/分以下）や限外濾過も考慮する．

処方例

＜Nohria分類warm-dry/Forrester Ⅰ型：代償性左室収縮機能低下＞

- ソルデム3® 500mL 1.2〜1.5mL/kg/時

＜Nohria分類warm-wet/Forrester Ⅱ型：肺うっ血を伴う左室不全＞

- ソルデム3® 500mL 1.0〜1.2mL/kg/時
- ニトログリセリン（ミリスロール®）0.1〜2μg/kg/分
- 硝酸イソソルビド（ニトロール®）1.5〜8μg/kg/分
- カルペリチド（ハンプ®）0.0125〜0.05μg/kg/分
- フロセミド（ラシックス®）10〜20mg 静注，適宜

＊利尿が不十分な場合

- 塩酸ドパミン（イノバン®，プレドパ®）1〜5μg/kg/分

＜Nohria分類cold-dry/Forrester Ⅲ型：乏血性ショック＞

- ソルデム3® 500mL 1.2〜1.5mL/kg/時
- 生理食塩液 500mL 100〜200mL/15〜20分
- 乳酸リンゲル液（ラクテック®）500mL 100〜200mL/15〜20分

＊効果が不十分あるは肺うっ血がある場合

- 塩酸ドブタミン（ドブポン®，ドブトレックス®）2〜10μg/kg/分
- ミルリノン（ミルリーラ®）（50μg/kgを10分間で静注，引き続き0.25〜0.75μg/kg/分
- オルプリノン（コアテック®）（10μg/kgを5分で静注，引き続き0.1〜0.3μg/kg/分

＜Nohria分類cold-wet/Forrester Ⅳ型：高度左室収縮不全，心原性ショック＞

① 左室容量負荷サインが認められない場合
  - 生理食塩液 500mL 100〜200mL/15〜20分
  - 乳酸リンゲル液（ラクテック®）500mL 100〜200mL/15〜20分

② 収縮期血圧が90 mmHg程度以上に保たれている
- 塩酸ドブタミン（ドブポン®，ドブトレックス®）2〜10 μg/kg/分
- ミルリノン（ミルリーラ®）（50 μg/kgを10分間で静注，引き続き0.25〜0.75 μg/kg/分
- オルプリノン（コアテック®）（10 μg/kgを5分で静注，引き続き0.1〜0.3 μg/kg/分

③ 収縮期血圧が70〜90 mmHgの場合は下記薬剤を使用あるいは併用する
- 塩酸ドパミン（イノバン®，プレドパ®）5〜15 μg/kg/分
- 塩酸ドブタミン（ドブポン®，ドブトレックス®）2〜10 μg/kg/分

＊効果が不十分ならば
- ノルエピネフリン（ノルアドレナリン® 1 mL＝1 mg）0.03〜0.3 μg/kg/分
- ミルリノン（ミルリーラ®）（50 μg/kgを10分間で静注，引き続き0.25〜0.75 μg/kg/分
- オルプリノン（コアテック®）（10 μg/kgを5分で静注，引き続き0.1〜0.3 μg/kg/分

④ 収縮期血圧が60 mmHg以下の場合
- 塩酸ドパミン（イノバン®，プレドパ®）5〜15 μg/kg/分

＊効果が不十分ならば
- ノルエピネフリン（ノルアドレナリン® 0.03〜0.3 μg/kg/分
- 塩酸ドブタミン（ドブポン®，ドブトレックス®）2〜10 μg/kg/分

⑤ **血圧が安定した段階で肺うっ血がある場合**
 ・ニトログリセリン(ミリスロール®)0.2〜2 μg/kg/分
 ・硝酸イソソルビド(ニトロール®)0.2〜8 μg/kg/分
⑥ **肺うっ血があり時間尿が1mL/kg/分以下**
 ・フロセミド(ラシックス®)10〜20mg静注,適宜

輸液時の注意事項

1) Forrester Ⅲ型やⅣ型の重症心不全おいては,漠然と輸液を投与せずにSwan-Ganzカテーテルのデータを参考に輸液速度を変更・決定する.
2) β遮断薬を投与している症例ではカテコラミンの効果が制限されるため,PDE Ⅲ阻害薬が有効である.
3) 貧血の治療は心血管疾患の発症や予後を改善する可能性があるので,心不全に合併した貧血は積極的に治療すべきである.ヘモグロビン10g/dL以下,ヘマトクリット30%以下の場合は治療が必要である.

チェックポイント

☞ カテコラミンを大量に用いてもなお血行動態が改善しない難治性症例では,早急にIABPやPCPSなどの機械的な補助循環を導入するべきである.
☞ 症状,身体所見といった初期診療において心不全をすみやかに診断・評価することが治療を行ううえで最も重要である.

1) 日本循環器学会：急性心不全治療ガイドライン（2006年改訂版）．「循環器病の診断と治療に関するガイドライン（2004-2005年度合同研究班報告）」．Circ. J., 1-67, 2006
2) 「新・心臓病診療プラクティス．心不全に挑む・患者にを救う」（筒井裕之 他 編），文光堂，2005
3) Nieminen, M. S. et al. : Executive summary of the guidelines on the diagnosis and treatment of acute heart failure. European Heart Journal, 26 : 384-416, 2005
4) Stevenson, L. W. : The limited reliability of physical signs for estimating hemodynamics in chronic heart failure. JAMA, 261（6）: 884-888, 1989

第4章 主要疾患における輸液の使い方

2）腎疾患（腎不全）

＜井上秀樹，冨田公夫＞

1 ● 症状・病態

　急速な腎機能低下によって体液の恒常性を維持できない状態を急性腎不全といい，最近では急性腎傷害（acute kidney injury：AKI）という言葉でも表現される．急性腎不全は1日単位で，急速進行性糸球体腎炎は数週～数カ月単位で腎障害が進行し，腎障害の進行が緩徐な場合は慢性腎臓病（chronic kidney disease：CKD）として扱われるが，慢性の経過をとる場合でも急性増悪することがある．

　急性腎不全や慢性腎臓病の急性増悪は可逆的なことが多く，迅速に診断，治療をすすめることが求められる．そのためには病態，特に体液量の過不足を評価し，腎機能をふまえたうえで輸液管理を行っていく必要がある．

　また，糸球体濾過率（glomerular filtration rate：GFR）30mL/分/1.73m^{2}未満の腎不全期の患者では，尿の濃縮力が低下しているために容易に脱水になりやすく，一方で尿の希釈力も低下しているために容易に溢水になりやすい．そのため輸液を行う際は十分に注意しなければならない（図1）．

2 ● 原　因

　急性腎不全は発症原因により①**腎前性**，②**腎性**，③**腎後性**に分類されるが，腎後性は5％未満と頻度としては少ない．一

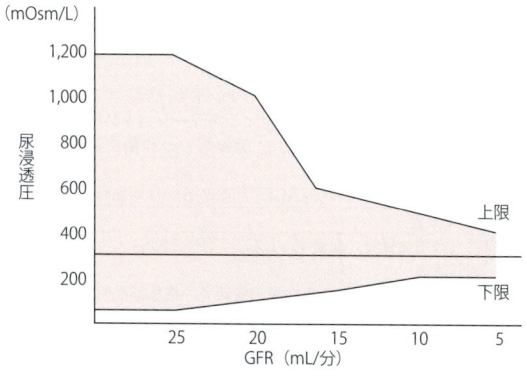

図1 GFR低下に伴う尿浸透圧調節力の変化
文献1より引用

方，慢性腎臓病の急性増悪時も原因は急性腎不全と同様に分類すると理解しやすい（**表1**）．

臨床の場では血清クレアチニン値で腎機能を予想する場合が少なくない．高齢者や体の小さな女性は筋肉量が少ないために，血清クレアチニン値も低くなることから腎機能を過大評価しやすい．特に造影剤検査を行う際は注意すべきである．

また，動脈硬化が強いと予想される患者にARBやACE-Iを開始あるいは増量する場合は，急速に腎障害が進行することがあるので注意すべきである．これは，全身の動脈硬化に伴って両側性に腎動脈狭窄が生じた場合，その遠位にあたる輸入細動脈の血流低下に対して輸出細動脈を収縮させることで糸球体濾過を維持しようというメカニズムが働いているが，そこにARBやACE-Iを投与すると輸出細動脈が拡張するため，糸球体濾過が急激に低下してしまうためである．CKD患者で

表1 急性腎不全,慢性腎臓病の急性増悪の原因

① 腎前性:腎血流量低下
・循環血漿量の減少(出血,脱水,手術,熱傷)
・心拍出量の低下(心筋梗塞,心不全,心タンポナーデ)
・血圧低下(敗血症性ショック,アナフィラキシーショック)
・腎血管収縮による腎虚血(NSAIDs,造影剤,α作動性薬剤,カルシニューリン阻害薬など)
・糸球体濾過の急激な低下(ARB/ACE-I開始あるいは増量時)
② 腎性:腎実質障害
・糸球体障害(糸球体腎炎,血管炎,DIC,TTP,HUS)
・尿細管・間質障害
a) 虚血(腎前性虚血による急性尿細管壊死,横紋筋融解症)
b) 急性間質性腎炎(薬剤,感染症など)
c) 直接的な尿細管障害(抗生物質,造影剤,NSAIDsなど)
d) 尿細管閉塞(骨髄腫,腫瘍崩壊症候群,横紋筋融解症など)
・腎血管性疾患(アテローム性プラーク,血管炎,コレステロール塞栓症)
③ 腎後性:尿路の閉塞
・上部尿路閉塞(後腹膜線維症など)
・下部尿路閉塞(前立腺肥大症,腫瘍,結石,神経因性膀胱)

は動脈硬化が進行していることも多いことから,ARBやACE-Iを使用する場合は少量から開始し,慎重に増量すべきである.また,大動脈カテーテル検査後に起こるコレステロール塞栓症にも注意すべきである.

3 診 断

1) 体液量の過不足を評価

　まずは**体液量の過不足がないかを評価する**ことが重要である.(**表2**).なるべく多くの身体所見や検査データを集めて,総合的に判断する習慣を身につけたい.

　輸液療法中も定期的に体液量評価を行い,輸液が十分か,逆に輸液によって状態を増悪させていないか確認する.体重,

表2 脱水，溢水のときの身体所見，検査所見

	脱 水	溢 水
身体所見	皮膚ツルゴール低下（前胸部），口渇，口腔粘膜の乾燥，急激な体重減少，頸静脈の虚脱（臥位）	湿性ラ音聴取 頸静脈の怒張（坐位）
循環モニタリング	頻脈，血圧低下，起立性低血圧 中心静脈圧低下（＜5cmH₂O）	脈波増大 中心静脈圧上昇（＞15cmH₂O）
エコー検査	下大静脈の虚脱	下大静脈径≧20mm 呼吸性変動なし
胸部X線写真	心陰影縮小	バタフライシャドー 著明な心拡大
血液・尿検査	血液濃縮（Hct，TP，Alb上昇） 血液BUN/Cr＞20 尿比重＞1.020 尿浸透圧＞500mOsm/kgH₂O 尿Na・Cl低下 FE_{Na}・FE_{UN}低下	血液希釈 ANP，BNPの上昇 注）BUN，Crも希釈される

尿量，血圧や脈拍数の変化には特に注意したい．

体重は食事や排便によって変化するため，影響を避けるために朝食前などの決められた時間に測定するとよい．また尿量も排便時の取りこぼしや排尿時間のずれにより不正確になる場合がある．正確に尿量を評価したい場合は尿道カテーテルを挿入すべきである．

2）エコー検査と随時尿（スポット尿）採取の重要性

過去の病歴が不明であればエコー検査を行う．腎臓が両側ともに萎縮していれば慢性的な腎障害である．ただし，糖尿病性腎症，アミロイド腎では腎不全期でも腎臓のサイズが保たれていることを頭に入れておく．

急性腎不全の原因を鑑別するうえでもエコー検査は非常に有用である．腎後性急性腎不全の場合は両側腎盂拡大に伴う

水腎症を呈している．尿路閉塞の原因解明を急ぐべきである．

腎後性が否定されても下大静脈を観察し，大きさや呼吸性変動の有無を確認することで腎前性か腎性かを鑑別することができる．下大静脈径は右房入口部より約1cm足側の位置で測定する．

急性腎不全における腎性と腎前性の鑑別や電解質異常の原因検索，脱水の評価に**随時尿（スポット尿）のチェックもきわめて重要**である．輸液や利尿薬の投与などを開始する前に必ず随時尿を採取する．

3）体液量（循環血漿量）低下時の随時尿検査

腎前性急性腎不全と急性尿細管壊死（腎性急性腎不全）の鑑別では以前から随時尿検査が有用とされてきたが，これは慢性腎不全期における脱水の有無を評価する際にも使用できる（**表3**）．

教科書的には，尿Na濃度や尿Cl濃度は脱水の評価において有用とされているが，これらは尿量の影響を受けやすいということを覚えておく必要がある．尿Na＜20mEq/Lであっ

表3 随時尿を用いた急性腎不全の鑑別

	腎前性急性腎不全	急性尿細管壊死
尿比重	＞1.020	
尿沈渣	正常	多数の顆粒，尿細管上皮円柱
尿浸透圧	≧500mOsm/kgH$_2$O	≦350mOsm/kgH$_2$O
尿Na, Cl	＜20mEq/L	＞40mEq/L
FE$_{Na}$[※1]	＜1％	＞2％
FE$_{UN}$[※2]	＜35％	＞35％

慢性腎不全期の脱水評価にも有用

※1 FE$_{Na}$＝（尿中Na濃度／血清Na濃度）÷（尿中Cr濃度／血清Cr濃度）
※2 FE$_{UN}$＝（尿中UN濃度／BUN）÷（尿中Cr濃度／血清Cr濃度）

ても多尿であれば，尿Na排泄は多くなり脱水とは限らず，逆に尿Na＞40mEq/Lであっても乏尿であれば，尿Na排泄は低下するため脱水（腎前性）が示唆される．

また，脱水による代謝性アルカローシスがある場合は，HCO_3^-の尿排泄が亢進しNa^+も一緒に排泄されるため，影響を受けない尿Cl濃度で評価すべきである．一方，下痢による代謝性アシドーシスがある場合は，NH_4^+の尿排泄が亢進しCl^-も一緒に排泄されるため，尿Na濃度で評価すべきである．

FE_{Na}は尿量の影響を受けないが，評価の際にGFRを考慮する必要がある．GFRが正常な人は脱水でない場合もFE_{Na}＜1％となる．FE_{Na}はGFRが低下すると上昇するので，腎不全期になって初めてFE_{Na}＜1％で脱水（腎前性）となる．また，重炭酸塩や利尿薬を投与しているときは尿Na排泄が増加するため，FE_{Na}は参考にならない．

利尿薬投与中も尿UN濃度は影響を受けないため，**脱水（腎前性）の評価にFE_{UN}は有用である**．循環血漿量が低下すると髄質内層集合尿細管における尿素の再吸収が亢進し，水の再吸収を促すためFE_{UN}が低下する．

4 治療方針

1）乏尿かどうかの判断と尿量の確保が重要（図2）

輸液の種類や量を決めていく際に，まずは尿量を把握し，乏尿（1日尿量＜400mL）かどうかを判断したい．**尿量が時間あたり20mL未満であれば乏尿**と判断する．

乏尿であれば体液量（循環血漿量）に応じて対応が変わる．

a）乏尿で循環血漿量の低下があるとき

循環血漿量が低下していれば，循環血漿量の改善と血圧（腎還流圧）の維持に努める．

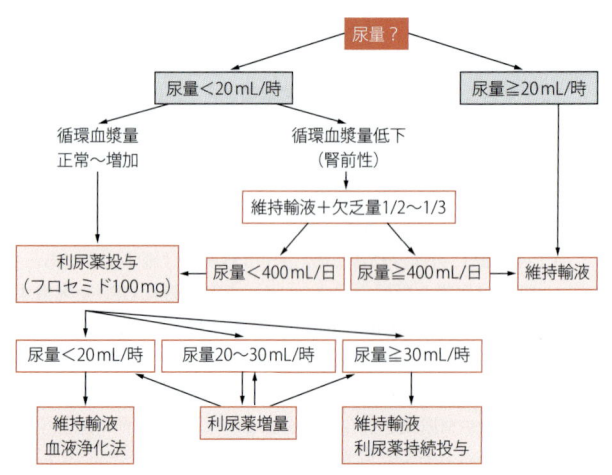

```
                          ┌─────┐
                          │尿量？│
                          └──┬──┘
                ┌────────────┴────────────┐
         ┌──────────────┐          ┌──────────────┐
         │尿量＜20mL/時 │          │尿量≧20mL/時 │
         └──────┬───────┘          └──────────────┘
       ┌───────┴────────┐
   循環血漿量          循環血漿量低下
   正常〜増加           （腎前性）
                    ┌──────────────────┐
                    │維持輸液＋欠乏量1/2〜1/3│
                    └─────────┬────────┘
   ┌──────────┐  ┌──────────────┐ ┌──────────────┐ ┌──────┐
   │利尿薬投与│←│尿量＜400mL/日│ │尿量≧400mL/日│→│維持輸液│
   │(フロセミド100mg)│└──────────────┘ └──────────────┘ └──────┘
   └────┬─────┘
  ┌─────┼─────┐
┌──────────┐┌──────────┐┌──────────┐
│尿量＜20mL/時││尿量20〜30mL/時││尿量≧30mL/時│
└────┬─────┘└────┬─────┘└────┬─────┘
┌──────────┐┌──────────┐┌──────────┐
│維持輸液  ││利尿薬増量││維持輸液  │
│血液浄化法││          ││利尿薬持続投与│
└──────────┘└──────────┘└──────────┘
```

※長期にわたり経口摂取ができない場合は栄養輸液を検討

図2 腎不全期における輸液のすすめ方

　　循環血漿量の低下に対しては，維持輸液に欠乏量を足して輸液を行う．ショックなどの重症時でなければ，一般的には2〜3日かけて補正することが望ましいとされ，**欠乏量に安全係数として1/2〜1/3を掛けた量**を投与する．

　　体重の減少量が欠乏量の推定に役立つこともあるが，ネフローゼ症候群や敗血症では有効循環血漿量が低下しており，体重の変化が参考にならないこともある．欠乏量が不明な場合は生理食塩液1Lを4時間かけて輸液し，反応をみる．

b）乏尿でも循環血漿量の低下がない場合

　　乏尿でも循環血漿量の低下がない場合や輸液をしても見合った尿量が得られない場合は，利尿薬のフロセミドを100mg静

脈内投与し，尿量が2倍に増加もしくは30mL/時以上にならなければ腎実質障害が高度であると判断し，血液浄化療法を検討する．尿量に反応があればフロセミドのボーラス頻回投与か持続投与（10～20mg/時）を行う．

左心不全の合併が疑われる場合は心房性Na利尿ペプチドを併用してもよい．

2）輸液の種類と投与量について

腎不全期で輸液を開始する場合，低K血症（＜3.0mEq/L）でなければ1号液もしくは1/2生理食塩液などのKフリーの輸液を投与する．ショックを呈する場合は生理食塩液を使用する．低K血症がある場合は1日30～40mEq程度のKを補充する．

細胞外液を補充する目的で乳酸リンゲル液や酢酸リンゲル液も使用可能であるが，腎機能低下が懸念される場合はKフリーの方がよい．またショックや肝不全がある場合は乳酸が蓄積するおそれがあるため，乳酸リンゲル液は使用しにくい．

循環血漿量が正常であれば，輸液量は維持輸液を基本とする．発熱，嘔吐，下痢，ドレーンからの排液があれば追加する．また，**腎からの有効な溶質排泄には最低400～500mL/日の尿量が必要である**ため，絶飲食でも約1,200～1,500mL/日程度の輸液量は必要である．

1日輸液量＝尿量＋[不感蒸泄800mL（15mL/kg）＋
　　　　　　便中水分量200mL－代謝水300mL（5mL/kg）]－
　　　　　　経口摂取量（飲水・食事）

腎性急性腎不全の回復期や腎後性に伴う長期の尿路閉塞が解除された後は多尿をきたしやすい．これは尿細管障害が残存しているからである．この場合，脱水がなければ尿量より

やや少なめ（尿量の約80％）の量を輸液する．また，電解質異常（低K，低Ca，低P，低Mgなど）も出現しやすいため注意が必要である．

3）栄養輸液について（図3）

長期にわたり経口摂取ができない場合は栄養輸液に移行する．可能であれば経腸栄養がよいが，急性腎不全や慢性腎不全期の急性増悪時は厳密な水分バランスを必要とするため，経静脈栄養が中心となることが多い．

ブドウ糖濃度が高い輸液を末梢静脈から投与すると血栓性静脈炎を起こすため，中心静脈を選択する．このとき鎖骨下静脈からのアプローチは避ける．これは将来血液透析に移行しブラッドアクセスを作成する際に鎖骨下静脈の狭窄，閉塞に伴うシャント不全が懸念されるためである．

必要エネルギー量は基礎疾患によって異なるが，通常は25～30kcal/kg/日程度で，重症感染症合併時は30～35kcal/kg/日となる．高血糖のリスクがあるため開始後数日

```
必要エネルギー量
25～30kcal/kg/日

ブドウ糖    アミノ酸    脂肪
70～80%    10～20%    10%

窒素カロリー比
300～500
```

+

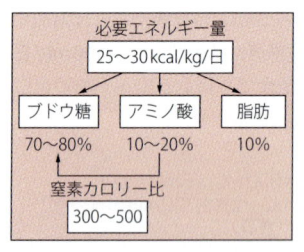

```
Na  40～60mEq/L
K   0～40mEq/日
総合ビタミン剤（隔日）
微量元素（連日～2日ごと）
```

※ 輸血量を減らすために50％～70％ブドウ糖を使用する．
※ 腎不全アミノ酸製剤（キドミン®やネオアミユー®）を使用する．
※ 脂肪は20％脂肪製剤100mLを週2回投与する．

図3　腎不全期の栄養輸液について

の投与カロリーは必要量の1/3〜1/2程度とし，徐々に増やしていく．

腎不全の場合はタンパク異化（分解）が起きやすく，過剰な窒素投与によって血中尿素も増大するため，窒素カロリー比（窒素1gに対する非アミノ酸総カロリー量）を通常よりも高い300〜500に設定する．

腎不全用アミノ酸製剤（キドミン®，ネオアミユー®）は分岐鎖アミノ酸を多く含むうえに必須アミノ酸の比率も高い．分岐鎖アミノ酸は末梢筋組織でエネルギー源として利用されやすいため，タンパク異化が抑制されるだけでなく，肝でのタンパク合成を促進するといわれている．

脂肪は糖やアミノ酸に比べてエネルギー効率がよく等浸透圧であるため，単独で末梢静脈からも投与可能である．一方，高カロリー輸液と一緒に投与すると脂肪滴が大きくなり脂肪塞栓のリスクもあることから，高カロリー輸液とは別ルートからの投与が望ましい．また，脂肪乳剤は肝障害や敗血症時は慎重投与とされ，血栓症があれば禁忌である．

水溶性ビタミンや微量元素の補充も必要である．脂溶性ビタミンは蓄積しやすく，ほとんどの総合ビタミン剤に含まれるビタミンAは過剰となりやすいため隔日投与とする．

微量元素は連日〜数日ごとの投与とする．エレメンミック®にはFe，Mn，Zn，Cu，Iが含まれる．慢性炎症性疾患でFe過剰状態になっているときは使用する際に注意が必要である．

腎不全用の高カロリー輸液製剤であるハイカリックRF®は必要最少量のNa，Ca，Mg，Zn，Cl，乳酸を含んでおり，K，Pは含まれていない．

自分で輸液メニューを作成する場合は，Na濃度は40〜60mEq/L程度，K濃度は維持輸液と同様にKフリーとし，血

清K 3.0mEq/L以下となったら1日40mEq程度を補充する．

P濃度も1.5mEq/L未満となる前に補充を検討するが，コンクライトP®にはKも含まれているので注意する．なお，脂肪乳剤にも多量のPが入っているためP補充目的にも使用できる．

4）透析療法中の経静脈栄養における注意点

血液維持透析で透析膜孔径を大きくしたハイパフォーマンス膜を使用する場合は，アルブミンやアミノ酸の喪失が懸念される．CHDF（continuous hemodiafiltration：持続的血液透析濾過療法）やHF（hemofiltration：血液濾過）でもアミノ酸の喪失を無視できない．そのため，十分なカロリーを投与しながら必須アミノ酸の投与を増やす必要があり，血液維持透析中では通常窒素カロリー比300程度を目指すが，喪失分を考慮してキドミン®やネオアミユー®を100～200mL追加投与してもよい．

腹膜透析でもタンパク，アミノ酸の喪失は多く，同様に腎不全用アミノ酸製剤を追加投与してよいが，非アミノ酸総カロリー量については透析液からのブドウ糖吸収を考慮して減量する必要がある．

処方例

＜腎不全期の高カロリー輸液＞

- 50％ブドウ糖 700mL＋キドミン® 400mL＋10％NaCl 40mL＋KCL 20mL（適宜）
  または，
  コンクライトPK® 20mL（適宜）＋ネオアミン・マルチV® 1A（隔日）＋エレメンミック® 1A（連

日〜週3回)
以上の投与で非アミノ酸投与カロリー1,400，窒素カロリー比 350（キドミン®中のN 1g/dL）となる．

・別ルートから20％イントラリポス® 100mL（週2回）

輸液時の注意事項

1）輸液を開始する前に随時尿を必ず採取し，病態の解明や体液量の評価に役立てる．
2）いったん輸液を開始したら体重，尿量，バイタルサインを連日チェックして，輸液が適切かどうかを確認する．随時尿の評価も忘れずに．
3）腎からの有効な溶質排泄に必要な400mL/日以上の尿量を確保するように努める．
4）腎不全期の高カロリー輸液では，電解質補充やアミノ酸の選択にも注意する．

チェックポイント

- 腎疾患患者を診る際には，病態と腎機能の評価を行ったうえで治療戦略をたてる．
- 腎機能を評価する際には血清クレアチニン値だけをあてにせずに，年齢や性別を考慮してGFRを推算する習慣を身につけよう．
- 腎不全期の患者は容易に脱水にも溢水にもなりやすいため，輸液を行う際には体液量の評価を行うことを忘れずに．
- 腎疾患における体液量の評価では，身体所見や画像所見，検査データをもとに総合的に判断することが重要である．

参考文献

1) 柴垣有吾:「保存期腎不全の診かた～慢性腎臓病（CKD）のマネジメント～」, 中外医学社, 2006
2) 中山裕史:「輸液-病態別メニューの考え方」, 日本腎臓学会誌, 50 (2):100-109, 2008
3) 飯野靖彦:「輸液療法パーフェクト」, レジデントノート (11増刊), 羊土社, 2009
4) 柴垣有吾:「より理解を深める！ 体液電解質異常と輸液」(改訂3版), 中外医学社, 2007

第4章 主要疾患における輸液の使い方

3）肝疾患

＜有馬留志，飯野靖彦＞

1 はじめに

　現在では肝臓についての栄養学も発達したため，経静脈より経口または経腸栄養を優先し，それが不可能な場合に経静脈栄養を選択する場合が多い．

　経静脈輸液の適応となる病態は①劇症肝炎，②急性肝炎極期，③非代償肝不全（肝硬変）時の摂食不能時などに限られる．本稿ではこれら3つの病態について分けて記述することにする．

2 劇症肝炎

1）症状・病態・原因

　劇症肝炎とは，肝炎ウイルス感染，薬物アレルギー，自己免疫性肝炎などが原因で肝細胞壊死が広範囲となり，進行性の黄疸，出血傾向および肝性昏睡などの肝不全症状が出現する病態である．

　劇症肝炎では，肝性昏睡を除くと特徴的な臨床症状はないが，急性肝炎と同様に急性期には消化器症状（悪心，嘔吐，食思不振，心窩部不快感など），発熱，全身倦怠感などを認める．一般に急性肝炎では黄疸を発症するとこれらの臨床症状は軽快することが多いが，劇症肝炎では持続し，しかも高度であることが多い．

昏睡Ⅱ度の出現時にみられる症候で最も多いのは，黄疸と羽ばたき振戦である．その他，発熱，肝性口臭，腹水，頻脈および肝濁音界消失なども起こる．

2）診 断

下記診断基準に示されているとおり，意識障害と出血傾向が2大徴候である．

劇症肝炎の診断基準（第12回犬山シンポジウム，1981年）

> 肝炎のうち症状発現後，8週間以内に高度の肝機能障害によるⅡ度以上の肝性昏睡をきたし，プロトロンビン時間が40％以下を示したとき，劇症肝炎と診断する．

また，発症から昏睡までの期間が10日以内の急性型と11日以降の亜急性型に分類される．

先行する慢性肝疾患が認められる症例は劇症肝炎から除外するが，B型肝炎ウイルス（hepatitis B virus：HBV）の無症候性キャリアが急性増悪した場合は劇症肝炎に含めている．また，リンパ球浸潤などの肝炎像がみられる疾患に限定しており，薬物中毒，術後肝障害，急性妊娠脂肪肝など肝炎像が認められない場合は劇症肝炎から除外している．

なお，プロトロンビン時間は40％以下であるが，肝性昏睡Ⅰ度までの症例は急性肝炎重症型と診断するが，その約30％が昏睡Ⅱ度以上の肝性昏睡を併発するため，劇症肝炎の前駆病態として重要である．

また，肝性昏睡が出現するまでの期間が8〜24週の症例は遅発性肝不全に分類し，劇症肝炎の類縁疾患として扱われている．

3）治療方針

劇症肝炎に対する治療として人工肝補助法〔血漿交換法または血漿交換＋HDF（hemodialysis filtration：血液透析濾過）〕が必要となることが多い．さらに劇症肝炎は脳浮腫，腎不全，DIC（diffuse intravascular coagulopathy：広汎性血管内凝固障害）などを併発することが多く，その治療も必要となることが多い．このように劇症肝炎の治療は早期より全身管理を含めた集中治療が必要である．

劇症肝炎では強力に人工肝補助を行うことにより早期に患者の意識を覚醒させ，できるだけ早期に経口摂取が可能な状態にもっていくことが重要であるが，意識状態の悪い時期は絶食，中心静脈栄養管理とする．その際の輸液内容は市販の輸液製剤は極力用いず，ブドウ糖液でカロリー，輸液量を決め，電解質，ビタミン製剤，微量元素を加える．

カロリーはブドウ糖を主体とした中心静脈栄養を800 kcal/日から開始．HDF施行により患者が覚醒したらアンモニア値，脳症の程度をみながらカロリーを1,200〜1,600 kcalぐらいまで徐々に上げていく．

輸液時の注意事項

1）血糖管理が重要である．ブドウ糖主体の中心静脈栄養のため，高血糖に注意する必要がある．過度の高血糖は脱水や感染症の増悪をきたすため，適宜インスリン持続注射などを行い血糖値を150〜200 mg/dLにコントロールすべきである．また，劇症肝炎では肝での糖新生低下によりしばしば低血糖を認めるので，血糖チェックは頻回に行うべきである．

2）脂肪製剤に関しては直接肝障害の原因となりうるため，長

期の絶食を必要とする例以外は原則として使わない．

処方例
- 50％ブドウ糖液 500mL＋10％ブドウ糖液 500mL＋ラクテック® 500mL＋総合ビタミン剤＋微量元素

【合併症に対する輸液治療】
＜脳浮腫が疑われるとき＞
- グリセオール® 200〜500mL/回 2〜3回/日

＜DICが疑われるとき＞
- FOY® 2,000mg＋5％ブドウ糖液 500mL 10〜20mL/時で開始

または

- フサン® 200mg＋5％ブドウ糖液 500mL 7〜25mL/時で開始

3 ● 急性肝炎極期

急性肝炎の極期で食欲不振時は経静脈栄養を行うが，自然回復する予後良好の急性肝炎では比較的早期に食欲改善する例が多いので，経静脈栄養を必要とする時期はあまり長くない．

1）症状・病態・原因

急性肝炎はウイルス，薬剤など各種の原因により発症するが，通常1〜2カ月で自然治癒する．しかし，ときに劇症肝炎や急性肝炎重症型に移行するものがあるため注意が必要である．

日本では急性ウイルス性肝炎はA型，B型，C型肝炎ウイルスによるものが多いが，ウイルスの違いによる臨床症状の差は少ない．発熱，食欲不振，倦怠感，腹痛などで発症し，黄疸，白色便などにより診断される場合が多いが，黄疸出現と

2）診 断

臨床検査では，発症時の血清トランスアミナーゼ上昇，軽度～中等度の血清ビリルビン上昇を認める．ビリルビンのピークは通常トランスアミナーゼのピークより1週間程後である．成因の診断にはA型では，IgM-HA抗体，B型ではHBs抗原とIgM-HBc抗体，C型ではHCV-RNAを用いる．なお，B，C型ではキャリアの急性増悪との鑑別が必要となる．重症度の判定にはプロトロンビン時間，ヘパプラスチンテストが有用である．

3）治療方針

急性期の食欲不振時に輸液が必要となる．通常の急性肝炎であれば短期間で食欲が回復するので，末梢静脈からの補液で十分である．輸液は500～1,000 mL/日の5～10％ブドウ糖液をビタミン剤とともに点滴静注する．さらに定期的に電解質をチェックし不足分を補う．食欲の出現とともに経口高タンパク高カロリー食に移行させる．

胆汁うっ滞型の急性肝炎ではビタミンKの補充も必要である．

輸液時の注意事項

・輸液過剰にならないようにする．長期間輸液すると脂肪肝になりやすい．脂肪製剤は投与しない．

処方例

- ・5～10％ブドウ糖液 500～1,000 mL＋総合ビタミン剤/日

＜広範な肝壊死が疑われる場合＞
- ・5％ブドウ糖液 500 mL＋グルカゴン 1 mg＋ヒュー

マリンR® 10単位/1回 3時間で（2回/日まで）
（ただしグルカゴン-インスリン療法は確固たるエビデンスがなく，議論が持たれる）

4 ● 非代償肝不全（肝硬変）時

　慢性肝炎，代償性肝硬変では通常輸液を必要とすることはなく，非代償性肝硬変で輸液の適応となることが多い．

1）症状・病態・原因

　慢性肝炎は6カ月以上持続する肝の炎症であり，日本では肝炎ウイルスによるものがほとんどである．肝硬変は慢性肝炎から移行し，高度の線維化と再生結節を形成し，黄疸，腹水，浮腫，肝性昏睡，門脈圧亢進，出血傾向などの臨床症状を呈する状態である．このような状態を非代償性肝硬変といい，輸液療法は腹水，肝性昏睡のコントロールが中心となる．

● 腹水の発現機序

　肝硬変では末梢血管抵抗の低下，諸臓器での動静脈吻合のため，有効循環血漿量が減少している．これによりレニン-アンギオテンシン-アルドステロン系の亢進，抗利尿ホルモンの増加，交感神経系の亢進により腎においてNa・水貯留が起こる．また，低Alb血症による血漿浸透圧低下，門脈圧亢進，肝リンパ産生亢進による腹腔内漏出も腹水発生の原因となっている．

2）治療方針

　食欲不振，肝性昏睡などにより経口摂取が困難となった場合，輸液療法の適応となる．慢性肝不全ではNa・水貯留傾向が強いため，経口摂取時には塩分摂取量を1日5g以下とする．輸液製剤はNa含有量の低いものとし水制限を行う．血清Kは低値を示していることが多いが，症例や治療により変化する

のでK投与量は状況に応じて増減する．

　腹水の貯留は門脈圧と血漿浸透圧のかね合いで決まり，輸液で是正できるのは後者なので，治療により腹水が消失しない場合はTIPS（transjugular intrahepatic portacaval shunt：経頸静脈性肝内門脈大静脈短絡術）などの門脈圧を低下させる治療やデンバー・シャントなどで物理的に腹水を抜くべきである．血漿浸透圧を上げるにはアルブミン製剤が有用だが，血液製剤のため使用は制限されているため濫用は避ける．

処方例

＜肝性脳症時＞
- アミノレバン® 500〜1,000 mL（100〜200 mL/時）

＜低Alb血症を伴う大量腹水時＞
- 25％アルブミン 50〜100 mL を1時間で
- ソルダクトン® 200 mg＋生理食塩液 20 mL 静注
- ラシックス® 20〜40 mg 静注

チェックポイント

- 劇症肝炎，急性肝炎，肝硬変などの病態を把握し適切な輸液をする．むやみに輸液しない．
- 劇症肝炎ではブドウ糖を主体とした中心静脈栄養のもと合併症対策，人工肝補助法を含めた全身管理が必要である．
- 肝不全による腹水は腎でのNa・水貯留，低アルブミン血症，門脈圧亢進が主な原因である．
- 非代償性肝不全（肝硬変）では主に肝性脳症，腹水の対策が重要となる．

第4章 主要疾患における輸液の使い方

4）糖尿病

<雨宮伸幸，秋葉　隆>

1 ● はじめに

　近年，糖尿病は日本人の生活スタイルの変化に伴い増加傾向にあり，その治療と対策は非常に重要となってきている．糖尿病はインスリン作用不足による慢性の高血糖状態を主体とする代謝疾患群であり，さまざまな水・電解質・酸塩基平衡異常をきたすことがある．高血糖は細胞内脱水，浸透圧利尿を招き，水分欠乏，NaやKの喪失を呈する．糖尿病患者ではこれらの異常や低血糖で意識障害をきたすことがあり，意識障害を伴う症例では意識障害が不可逆性となる前に早期鑑別（**表1**），診断，治療が大切となる．

　本稿では特に輸液が重要となる低血糖，糖尿病性ケトアシドーシス，非ケトン性高浸透圧昏睡などを中心に解説する．

2 ● 低血糖

1）症状・病態

　低血糖になると，**不安，冷汗，振戦，動機，嘔気，空腹感**などが出現する．その後，低血糖を放置すると**意識レベルの低下，筋力低下，昏睡**などに陥る．さらに治療が遅れることにより，意識障害は不可逆性の変化となり死亡する．

2）原　因

　糖尿病にみられる低血糖の多くは**インスリン注射の過剰投**

与，食事摂取不足，経口糖尿病薬の過剰服用などで起こる．

また，1型糖尿病では血糖コントロールが困難となることが多く，低血糖，高血糖をくり返すことがある．稀にはインスリノーマなどのインスリン産生腫瘍などが低血糖の原因となることがある．

3）診　断

糖尿病の方に前述の症状や意識障害をみた場合は，必ず低血糖性昏睡を疑い治療を開始する．簡易血糖測定器があればすぐに血糖測定を行えば診断は容易である．簡易血糖測定器がなく，意識障害をきたしているような場合には診断的治療として50％ブドウ糖液を20〜50mL程度静注し，その後，意識の改善傾向が認められる場合には低血糖性昏睡と考えてよい．完全な回復が認められなければその他の原因を考慮し原

表1　糖尿病患者が意識障害をきたした場合の鑑別診断表

疾患	症状	検査
低血糖	冷汗，皮膚湿潤，四肢振戦，動悸など	血糖測定
糖尿病性ケトアシドーシス	脱水，口渇，嘔気，下痢，Kussmaul大呼吸，アセトン臭	高血糖，尿ケトン体陽性，代謝性アシドーシス，アニオンギャップ増加
非ケトン性高浸透圧性昏睡	高度の脱水，皮膚乾燥，体温上昇，低血圧，痙攣などの神経症状	高血糖，尿ケトン体陰性，高Na血症
乳酸性アシドーシス	末梢血管拡張，過呼吸など	高血糖，乳酸上昇，アニオンギャップ増加型の代謝性アシドーシス，ビグアナイド薬の内服
尿毒症（糖尿病性腎症）	浮腫，貧血，高血圧，糖尿病性網膜症	血清クレアチニン上昇，尿素窒素上昇，タンパク尿
脳血管障害	麻痺〜不全麻痺急性発症，高血圧	頭部CT，MRI

因検索を行う必要がある．

4）治療方針（図1）

意識が清明であればブドウ糖液の内服を行う．意識障害などがあり内服ができない場合は，**血糖値 140 mg/dL 程度を目標に50％ブドウ糖液 20〜50 mLの静脈内投与**を行う．意識障害の改善があるか目標血糖値への到達まで，静脈内投与をくり返す．

低血糖が遷延する，完全な回復がみられない，もしくは改善後に再び血糖の低下傾向を認める場合は**5％ブドウ糖液 250〜500 mLを投与**し経過をみる．それでも低血糖・意識障害の改善がなければヒドロコルチゾン100〜1,000 mgの静脈注射を検討する．

```
                              ┌─────────────────────────┐
                              │ 糖尿病患者で            │
                              │  ・インスリン過剰投与    │
                    低血糖 ───┤  ・経口糖尿病薬の過剰服用│
                              │  ・食事摂取量不良        │
                              │ インスリノーマ          │
                              └─────────────────────────┘
       経口摂取不可 │            │ 経口摂取可
                   ▼            ▼
          ┌────────────────────┐
          │50％ブドウ糖液20 mL 静注│──── 経口的な糖分補給
          └────────────────────┘   改善
       低血糖が持続 │
                   ▼
    ┌──────────────────────────────┐
    │50％ブドウ糖液20 mLを再度静注   │   ┐
    │5％ブドウ糖液500 mLを持続で投与 │   │ 血糖140 mg/dLを
    └──────────────────────────────┘   ├ 目指す
       意識障害が │                     │
       遷延する   ▼                     │
          ┌────────────────┐          │
          │ ヒドロコルチゾン │          │
          │ の投与を検討    │          ┘
          └────────────────┘
```

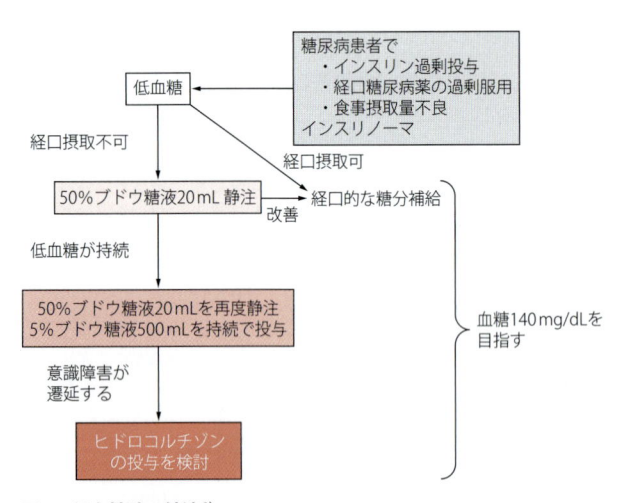

図1　低血糖時の輸液[3]

処方例

- 50％　ブドウ糖液　20〜50mL　静注

症状が遷延するなら，

- 5％　ブドウ糖液　500mLを点滴静注

輸液時の注意事項

低血糖は長時間経過すると意識障害が不可逆性になるため，**迅速な対応が必要である**．ベースに意識障害のある患者では低血糖症状の訴えがはっきりしないこともあるため，低血糖を見過ごさないように注意が必要である．

3 ● 糖尿病性ケトアシドーシス

1）症状・病態

糖尿症性ケトアシドーシスは**高血糖，ケトーシス，アシドーシスの三要素**からなる．1型糖尿病に多いが，2型糖尿病でも起こることもある．本症は以下の流れで発症する（図2）．①**インスリン注射自己中断，感染，ストレス，暴飲暴食などで極度のインスリン欠乏・インスリン拮抗ホルモンの分泌亢進**が起こる．②すると，末梢組織への糖の取り込み低下が起こり，脂肪組織での脂肪分解が亢進し，遊離脂肪酸が増加する．③遊離脂肪酸は肝臓でβ-酸化を受け，アセト酢酸，3-ヒドロキシ酢酸，アセトンなどの有機酸が蓄積し，ケトアシドーシスを生じる．④また，肝でのタンパク分解・糖新生が起こり高血糖となる．⑤高血糖が進行すると浸透圧利尿が起こるため脱水や電解質異常をきたす．

症状は前述の**脱水，口渇**に加え，**低K血症による消化管麻**

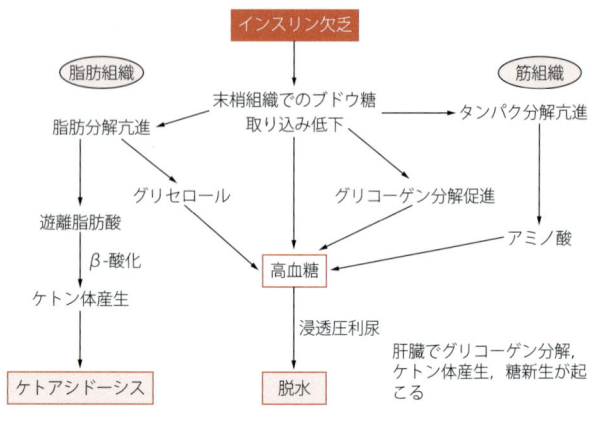

```
                    ┌─────────────┐
                    │ インスリン欠乏 │
                    └─────────────┘
                           │
   ┌─────┐                 ▼                 ┌─────┐
   │脂肪組織│         末梢組織でのブドウ糖      │筋組織│
   └─────┘    ◄─── 取り込み低下 ───►          └─────┘
   脂肪分解亢進                              タンパク分解亢進
       │                                         │
       │      グリセロール    グリコーゲン分解促進    │
       ▼                                         │
   遊離脂肪酸                                    アミノ酸
       │                    ┌─────┐              │
       │ β-酸化              │高血糖│ ◄────────────┘
       ▼                    └─────┘
   ケトン体産生                  │
       │                    浸透圧利尿
       │                        │           肝臓でグリコーゲン分解，
       ▼                        ▼           ケトン体産生，糖新生が起
 ┌──────────┐              ┌─────┐          こる
 │ケトアシドーシス│              │ 脱水 │
 └──────────┘              └─────┘
```

図2 糖尿病性ケトアシドーシスの病態[2), 4)]

痺により，吐き気，嘔吐，下痢，腹痛などをきたし，アセトン臭やKussmaul大呼吸（大きくて速い呼吸）などが認められる．

2）原　因

インスリン注射の自己中断，感染などのストレス，暴飲暴食などで極度のインスリン欠乏とインスリン拮抗ホルモンの上昇が加わって起こる代謝異常である．また，2型糖尿病や境界型の患者などでソフトドリンクによる習慣的なショ糖の摂取により高血糖，ケトーシスをきたすソフトドリンクケトーシスもある．高血糖による糖毒性により，インスリンの分泌，作用低下が原因と考えられている．

3）診　断

糖尿病で前述の原因となるエピソード，臨床症状があり，高

血糖（300〜1,000 mg/dL），anion gapの増加した代謝性アシドーシス，血清遊離脂肪酸の著増，尿ケトン体の強陽性を認めれば診断ができる．血清浸透圧は上昇しても300〜400 mOsm/kg程度にとどまることが多い．

4) 治療方針（表2）

治療は
① 血糖の補正
② 脱水の補正
③ 電解質の補正
④ アシドーシスの補正
である．

① 血糖の補正

まず，0.2 U/kg/体重の速効型インスリンを静脈注射．次に生理食塩液にインスリンを溶解し，0.1 U/kg/時から静脈内投与を開始．初期は1時間おきに血糖測定を行い，血糖の値で投与インスリン量を調節する．血糖が250〜300 mg/dL程度になれば生理食塩液から5％ブドウ糖液に変更する（グルコース5gにつき1単位のインスリンを混注する）．

急激な血糖，浸透圧の低下は脳浮腫を起こすことがあるので，血糖，Naの急激な補正には注意する．また，感染，ステロイド使用などインスリン感受性が低下している例では，投与インスリン量を増加させる必要がある．

② 脱水の補正

脱水量の指標としては，以前の体重と入院時の体重が指標となる．5％未満は軽度，5〜10％は中等度，10％以上は高度と考えられる．

Na＜155 mEq/Lなら生理食塩液，Na≧155 mEq/Lなら1/2生理食塩液を使用し，まず500〜1,000 mLの輸液を30〜

表2 糖尿病性ケトアシドーシスの治療[1)～4), 10)]

	治療内容	モニター
高血糖	① 0.2U/kg/体重の速効型インスリンを静注 ② 生理食塩液にインスリンを溶解し0.1U/Kg/時から静脈内投与を開始. ③ 血糖が250～300mg/dL程度になれば生理食塩液から5％ブドウ糖液に変更する（グルコース5gにつき1単位のインスリンを混注する).	初期は1時間おきの血糖測定. 急激な血糖低下による脳浮腫に注意
脱水	① 生理食塩液500～1,000mLの輸液を30～60分で投与（心機能に応じて投与量を調節） ② 250～1,000mL/時の輸液を3～6時間にわたり行う	尿量＞30mL/時を目指す. CVP，IVC径など
電解質異常	**低K血症** 5mEq/L以下なら10mEq/時，3.5mEq/L以下で20mEq/時で補正を開始. **低P血症** 2mg/dL以下となるなら補正を考慮	Kは4～5mEq/Lでのコントロールを目指す. 心電図モニター，採血
代謝性アシドーシス	通常補正はしない. pH7以下が持続する場合に7％重曹（メイロン®）投与を検討する.	血液ガス pH＞7.3, HCO₃＞18を目標

60分で投与（心機能に応じて投与量を調節），次いで250～1,000mL/時の輸液を3～6時間にわたり行い，尿量＞30mL/時の確保を目指す．肺水腫，うっ血性心不全に注意が必要．できれば肺の聴診，呼吸状態の評価を1時間おきにする．血糖が250～300mg/dLになれば生理食塩液から前述のインスリン入りのブドウ糖液に変更する．

③ 電解質の補正

初期にはインスリン不足，アシドーシスによる高K血症をきたしていることが多いが，インスリン投与による血糖低下，アシドーシスの改善に伴いKも急速に低下してくる．そのため**心電図モニター・頻回の電解質検査**を行い，補液にてKの補正も行う．**Kは目標4〜5mEq/Lでのコントロールを目指す**．具体的には，検査値が5mEq/L以下なら10mEq/時，3.5mEq/L以下なら20mEq/時で補正を開始する．また，腎機能障害のある場合は高K血症をきたしやすいためKの投与量を減量する．

Pもアシドーシス，血糖の改善に伴い低下することがあり，2mg/dL以下となるなら補正を考慮する．

④ アシドーシスの補正

初期は輸液とインスリン投与によるケトーシスの改善とともにアシドーシスも改善するため重炭酸での補正は行わない．**pH 7以下が持続**するなら循環器系に悪影響を及ぼすため，7％重曹（メイロン®）を投与する．**pH 7.3を目標**に補正する．HCO_3^-欠乏量は（目標HCO_3^-−測定HCO_3^-）× 0.5 kg ×体重（kg），で求める．求めた欠乏量の1/3ないし1/2量を初期量として1〜2時間で投与し，以降は血ガスを測定し，投与量の調節を行う（**HCO_3^-は18mEq/L以上を目標**）．

処方例

① **高血糖に対して**
- ヒューマリン®（ヒトインスリン）0.2U/kg/体重を静注
- ヒューマリン®（ヒトインスリン）50U＋生理食塩液100mLを0.1U/kg/時で投与．

- 体重50kgならヒューマリン®（ヒトインスリン）10U 静注後に上記を10mL/時で開始.
② **脱水に対して**
- 生理食塩液　500mL　2本　1時間で投与
- 1時間目以後は生理食塩液を250〜1,000mL/時で尿量＞30mL/時以上の確保を目指す.
③ **電解質異常に対して**
　低K：KCl 20mEq/20mLを10mL/時で投与.
④ **アシドーシスに対して**
- 7％重曹液（メイロン®）　250mL 点滴静注

輸液時の注意事項

1）急激な血糖，浸透圧の低下は脳浮腫を起こすので注意.
2）感染などの侵襲・ステロイド投与などあるときはインスリン量の増加が必要.
3）脱水補正は腎機能障害・心不全・高齢者では肺水腫をきたしやすく投与量，速度の減量が必要.
4）腎機能障害例では補正による高K血症に注意．必ず心電図モニター，頻回の電解質検査を行う.
5）いきなりアシドーシスの補正はしない．pH 7以下で治療を行う.

4 ● 非ケトン性高浸透圧性昏睡

1）症状・病態（図3）

　非インスリン依存性糖尿病患者に多く，**著明な高血糖（600〜1,500mg/dL）・脱水**が特徴的．高血糖による浸透圧利尿により，細胞外脱水，さらに細胞内脱水となる．その結果，血漿浸透圧が著しく上昇して神経細胞の脱水により，**痙攣**，振

```
        ┌─────────────────┐
        │ インスリンの相対的欠乏 │ ← 感染,脱水,手術,
        │       ＋        │   利尿薬投与,脳血管障害,
        │ インスリン拮抗ホルモン │   心筋梗塞などのストレス
        │   の分泌亢進     │
        └─────────────────┘
                │
           ┌────────┐
           │ 著明な高血糖 │
           └────────┘
            ↙        ↘
      浸透圧利尿      血漿浸透圧上昇
         ↓              ↓
    ┌─────────┐    ┌─────────┐
    │ 水分の喪失 │    │ 細胞内脱水 │
    │ 高張性脱水 │    └─────────┘
    └─────────┘
```

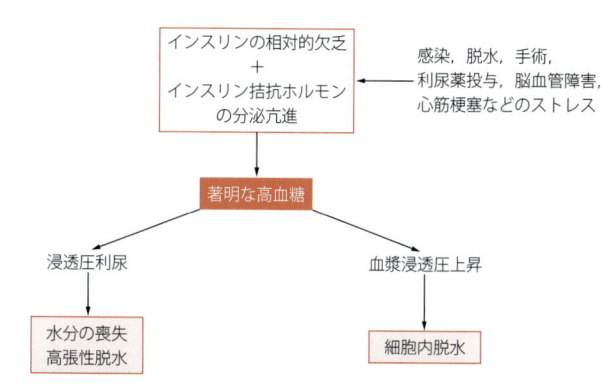

図3　非ケトン性高浸透圧性昏睡の病態[2]

攣,さらには意識障害と多彩な神経学的所見を示す.

血漿浸透圧は350mOsm/kg以上のことが多く,尿ケトン体は(−)〜(±)であり,アセトン臭もない.また,脱水による**高Na血症**をきたす.一方代謝性アシドーシスはあったとしても糖尿病性ケトアシドーシスに比べ軽度で,pHは7.3〜7.4程度にとどまる.

2）原　因

非インスリン依存型糖尿病患者に多く,感染,利尿薬による**脱水**,術後の**高カロリー輸液,手術のストレス,脳血管障害,心筋梗塞**などが原因となる.**インスリンの相対的欠乏とインスリン拮抗ホルモンの分泌亢進**により高血糖となる.

3）診　断

糖尿病性ケトアシドーシスに比べ全身痙攣,一過性の半身麻痺などの多彩な神経症状がみられる.検査所見では高血糖,血漿浸透圧 350mOsm/kg,動脈血pH≧7.3になることが多

い．糖尿病性ケトアシドーシスと非ケトン性高浸透圧性昏睡の特徴を表3にまとめた

4）治療（表4）

治療は補液による**脱水の改善が最も重要**になる．その他，インスリン療法での血糖コントロール，低K血症の補正などを行う．

a）脱水補正

糖尿病ケトアシドーシスに比べ脱水の程度は強い．Na上昇

表3　糖尿病性ケトアシドーシスと非ケトン性高浸透圧性昏睡の比較[3), 5)～7)]

	糖尿病性ケトアシドーシス	非ケトン性高浸透圧性昏睡
病型	インスリン依存性	非インスリン依存性
発症年齢	若年～中高年	高年齢
誘因	インスリン治療の中断，急性感染症，嘔吐・下痢，大量の糖分摂取など	急性感染症，外科手術などのストレス，脱水，ステロイド，高カロリー輸液
病状・身体所見	口渇，全身倦怠感，体重減少，悪心・嘔吐，腹痛など，脱水（＋＋＋），アセトン臭（＋），Kussmaul大呼吸	全身倦怠感，食思不振，皮膚乾燥著明，痙攣，振戦などの多彩な神経症状，脱水（＋＋＋＋），アセトン臭（－）
検査所見		
尿ケトン体	（＋＋＋）	（－～±）
血糖値（mg/dL）	300～1,000	600～1,500
血漿浸透圧（mOsm/kg）	300～400	350
血清遊離脂肪酸	著明に上昇	ほぼ正常
血清Na濃度（mEq/L）	140以下が多い	150以上が多い
血清K濃度（mEq/L）	初期は上昇，末期は低下	やや増加傾向
血清pH	7.3以下	7.3～7.4
アニオンギャップ	増加	正常～やや増加

を認め，高張性脱水をきたしていることが多く，水分補給がメインとなる．そのため一般的には **0.45％食塩水を使う**．最初の **2時間は500～1,000mL/時で投与し，その後の6時間は500mL/時，それ以降は250mL/時で投与する**．6時間程度で体液喪失量の1/2を輸液し，残りを24時間で輸液する．

表4　非ケトン性高浸透性昏睡の治療[1)～3)]

	治療内容	モニター
高血糖	① 0.2U/kg/体重の速効型インスリンを静注 ② 生理食塩液にインスリンを溶解し0.1U/kg/時から静脈内投与を開始． ③ 血糖が250～300mg/dL程度になれば生理食塩液から5％ブドウ糖液に変更する（グルコース5gにつき1単位のインスリンを混注する）．	初期は1時間おきの血糖測定．急激な血糖低下による脳浮腫に注意
脱水	① 0.45％食塩水を最初の2時間は500～1,000mL/時で投与 ② 2～8時間は500mL/時 ③ 8時間目以降は250mL/時で投与する． 6時間程度で体液喪失量の1/2を輸液し，残りを24時間で輸液する．心不全，腎不全，高齢者では投与量調節	尿量＞30mL/時を目指す．CVP，IVC径など
電解質異常	**低K血症** 　高K血症がなければ早期よりの補正が望ましい **低P血症** 　2mg/dL以下となるなら補正を考慮	Kは4～5mEq/Lでのコントロールを目指す．心電図モニター，採血
代謝性アシドーシス	補正は不要なことが多い	血液ガス

ちなみに血漿浸透圧（mOsm/kg）は以下の式で求められる

$$血漿浸透圧(mOsm/kg) = 2Na + \frac{血糖値(mg/dL)}{18} + \frac{BUN(mg/dL)}{2.8}$$
（正常値：275〜285 mOsm/kg）

水分欠乏量（L）は以下の式で求められる

$$水分欠乏量(L) = \frac{患者血漿浸透圧 - 正常血漿浸透圧}{正常血漿浸透圧}(mOsm/kg) \times 0.6 \times 体重$$

　血清Naが150 mEq/L以下となったら生理食塩液に変更し，血糖が250 mg/dL程度になれば5％ブドウ糖液（グルコース5gにつき1単位のインスリンを混注する）に変更し加療する．

b) Kの補充

　血糖の低下に伴いKが低下傾向となるため，補充が必要となる．高K血症がない限り早期からのK補充を行うべきである．

c) 血糖補正

　糖尿病性ケトアシドーシスと同様に行う．血糖が250 mg/dL程度に近づいたら，生理食塩液から5％ブドウ糖液の補液に内容を変える．

処方例

　生理食塩液 250 mL＋蒸留水 250 mLで0.45％食塩水を作製．
　0.45％食塩水　　　　最初の2時間：500〜1,000 mL/時
　　　　　　　　　　　2〜8時間　　：500 mL/時
　　　　　　　　　　　8時間以後　　：250 mL/時

インスリン投与，K補正については糖尿病性ケトアシドーシス（p219）を参照．

輸液時の注意事項

1）心不全，腎障害，高齢者では輸液量の調節が必要であり，注意を要する．症例ごとの調節が必要となる．
2）ショック，血圧低下，低Na血症を認める症例では，生理食塩液で治療を開始する場合もある．
3）高Na血症の進行する症例で，高Na血症による昏睡の合併が疑われる症例では，高血糖があっても補液を5％ブドウ糖液に切り替え，インスリン投与を十分に行う．脳浮腫，橋中心髄鞘崩壊症の予防のためNaの低下速度は0.5〜1mEq/時以下に抑える．

チェックポイント

- 糖尿病患者に意識障害が生じた場合，迅速な鑑別診断・処置が必要となる．
- それぞれの病態に応じた的確な輸液を行う．
- 大量に輸液が必要となる場合は心不全，肺水腫に注意し，細かくモニターをする．
- 腎不全，心不全，高齢者では輸液量・速度の調節を行う．

参考文献

1）「臨床糖尿病マニュアル」（第2版第2刷）（小林哲郎 編著），南江堂，2004
2）「病気が見えるvol.3 代謝・内分泌疾患」，Medic Media，2004
3）北岡建樹：「よく分かる輸液療法のすべて」，永井書店，2004
4）飯塚陽子：糖尿病性昏睡．「新・図解救急・応急処置ガイド」

(Medical Practice 25巻臨時増刊),pp782-786,文光堂,2008
5) 中川聖子：糖尿病の急性増悪（DKAなど）．救急医学, 28：1071-1074, 2004
6) 荒木栄一：糖尿病性ケトアシドーシス．救急・集中治療, 16 (12)：1369-1374, 2004
7) 荒木栄一：糖尿病/糖尿病性ケトアシドーシス/高血糖高浸透圧昏睡．救急・集中治療, 18 (7・8)：1064-1076, 2006
8) 杉本正毅：救急室で診る糖尿病患者への対処法．レジデントノート, 6 (7)：909-916, 2004
9) 岩田充永：救急外来における糖尿病性ケトアシドーシスと高浸透圧性高血糖非ケトン性症候群の治療．Medicina, 44 (3)：553-556, 2007
10) 山口　修：糖尿病性昏睡患者の輸液管理　−ケトアシドーシスと非ケトン性昏睡を含む−．救急・集中治療, 19 (1・2)：187-192, 2007
11) 荘川知己：糖尿病性昏睡の輸液の指標．救急医学, 31 (3)：359, 2007

第4章　主要疾患における輸液の使い方

5）悪性腫瘍

<越田善久，秋葉　隆>

1　病態生理

1）悪液質・低栄養

- 悪性腫瘍の患者は，腫瘍そのものにより代謝亢進，異化亢進など基礎代謝が亢進した状態となっている．また耐糖能が低下し，筋肉でのタンパク異化や肝臓でのタンパク合成の低下，脂肪分解の亢進が進んでいる．
- **悪液質**とはがんが末期状態になり，これらの代謝障害が不可逆状態まで陥ることで，全身浮腫や胸・腹水貯留などをきたした病態である．
- また悪性腫瘍の種類（特に消化器系がん）によっては，消化管の通過障害などから飲食物の経口摂取が困難となり，食欲不振も重なって**低栄養**が進行していく．
- 不適切な栄養療法の実施により低栄養状態を誘発する可能性がある．

2）電解質異常（p110　第3Ⅰ-章2参照）

腫瘍が産生する物質が原因で出現する場合や抗がん剤などの化学療法や放射線療法の影響で，悪心・嘔吐，下痢などの消化器症状をきたし，電解質異常が生じる場合などがある．以下および**表1**に電解質異常の病態と原因を示す．

　▶ **高Ca血症**：腫瘍細胞が産生する副甲状腺ホルモン関連タンパク（PTHrP）の影響〔例：食道がん（扁平上皮が

表1　腫瘍原性の電解質異常

病　態	原　因	対象となる癌
高Ca血症	悪性腫瘍から産生されるPTHrP 骨転移による骨破壊，腫瘍細胞からのOAF分泌	扁平上皮がん，卵巣がん，腎がん，血液系がん，乳がん
低Na血症	異所性ADH産生腫瘍（SIADH）	肺小細胞がん，消化器がん，乳がん，前立腺がん
高Na血症	中枢性尿崩症	脳腫瘍
低K血症	異所性ACTH産生腫瘍	肺がん，甲状腺髄様がん
低Mg血症	シスプラチン（CDDP）による副作用	

ん），腎がん，卵巣がん，血液系のがん〕

骨転移したがん細胞から分泌される骨吸収促進因子（osteoclast activating factor：OAF）の影響〔例：乳がん，多発性骨髄腫，悪性リンパ腫〕

▶ **低Na血症**：嘔吐・下痢，異所性ADH産生腫瘍（SIADH）

▶ **高Na血症**：視床下部障害から中枢性尿崩症〔例：脳腫瘍〕

▶ **低K血症**：異所性ACTH産生腫瘍〔例：肺がん，甲状腺髄様がん，胸腺腫〕

▶ **低Mg血症**：抗がん剤のシスプラチンを投与された患者には，高率に認められる

2　治療方針と輸液療法の実際

・がん患者への輸液は，がん治療期の輸液と末期状態になった患者への緩和療法的意味合いの輸液に大きく大別される．
・悪液質の状態ではがん自身が放出しているサイトカインやホルモンにより，体全体の代謝バランスが崩れており，そ

のためどんなに栄養改善を図ろうとしてもうまくいかないばかりか，ますます病態が悪化していくこともある．
- 一方でがんと告知されたことによる精神的なショックによって一時的な食欲不振に陥っている場合や化学療法や放射線治療に伴う嘔吐や下痢などの場合には，適切な輸液を行うことによって栄養状態を改善させることができる．
- がん治療期と緩和医療の時期，どちらの場合もまずは**栄養評価**を行うことが大事．術前に低栄養のままでは術後感染症の合併率が高くなったり，縫合不全を引き起こすこともある．化学療法中では化学療法の副作用を引き起こしやすくなる．慢性期の患者では，適切な栄養輸液で患者のQOLを保つことができる．

  ※ 在宅栄養輸液：末期がんの患者で在宅医療を希望する患者も増えてきている．その場合は，中心静脈カテーテルや埋め込み式ポートを用いた輸液療法を行うことができる．また，在宅介護システムを利用し，専門の看護スタッフによる管理で，在宅での輸液を行うことができる．

1）輸液療法の考え方

a）栄養状態の評価

栄養評価の指標としては，**表2**のようなものがあり，まず患者の栄養状態の評価を行う．

上記の他にも，二重X線吸収法（dual-enegy X-ray absorptiometry：DEXA），電気インピーダンス法（bioelectrical impedance analysis：BIA）などがあるが，日常臨床の場ではなかなか使いにくい．

b）必要な栄養素

i）カロリー

一般に**Harris-Benedictの式**を使用することが多い（下記）．

表2 栄養評価の指標

静的栄養指標：身体計測指標，血液・生化学的指標，皮内反応
短期間の栄養状態を評価できないが，患者の全般的な栄養状態を評価するのに適した指標
① 身体計測指標：身長，体重（体重変化率，身長体重比，BMI，上腕骨格筋肉量，皮下脂肪厚）
② 血液・生化学的指標：血清総タンパク，アルブミン，コレステロール，コリンエステラーゼ，血中ビタミン・ミネラル，末梢血中リンパ球数
動的栄養指標：血液生化学的指標，間接熱量測定値
短期間での代謝変動，およびリアルタイムでの代謝・栄養状態を評価するのに優れた指標
① rapid turnover protein：トランスフェリン，レチノール結合タンパク，プレアルブミン
② タンパク代謝動態：窒素平衡，尿中3-メチルヒスチジン
③ アミノ酸代謝動態：アミノグラム，フィッシャー比（分枝鎖アミノ酸／芳香族アミノ酸）
④ 間接熱量測定値：安静時エネルギー消費量，呼吸商，糖利用率

　軽度のストレス状態にあれば，20〜25 kcal/kg/日，中等度のストレスでは25〜30 kcal/kg/日，手術などの重度のストレスがかかる状況では30〜35 kcal/kg/日で計算する．

＜Harris-Benedictの式を使用したカロリー計算＞
（エネルギー必要量：基礎代謝消費量(BEE)×活動因子(AF)×ストレス因子(SF)）
BEE：Harris-Benedictの式を使用
　　男性：$66.47+(13.75\times W)+(5.0\times H)-(6.76\times A)$ ⎫
　　女性：$655.1+(9.56\times W)+(1.85\times H)-(4.68\times A)$ ⎬ → BEE
　　（W：体重(kg)，H：身長(cm)，A：年齢）
　　AF：1.1〜1.8（ベッド上安静 → 1.0，歩行可能 → 1.2，労働 → 1.4〜1.8）
　　SF：1.0〜2.0（がん患者 1.2以上）

---

ii) 水分必要量

1日必要水分量＝尿量＋不感蒸泄−代謝水

不感蒸泄は15mL/kgであるが，発熱時に体温が1度上昇すると約15％増加する点に注意．

iii) 糖必要量
糖1g＝4kcalとして計算．

非タンパクカロリー・窒素比（NPcal/N）：150〜200kcal/日（腎不全では300〜500kcal/日）

iv) アミノ酸必要量
1.0g/kg/日程度のアミノ酸投与が必要．

v) 脂質必要量
脂質は1g＝9kcalとエネルギー効率のよいエネルギー源で，1日に必要なエネルギーの約20％を脂質で補う．ただし，投与速度が速すぎると，肺に蓄積して呼吸障害をきたす危険性や網内系に取り込まれて免疫低下をきたす可能性がある．

vi) ビタミン・ミネラル必要量
ビタミンB_1不足によるWernicke脳症になる恐れがある．高カロリー輸液の場合には，総合ビタミン剤やミネラル補充剤が必要．

c) 投与経路
- **経口投与**：食事ができるならまずはこれが原則．
- **経鼻カテーテル**：経口摂取が困難な場合に選択するが，患者が不快感を示すことが多いうえ，3〜4週間程度の留置が限度．それ以上になると胃瘻や小腸瘻の適応となる．
- **胃瘻・小腸瘻**：経口摂取が不可能で，長期的に経腸栄養を行う場合に選択．内視鏡下胃瘻造設術が一般的．
- **末梢栄養輸液**：軽度の栄養不良者やイレウスなど，消化管疾患の急性期に1〜2週間程度に限って行うもの．カロリー的には1,000〜1,200kcalの投与が限度．

▶ **中心静脈栄養**：鎖骨下静脈，内頸静脈，大腿静脈の3つのルートから投与できる．鎖骨下静脈や内頸静脈は気胸を合併するリスクはあるが，留置にあたっては大腿に留置するよりは清潔．一方，末期がん患者で寝たきりの場合には大腿静脈の方が管理しやすい．感染予防に3～4週間ごとにカテーテルの入れ替えをする．在宅管理の患者には，IVH（intravenous hyperalimentation：経静脈高カロリー輸液）ポートを皮下に埋め込むと，感染予防にもなりIVHの管理がしやすい．

2）実際の投与例

a）がん治療期の患者への輸液

- 胃がんに対する標準的化学療法である，S-1/CDDP療法のDay8の輸液例を示す．

処方例

①～⑤を併用
① ソルデム3A®（500mL）＋10％NaCl（20mL）点滴静注90分
② 生理食塩液（100mL）＋デカドロン®（16mg）＋カイトリル®（3mg）点滴静注15分
③ 生理食塩液（500mL）＋ランダ®（CDDP：60mg/m^2）点滴静注90分
④ ソルデム3A®（500mL）点滴静注90分
⑤ ソルデム3A®（500mL）＋10％NaCl（20mL）点滴静注90分

シスプラチン（cis-diaminedichloro platium：CDDP）を使用する場合には腎機能障害の副作用に注意する必要がある．

また下痢，嘔吐，腸閉塞などをきたしている場合には，それぞれの病態にあった輸液を行う〔他項参照〕．

b）長期輸液が必要な患者への輸液

・体重60kgの男性患者が，がんにより経口摂取不良となった場合．

処方例

- ユニカリックN®（1,000mL）×2P/日
- ビタジェクト® 1V/日
- エレメンミック® 1A/日
  （水分 2,000mL，カロリー 1,640kcal，Na 80mEq，K 54mEq）

ただし開始時は耐糖能異常があるかわからないこともあるので，糖濃度は10〜12％程度としておく．問題がなければ1〜2日経って糖濃度を15〜17％くらいに上げる．

　肝不全や腎不全をきたした患者では，キット製剤ではなくそれぞれに応じた特殊なアミノ酸製剤（肝不全用：アミノレバン®，モリヘパミン®，腎不全用：キドミン®，ネオアミユー®）を使用して輸液を組立てる．

処方例

＜腎不全も合併したがん患者への輸液＞

・ハイカリックRF®（500mL）	1P/日
・キドミン®（300mL）	1P/日
・10％NaCl（20mL）	2A/日
・ネオラミン・マルチV®	1A/日

- エレメンミック®　　　　　　　1A/日
（水分 840mL，非タンパクカロリー 1,000kcal，総窒素 3g，Na 95mEq，K 0mEq：慢性腎不全患者では高K血症や高P血症といった電解質異常を伴うことが多いが，特にeGFRが15mL/分以下になるとこれらの異常が顕著になってくる．このためKとPは入れない方が安全であるが，KやPの血清濃度の値をみて不足しているようなら適宜補充してもよい）

輸液時の注意事項

1) それぞれの患者の病態および予後を考え必要な輸液を選択する（急性期の輸液なのか長期の栄養輸液なのかを考える）．
2) 抗がん剤は腎毒性のあるものが多いので，投与を行う場合は十分な輸液を行う必要がある．
3) 複数の抗がん剤を使用したり，合併症を多く抱える症例では各種薬剤を併用して投与することもあるため，総輸液量が多くなる恐れがある．

チェックポイント

- まず何を目的に輸液を行うのか考え，適切な輸液を行うためにがん治療期，緩和医療期を問わず栄養評価を行う．
- 漫然と長期の輸液を行うのではなく，必ず定期的に血液検査などによって適切な輸液が行われているかを確認する．
- 長期留置型カテーテルを使用しての栄養輸液療法を実施する場合には，カテーテル関連の感染症に注意する．できれば2～3週間ごとのカテーテルの入れ替えが望ましい．

参考文献

1) 北岡建樹:「よくわかる輸液療法のすべて」(改訂版), 永井書店, 2003
2)「第一線医師・研修医・コメディカルのための新・輸液ガイド すぐ役立つ手技・手法のすべて」(Medical Practice編集委員会 編), 文光堂, 2007
3)「消化器がん 化学療法2008」(市倉 隆 編), 日本メディカルセンター, 2008
4)「消化器疾患 最新の治療2009-2010」(菅野健太郎 他 編), 南江堂, 2009

第4章 主要疾患における輸液の使い方

6）脳血管障害

<山下哲理, 秋葉　隆>

1 ● 脳血管障害の分類

　脳血管障害は，血管の閉塞や狭窄により血流が悪化して生じる虚血性脳血管障害と，血管が破綻して生じる出血性脳血管障害に大きく分類することができる．虚血性脳血管障害は主にラクナ梗塞，アテローム血栓性梗塞，心原性脳塞栓症があり，出血性脳血管障害としては脳出血，クモ膜下出血を主にあげることができる．

　わが国においてはNINDS（National Institute of Neurological disorder and Stroke：米国立神経疾患脳卒中研究所）Ⅲによる脳卒中の臨床病型分類（表1）が広く用いられており，病歴や臨床症状，身体所見，画像所見などから診断し，おのおのの病態に応じた治療を行っていく必要がある．

表1　NINDS Ⅲによる脳卒中の臨床病型分類

1. 脳出血
2. クモ膜下出血
3. 脳動静脈奇形からの出血
4. 脳梗塞
A. 発症機序
① 血栓性，② 塞栓性，③ 血行動態性
B. 臨床病型
① アテローム血栓性梗塞，② 心原性脳塞栓症，③ ラクナ梗塞，④ その他

2 ● 脳血管障害の危険因子

脳血管障害発症の最大の危険因子は高血圧であり，他に糖尿病，脂質異常症，喫煙，非弁膜性心房細動，過度の飲酒などをあげることができる．発症予防には高血圧を含めた危険因子のコントロールが重要である．

3 ● 脳血管障害の診断

脳血管障害が疑われる患者の病型診断への流れを図1に示した．脳血管障害を疑った場合，必ず緊急で頭部CTを施行する．

脳出血やクモ膜下出血などの出血性脳血管障害の急性期では出血部位がCT上，高吸収域として白く写る．出血性脳血管障害を認めた場合は，脳外科にコンサルトし手術適応の有無を検討する．

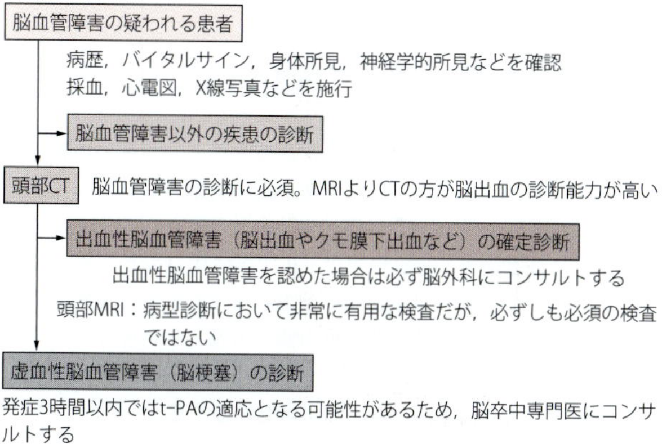

```
脳血管障害の疑われる患者
    病歴，バイタルサイン，身体所見，神経学的所見などを確認
    採血，心電図，X線写真などを施行
  → 脳血管障害以外の疾患の診断
頭部CT 脳血管障害の診断に必須。MRIよりCTの方が脳出血の診断能力が高い
  → 出血性脳血管障害（脳出血やクモ膜下出血など）の確定診断
        出血性脳血管障害を認めた場合は必ず脳外科にコンサルトする
    頭部MRI：病型診断において非常に有用な検査だが，必ずしも必須の検査
             ではない
虚血性脳血管障害（脳梗塞）の診断
発症3時間以内ではt-PAの適応となる可能性があるため，脳卒中専門医にコンサルトする
```

図1 急性期脳血管障害の病型診断への一般的な流れ

脳梗塞はCT上，低吸収域として黒く写るが，重度な脳梗塞にみられる early CT sign を除いては発症後12時間程度以上経過しなければ病変が描出されないため，画像上で脳梗塞の有無を判別できないことが多い．

一方，MRIでは脳梗塞巣はT1強調画像で低信号域として黒く写り，T2強調画像では高信号域として白く写る．発症から6時間程度で画像として描出できることが多く，特にMRIの拡散強調画像（diffusion image）ではおよそ発症2～3時間程度の超急性期の梗塞像も高信号域として描出することが可能であり，脳梗塞の早期診断に非常に有用である．

実際の臨床では，MRIを設置している施設が限られており，限定的な検査とならざるをえない．病院内の設備状況にもよるが，頭部CTで出血性病変を除外し，異常がないかもしくは低吸収域を認めた際は急性期脳梗塞として治療を開始するのが一般的である．

4 ● 虚血性脳血管障害の病態と治療（表2, 3）

1）ラクナ梗塞

ラクナ梗塞は脳深部にある穿通枝動脈という細い血管が閉塞することにより生じる脳梗塞の臨床病型の1つで，梗塞の範囲は直径1.5cm以下，病巣主幹動脈の狭窄や閉塞は認めず，症状は運動障害や感覚障害が主体で無症状のことも多い．

治療の第一選択は抗血小板薬の内服であるが，運動麻痺や嚥下機能障害がある場合には点滴での投与が可能なオザグレルナトリウムの投与が望ましく，発症24時間以内であれば，脳保護薬としてさらにエダラボンを投与する．

2）アテローム血栓性梗塞

アテローム血栓性梗塞は頸動脈や頭蓋内の主幹動脈に生じ

たプラークを基盤に，血小板主体の血栓による狭窄や閉塞が生じて脳虚血をきたした疾患である．発症初期は軽度の麻痺などの症状が多いが，徐々に意識障害などをきたし，重症化する症例もみられる．

発症48時間以内で病変最大径が1.5cm以上の心原性脳塞栓以外の脳梗塞では，選択的抗トロンビン薬のアルガトロバンが推奨されている．

脳浮腫が強く頭蓋内圧亢進を伴う場合は高張グリセロール10％を追加投与する．また，発症後24時間以内であればエダラボンの投与も検討する．

表2 虚血性脳血管障害における各臨床病型の特徴

	ラクナ梗塞	アテローム血栓性梗塞	心原性脳塞栓症
頻度	40％程度	30％程度	20％程度
発症機序	脳深部を環流する穿通枝動脈の閉塞で生じる	脳主幹動脈のアテローム硬化性狭窄もしくは閉塞が原因で起こる	心房細動などにより心臓内に形成された血栓が原因で脳主幹動脈が閉塞して生じる
発症様式	階段状の進行が多い	階段状の進行もしくは突発発症が多く，TIA（一過性脳虚血発作）が先行することが多い	突発発症がほとんどない
画像所見	神経学的脱落症状に一致した最大径1.5cm未満の病変を穿通枝領域にきたすことが多い	血圧低下などによる血流不全で生じた場合は境界域に病変をきたすことが多く，末梢の塞栓で生じた場合は分枝環流領域に一致したくさび状の病変をきたすことが多い	閉塞した主幹動脈の皮質枝領域に一致した比較的境界明瞭な病変をきたすことが多い

3）心原性脳塞栓症

　心原性脳塞栓症は心房細動などが原因で心臓内に血栓が形成され，脳主幹動脈を閉塞して生じる疾患である．主幹動脈が突然閉塞し梗塞巣が広範囲に及ぶため，症状は突発完成型で，意識障害や失語症などの症状を伴い予後不良例が多い．

　脳浮腫が強い症例では，抗浮腫療法として高張グリセロール10％を投与する．心原性脳塞栓症では再発予防のためにヘパリン®を導入しワーファリン®へと切り替えていくことが多いが，梗塞巣が広範囲で高血圧（180/100以上）を合併している場合には，出血性脳梗塞を生じるリスクが高いため，発症後7日以上経過し，脳出血がないことを確認してから投与を検討する．

4）虚血性脳血管障害に共通の治療

a）超急性期脳梗塞

　発症3時間以内の超急性期脳梗塞は血栓溶解療法（t-PA：tissue plasminogen activator：組織プラスミノーゲン活性化因子）が適応となる可能性があるが，t-PAは脳卒中専門医が

表3　脳血管障害の各病型における点滴例

急性期虚血性脳血管障害に共通の治療
点滴例　・脳保護薬：エダラボン（ラジカット®）30mg＋生理食塩液50mLを1日2回投与 　　　　　・電解質維持輸液：ソリタT3号®1,000～1,500mLを24時間均等持続投与 　　　　　・抗潰瘍薬：ファモチジン（ガスター®）20mg＋生理食塩液20mLを1日2回静注 　　　　　・痙攣発作時：ジアゼパム（セルシン®）1回5～10mgを緩徐に静注
＊虚血性脳血管障害共通の点滴例に加えて下記おのおのの病型に応じた治療を追加する

（表3：右頁へ続く）

(表3：左頁の続き)

ラクナ梗塞
点滴例 ・抗血小板薬：オザグレルナトリウム（キサンボン®）80mg＋ソリタT3号®200mL、1日2回、2時間かけて投与

アテローム血栓性梗塞
点滴例 ・抗脳浮腫薬：高張グリセロール10％（グリセオール®）200mL、1日2～4回100～200mL/時で投与
・抗トロンビン薬：投与開始より2日間はアルガトロバン（ノバスタン®）60mg＋ソリタT3号®500mLを24時間持続投与．その後5日間はノバスタン®10mg＋ソリタT3号®200mLを3時間かけて1日2回投与

心原性脳塞栓症
点滴例 ・抗脳浮腫薬：高張グリセロール10％（グリセオール®）200mL、1日2～6回100～200mL/時で投与
・抗凝固療法：ヘパリン®10,000～15,000単位＋生理食塩液100mLを24時間持続投与しAPTT1.5～2.0倍にコントロールする（発症後7日以上経過し、出血性脳梗塞がないことを確認する必要あり）．内服可能であればはじめからワーファリン®でも可能．

脳出血およびクモ膜下出血の点滴治療
点滴例
・降圧薬（ヘルベッサー®もしくはペルジピン®を使用）
　塩酸ジルチアゼム（ヘルベッサー®150mg）＋生理食塩液50mL
　体重50kgの場合5～15mL/時（5～15γ）持続投与で血圧をコントロール
　塩酸ニカルジピン（ペルジピン®）を原液で2～3mL/時より開始
　体重50kgの場合1γが3mL/時となり1～10γ投与しコントロール
・抗脳浮腫薬（脳出血の際に投与．脳浮腫の程度に応じて投与量を調整）
　高張グリセロール10％（グリセオール®）200mL 1日2～6回100～200mL/時で投与
・電解質維持輸液：ソリタT3号®を1,000～2,000mL/日、24時間均等持続投与
・抗潰瘍薬：ファモチジン（ガスター®）20mg＋生理食塩液20mLを1日2回静注
・痙攣発作時：ジアゼパム（セルシン®）1回5～10mgを緩徐に静注
・鎮静薬（クモ膜下出血で投与を検討）：ミダゾラム（ドルミカム®）10mg＋生理食塩液100mL

＊呼吸状態をみながら投与量を調整．緩徐に投与する．

適切な施設で行うのが望ましいとされており，施行可能な施設は限られている．そのため，発症3時間以内の超急性期虚血性脳血管障害が疑われる患者では，救急隊から搬送依頼があった時点でt-PAの適応を考慮し，転送などで治療時期を逸してしまわないように脳卒中センターへの搬送を早期に検討するのが望ましい．

b）虚血性脳血管障害

虚血性脳血管障害では意識障害や麻痺，嚥下障害の出現などにより，経口摂取が困難となり脱水をきたすことが多い．このため，脳梗塞の急性期では脱水を予防し循環動態を保つために，非麻痺側で血管を確保しソリタT3号®などの電解質維持輸液を1,000〜1,500mL/日程度投与し，尿量を1日1,000mL以上に保つようにする．5％ブドウ糖液などの低張液は脳浮腫を増悪させる可能性があるため，できる限り使用しない．

飲水や食事摂取が可能になれば補液量を適宜減量する．

脳梗塞の急性期における降圧加療は，脳循環血流量を低下させる可能性があるため基本的に禁忌であり，内服中の降圧薬は原則として中止し，利尿薬などの使用もできる限り控える．収縮期血圧220mmHg以上もしくは平均血圧130mmHg以上の高血圧が持続する場合に，慎重な降圧療法が推奨されている．

不穏状態や全身性のけいれんがある場合は呼吸抑制に注意してジアゼパムなどを投与する．脳梗塞では消化管出血を発症する頻度が高いため，予防的に抗潰瘍薬（H_2ブロッカー）の投与を検討する．

5 ● 出血性脳血管障害の病態と治療（表3）

1）脳出血

脳出血は高血圧が原因で発症することが多く，症状は突然の激しい頭痛，意識障害，片麻痺や失語などが生じる．頭部CTで脳実質内の高吸収域を確認することにより診断する．また，緊急性の高い疾患であり手術適応の有無を早期に判断する必要があるため，まずは脳外科医にコンサルトする．

a）血圧管理

急性期脳出血の血圧管理については，収縮期血圧＞180mmHg，拡張期血圧＞105mmHg，平均血圧＞130mmHgのいずれかの状態が20分以上続いた際に降圧加療を開始すべきとされている．脳血管を拡張する作用のある降圧薬は脳圧亢進を助長する可能性があるため，慎重な投与が望まれる．脳ヘルニアの有無が予後の規定因子であるため，その原因となる頭蓋内圧亢進に対する治療を早期に開始することが重要である．このため，降圧薬に加えてグリセオール®を投与する．マンニトールは投与後にリバウンドを起こすことがあるため，手術を前提とした場合にのみ投与を検討する．

b）電解質維持輸液

脳出血では意識障害や嚥下障害の合併例が多いため，電解質維持輸液を1日1,000〜2000mL/日程度投与し，尿量を1日1,000mL以上は保つようにする．消化管出血の予防のため抗潰瘍薬（H_2ブロッカー）を投与することが多い．

2）クモ膜下出血

クモ膜下出血は脳動脈瘤の破裂や脳動静脈奇形が原因で生じる疾患で，脳血管障害全体の10％程度を占める．通常は突然の激しい頭痛で発症し，嘔吐や意識障害，項部硬直などの

髄膜刺激症状をきたすが，片麻痺などはきたさないことが多い．頭部CTでクモ膜下腔の高吸収域を確認することで診断する．脳出血と同様に緊急性の高い疾患であり，手術適応の有無の確認のために診断後は緊急で脳外科医にコンサルトする．

再出血が重要な予後悪化因子であり，血圧管理，鎮静，鎮痛を迅速に行う．血圧は収縮期血圧を140 mmHg以下にコントロールする．降圧薬としては脳血管を拡張する可能性のある薬剤は脳圧亢進を引き起こすため慎重な投与が望まれる．

クモ膜下出血においても消化管出血の予防のために抗潰瘍薬（H_2ブロッカー）の投与を行う．意識障害や嚥下障害の合併例が多く，循環動態維持のために電解質維持輸液を1日1,000〜2,000 mL/日程度投与し，尿量を1日1,000 mL以上に保つようにする．

輸液時の注意事項

1）電解質維持輸液は心不全徴候がある場合は投与量を適宜減量する．
2）高張グリセロール10％（グリセオール®）は脳浮腫，頭蓋内圧亢進の程度に合わせて投与量を調整する．大量に投与する際は高Na血症，心不全に注意する．
3）エダラボン（ラジカット®）は腎不全には投与禁忌である．
4）ジアゼパム（セルシン®）およびミダゾラム（ドルミカム®）投与時はSpO_2モニターを装着し，呼吸抑制に注意する．

チェックポイント

- 発症3時間以内の超急性期虚血性脳血管障害では，t-PAが適応となる可能性があるため，迅速に脳卒中専門医にコンサルトする．
- 出血性病変では手術適応の有無の判断が重要あり，脳外科医に必ずコンサルトする．
- 脳血管障害おのおのの病態に合わせて輸液内容を適宜変更する．

参考文献

1) Special report from the National Institute of Neurological Disorders and Stroke : Classification of cerebrovascular disease III. Stroke, 21 : 637-676, 1990
2) 脳卒中治療ガイドライン委員会：脳卒中治療ガイドライン．協和企画，2004
3) 渡辺めぐみ，片山泰朗：脳血管障害の輸液．腎と透析，63（増刊）：404-407, 2007
4) 後藤 敦：急性期脳血管障害の診断の進め方 臨床病型診断の進め方．内科，101（5）：833-837, 2008
5) 大槻俊輔，松本昌泰：脳卒中に対する輸液治療．綜合臨床，58（増刊）：202-208, 2009

第4章　主要疾患における輸液の使い方

7）呼吸器障害

<田部井　薫>

1 ● 症状・病態

1）呼吸器障害の分類

呼吸器障害には，拡散障害と換気障害がある．

拡散障害とは，肺胞換気の障害でCO_2の呼気中への拡散が障害される状態をいい，肺胞気-動脈血O_2分圧較差（$AaDO_2$）の拡大を伴う．

換気障害は，中枢の呼吸制御系の機能異常による肺胞低換気症候群を言う．純粋な低換気状態では，肺胞におけるCO_2とO_2の交換は障害されず，正常値からのCO_2の上昇とO_2の低下が同程度で$AaDO_2$の拡大はない．

2）呼吸器障害の発症機序

拡散障害では，肺胞気と終末毛細血管血との間に分圧較差を生じ，$AaDO_2$が拡大する．しかし，軽症ではCO_2分圧の上昇は換気を刺激して換気量が増加し，CO_2分圧は低下，O_2分圧は上昇し，ともに正常方向に動く結果，CO_2蓄積を伴わないPaO_2の低下がみられる．

換気障害は，肺胞換気自体の問題ではなく，呼吸数の低下や吸気不十分のために分時換気量が低下し，酸素供給が不足している．

3）症　状

拡散障害では，CO_2の蓄積のない低酸素血症で，過呼吸，

呼吸困難が主体であるが，重症になるとCO_2蓄積を起こす．

換気障害では，重症でないかぎり安静時の低酸素血症はない．重症の低換気状態では，CO_2蓄積が起こり，CO_2ナルコーシスとなり，意識状態の低下を起こす．

さらに，低酸素血症では末梢循環不全による乳酸性アシドーシスが発生する．肺高血圧などによる右心系の負荷は，肝機能障害，浮腫をきたす．また，肺炎や急性呼吸障害（ARDS）ではSIADH（syndrome of inappropriate secretion of ADH）による低Na血症をきたす．

2 原 因

1）拡散障害

拡散障害は，肺胞自体に障害があり，肺炎，気管支炎，間質性肺炎が一般的であるが，血管炎，肺胞蛋白症，ケイ素などの沈着もある．

2）換気障害

換気障害は呼吸中枢の機能的抑制（麻酔薬，鎮静薬など），呼吸抑制系と刺激伝達系の障害（ポリオ，Guillain-Barre症候群，脊髄損傷など），胸壁と呼吸筋の障害（重症筋無力症など），上気道閉塞，肺・気管支系の障害（肺・気管支の感染症や腫瘍など）などがある．

3）呼吸障害による水・電解質異常

低酸素血症では，カテコラミンや抗利尿ホルモン（ADH）の分泌が亢進し，水分の体内貯留が起こる．さらに，腎血流量の低下や糸球体濾過率の低下は，レニン-アンギオテンシン-アルドステロン系を刺激し，水・Naの貯留をきたす．

重症の低酸素血症では，末梢組織の虚血により乳酸産生亢進による代謝性アシドーシスをきたす．さらに，心拍出量の

増大,重要臓器への血流再分布,低酸素肺血管攣縮(hypoxic pulmonary vasoconstriction)により肺高血圧症が起こる.

CO_2蓄積は呼吸性アシドーシスをきたし,細胞内からKを放出して高K血症となる.その後,代償性の代謝性アルカローシスとなり,それによるHCO_3^-の産生増加は尿中Cl排泄量を増加させて低Cl血症になり,さらに尿中K排泄量を増加させて低K血症へと移行する.低K血症は腎におけるHCO_3^-の再吸収を増加させ,NaCl再吸収増加につながり,浮腫の一因となる.また,CO_2蓄積自体が交感神経系を刺激し,レニン-アンギオテンシン-アルドステロン系の亢進と抗利尿ホルモン分泌を刺激して水・Naの貯留を促進する.

4)陽圧人工呼吸換気による水・電解質異常

陽圧人工呼吸換気は,胸腔内圧を上昇させ静脈還流を減少させるため,右心負荷を助長する.結果的に腎,肝,腸管などの血流低下や虚血を起こしやすくなる.

実際に,ARDS患者の40〜55%に腎不全がみられ,その結果,水・電解質異常が助長される.

5)気管支喘息

気管支喘息発作時には,努力呼吸および過呼吸に伴う発汗と呼気中への水分喪失が増加する.さらに,経口摂取の減少により容易に脱水状態に陥る.また,過呼吸による呼吸性アルカローシスとなる.

しかし,重症になると気道閉塞が高度となり,$PaCO_2$が一見正常化するcross over pointを越えて上昇し,呼吸性アシドーシスへと移行する.

3 診 断

拡散障害は,$AaDO_2$が高値を示すが,換気障害は,O_2の低

下とCO_2の上昇が同程度であること，$AaDO_2$がないことにより判断される．

原疾患の検索のために，胸部X線写真，胸部CT検査，ポリソムノグラフィーが必要である．

ARDSの診断は，非心原性で急性の低酸素血症をきたし，胸部X線写真で両側の浸潤影を呈する疾患，と定義されている．ARDSの本態は，肺局所あるいは全身性の炎症に伴う高サイトカイン血症で，肺微小血管および肺胞上皮の透過性亢進による肺水腫である．このような状態では，過換気による水分喪失から脱水をきたす．

電解質異常を伴うことも多いため，定期的にNa，K，Clの測定と，体重の測定を行う必要がある．低Na血症を認める場合には，SIADHを疑ってADHを測定することも重要である．また，循環血液量の把握のためには，ANPや下大静脈径の測定も一助となる．

4 治療方針

1) 拡散障害

拡散障害では，O_2投与とCO_2除去のための気道確保，およびPEEP（peak end-expiratory pressure：呼気終末陽圧呼吸）などによる強制換気が必要となることが多い．去痰薬，気管支拡張薬，ネブライザーなどにて細気管支からの喀痰の除去も必要．拡散障害の原因が除去可能なものであれば，抗生物質の投与など原疾患の治療を並行して行う．

2) 換気障害

換気障害では，
- ▶ 肥満の解消，扁桃腺切除，ホルモン療法など，
- ▶ **続発症の治療**：高血圧，肺高血圧，心不全など，

- **肺胞低換気の治療**：薬物療法（アセタゾラミド，プロゲステロン）も有効．
- **原因疾患の治療**：多くは換気の補助が必要である．

3）水・電解質異常

水・電解質異常を認める場合には，輸液を検討する．呼吸器障害における輸液の目的は，循環血液量の維持，電解質の補正である．特に脱水になると喀出困難の原因となる．

輸液量の調節は，浮腫の有無，皮膚の湿潤度などの身体所見に加えて，血圧，脈拍，体温，体重の変化，水分バランス，時間尿量，尿浸透圧などを指標とする．

さらに，心臓前負荷，循環血液量，組織酸素代謝などを正確に把握するために，胸部X線写真，心エコー，下大静脈径，中心静脈圧，肺動脈喫入圧，動脈血液ガス分析，血中乳酸値，ANPなどの測定が助けとなる．

ARDSでは，人工呼吸器からの離脱までの日数は，輸液を控えめにして肺動脈楔入圧を低めにした方が短くなると言われており，安易な輸液は慎むべきである．

一方，喘息発作では，食事や水分摂取が減少し，努力呼吸による著明な発汗と過呼吸による不感蒸泄の増加により急速に脱水状態に陥ることが多く，脱水による喀出困難は発作を重症化するため，積極的な輸液を考慮する必要がある．

4）栄養補給

慢性呼吸不全では，摂食不良により栄養障害に陥りやすい．また，慢性炎症はエネルギー必要量を増加させる．栄養評価をくり返し行いつつ，必要カロリーの補給を常に考えなければならない．栄養評価，栄養補給については第3章（p102）を参照していただきたい．

処方例

＜喘息重積発作の場合＞

過呼吸による脱水は，痰の粘張度が増加して喀出困難となるため，気道の加湿とともに脱水の補正が必要である．
細胞外液を中心とした輸液で，脱水を補正する程度の輸液で十分である．
- ソリタT3号®（1,500mL/面積m^2/日）24時間 2,500mL

＜COPDで低Na血症を伴う場合＞
- 水分制限が主体であるが，それでも補正が困難な場合には，
- 生理的食塩液 500mL＋尿量
- ラシックス® 40mg 経口投与 または，20mg 静脈投与

ただし，浮腫を伴う場合には，
- 生理的食塩液 前日尿量分
- ラシックス® 40mg 2錠/日 分2 経口投与 または，20mg 2A 静脈投与

＜CO_2蓄積を伴う呼吸性アシドーシスがある場合＞

KCl投与を行うが，
KCl投与量（mL/日）＝40＋前日尿量×20
を目安として，経時的に血清K，Cl値とpH，CO_2を観察する．

輸液時の注意事項

1) **呼吸器障害による水・電解質異常**：上述したような機序により，呼吸器障害では浮腫，低Na血症，循環血液量の増加などが起こるため，CO_2蓄積を伴うCOPD患者では，食塩制限，水制限，利尿薬などによる適切な循環血液量の管理が重要となる．

2) **過呼吸による水分の喪失**：不感蒸泄は，皮膚からの水分喪失と呼気からの水分喪失があり，合計で15 mL/kg/日である．過呼吸では水分喪失が増加する．また，乾いた酸素の吸入でも水分喪失が増加するため，人工呼吸器では1日に数Lの水分が失われることもある．

3) **発熱による水分の喪失**：皮膚からの水分喪失は体温に依存し，不感蒸泄量は体温1度の上昇により15％増加する．

4) 慢性呼吸不全では，呼吸性アシドーシスを代償する代謝性アルカローシスが生じ，低K血症，低Cl血症を伴いやすい．低K血症では，呼吸筋力の低下や不整脈の発生に注意し，早期からKClの投与を検討する．しかし，KClの投与によるCl値の上昇はHCO_3^-を低下させ，呼吸性アシドーシスを助長する可能性もあり，pHとCO_2の経時的観察が必要である．

チェックポイント

- 呼吸器障害時には常に脱水に配慮する．
- CO_2蓄積を伴う呼吸器障害では，酸・塩基平衡異常に加え，電解質異常にも配慮する．
- 慢性呼吸不全では，栄養補給にも配慮する．

参考文献

1) 小倉祐司 他：呼吸不全患者の輸液法．新・輸液ガイド．Medical Practice, 23：307-314, 2006
2) 中山裕史, 富田公夫：呼吸器障害．「ポケット輸液マニュアル」（北岡建樹 編), pp235-241, 羊土社, 2003
3) 日本呼吸器学会COPDガイドライン第2版作成委員会：「COPD（慢性閉塞性肺疾患）診断と治療のためのガイドライン」（第2版), メディカルトリビュー, 2004

第4章 主要疾患における輸液の使い方

8）消化器系疾患

<田部井　薫>

1 ● 症状・病態

　健常人では，食物や飲水として1日約2Lの水分摂取が行なわれ，さらに胃液，膵液など消化吸収にかかわる消化液が約8L分泌される．それらの水分は，空腸で約50％，回腸で約30％，残りが大腸で吸収され，糞便中には通常100～200mL程度の水分が排泄される．さらに，経口的に摂取された食塩，Kなどの電解質も上部消化管でほとんど吸収され，消化管液に含まれる電解質も小腸で吸収される．

　消化管液の1日の排泄量と電解質濃度を表1に示した．

　消化器系疾患で輸液が問題となるのは，消化管の疾患により下痢・嘔吐がある場合，食事摂取ができない場合と急性・慢性肝不全の場合である．

1）急性肝不全

　慢性肝疾患のない状態で，初発症状から8週間以内に肝性脳症を発症した状態を急性肝不全という．

　なかでも劇症肝炎は，「肝炎のうち症状発現後8週間以内に高度の肝機能障害と肝性昏睡Ⅱ度以上の脳症をきたし，プロトロンビン時間（PT）40％以上を示すものとする」と定義されている．

　病態としては，芳香族アミノ酸の蓄積，NH_3の蓄積が主体となり，さらに，多臓器不全の病態が加わる．

表1　消化管液の分泌量と電解質濃度

	Na$^+$ (mEq/L)	K$^+$ (mEq/L)	Cl$^-$ (mEq/L)	HCO$_3^-$ (mEq/L)	分泌量 (L/日)
唾液	33	20	34	0	1.5
胃液	60 (10〜115)	10 (1〜35)	85 (8〜150)	0	2.5
膵液	141 (115〜150)	4.6 (2.5〜7.6)	76 (55〜95)	92〜121	0.2〜1.0
胆液	148 (130〜160)	5.0 (2.8〜12)	101 (90〜118)	40〜45	0.7〜1.5
小腸液	129 (106〜143)	11 (6〜29)	116 (90〜139)	29	3.0
大腸液	80	21	48	22	
下痢便	10〜90	10〜80	10〜90		

（文献4より引用）

2）肝腎症候群

　胆道閉塞で黄疸のある患者において，手術後急性肝不全を高率に発症することから，この病態を表す名称として使われていた．しかし現在は，劇症肝炎や肝硬変などの重篤な肝疾患に合併する急性腎不全の総称として使われている．

　病態としては，水・Naの排泄障害と腎血管収縮による腎血流量の低下によるもので，機序としては，①エンドトキシンなど血管作動性物質や門脈圧亢進によって動静脈シャントが増大し，②末梢血管の拡張を伴い，循環血漿量は減少しないが灌流圧が低下し，③交感神経系の亢進，レニン-アンギオテンシン系の亢進，抗利尿ホルモンの分泌亢進などが水・Naの貯留を促進し，④腎血管収縮による腎血流量の低下をきたす，と考えられている．

3）嘔　吐

　胃液中にはNa 60mEq/L, Cl 85mEq/L, K 10mEq/Lが

含まれており，また1日150mEq以上のHClが分泌される．したがって，胃液の喪失により脱水と低Cl血症性代謝性アルカローシスをきたす．胃液自体のK喪失は多くないが，代謝性アルカローシスと脱水によるレニン-アンギオテンシン-アルドステロン系の活性化が尿中へのK排泄量を増加し，さらに代謝性アルカローシスによる細胞内へのK移動により重症の低K血症となる．

イレウスでは，閉塞の部位に応じて胃液のみでなく膵液，胆汁，腸液などの喪失が加わる．腸液の喪失は代謝性アシドーシスをきたす．

胃管が挿入されている症例では，胃液の排出がみられる場合には嘔吐と同様に扱う必要がある．

4）下　痢

下痢では，腸液，NaCl，HCO_3，Kが喪失し，脱水とともにClに比してHCO_3の喪失が大きいため，高Cl血症性代謝性アシドーシス，低K血症となる．

人工肛門では下痢の組成が変わることに注意する必要がある．

2　原　因

1）急性肝不全

急性肝不全における水・電解質異常は，細胞外液量の増加と組織灌流圧の低下が特徴である．末梢性に浮腫，胸水，腹水が認められ，これは，低アルブミン血症による膠質浸透圧の低下，交感神経の緊張，レニン-アンギオテンシン-アルドステロン系の亢進などが関与する．さらに，腎血流量の低下にはプロスタグランジン系やキニン-カリクレイン系も関与する．加えて，抗利尿ホルモンの分泌亢進により低Na血症を生

じる．また，二次性高アルドステロン血症は，低K血症の原因となる．

酸・塩基平衡異常では，低K血症，低Cl血症を伴った代謝性アルカローシスと高アンモニウム血症が認められ，これらが原因となり過呼吸を起こし呼吸性アルカローシスを誘発し，代謝性アルカローシスと呼吸性アルカローシスが混在する．アルカローシスは肝性脳症の惹起因子であると同時に，低Ca血症，低P血症，低Mg血症なども引き起こす．

2）嘔 吐

嘔吐の原因は多岐にわたり，慎重な鑑別が必要であるが，同時に胃液の喪失は，単に脱水を起こすのみでなく，酸の喪失による強度の代謝性アルカローシスと低K血症などの電解質異常をきたすことを忘れてはいけない．

3）下 痢

下痢は，2週間以内に収束する急性下痢と，3週間以上持続する慢性下痢がある．下痢の原因には，浸透圧性，浸出性，分泌性，機能性などがある．原因は**表3**に示した．

3 ● 診 断

1）急性肝炎，劇症肝炎

急性肝炎，劇症肝炎では，身体所見で肝性昏睡の評価を行い，原因検索に加え，重症度判定，合併症の評価が重要である．

肝予備能の指標としては，コリンエステラーゼ，PTやヘパプラスチンテストなどの血液凝固能が用いられ，PTが40％以下では劇症化が予想される．また，Fisher比は劇症肝炎では1.3以下となる症例が多い．

診断後は黄疸の鑑別や肝の萎縮を評価するための腹部エコー検査・腹部CTは経時的に行う必要がある．

表2　嘔吐の原因

分　類	原　因
1. 中枢性嘔吐	脳腫瘍，髄膜炎，脳血管障害などによる脳圧亢進，筋緊張性頭痛，神経性食欲不振症
2. 反射性嘔吐	
a. 消化管疾患	急性胃腸炎，消化管腫瘍，消化性潰瘍など
b. 肝胆膵疾患	急性肝炎，急性膵炎，胆石症，胆嚢炎など
c. 心疾患	うっ血性心不全，心筋梗塞，狭心症など
d. 薬物	アスピリン，ジギタリス，アルコール，アミノフィリン，モルヒネなど
e. その他	尿路結石症，食中毒，腹膜炎
3. 内耳，前庭器官の刺激	Ménière病，聴神経腫瘍，乗り物酔いなど
4. 化学受容体の刺激	薬物，妊娠中毒症，尿毒症，アルコール中毒，低酸素血症，毒素（食中毒）
5. 消化管の狭窄，通過障害	消化管腫瘍，アカラシア，幽門狭窄症，腸閉塞，慢性便秘，Hirschsprung病など
6. 神経性・心因性	ヒステリー，神経症，躁うつ病，ストレス，疼痛，ショック，恐怖など

(文献2より引用)

2）嘔　吐

　嘔吐の原因は，**表2**に示したとおりであり，問診，身体所見，血液検査，上下部消化管内視鏡，腹部CTなどで鑑別を行う．また，それと同時に，嘔吐の重症度判定を行うことも重要で，必ず健常時の体重と現体重を評価する．指標としては，軽度の嘔吐では500mL，中程度では1,000mL，高度では1,500mLと考えて補液計画をたてる．

3）下　痢

　下痢の成因は**表3**に示したとおりであり，問診，身体所見，血液検査，便培養，上下部消化管内視鏡，腹部CTなどで鑑別を行う．また，それと同時に下痢の重症度判定を行うことも

表3 下痢の原因

1. 浸透圧性下痢		
	a. 非吸収性溶質	塩類下剤,ラクツロース,ソルビトール
	b. 輸送障害	グルコース・ガラクトース吸収不良
	c. 原発性二糖類分解酵素欠損症	乳糖不耐症
	d. 二次性二糖類分解酵素欠損症	ウイルス性腸炎,スプルー
	e. 吸収面積減少	腸切除,腸バイパス形成
2. 分泌性下痢		
	a. 細菌エンテロトキシン	コレラ,大腸菌エンテロトキシン
	b. エンテロウイルス	ロタウイルス
	c. ジヒドロキシ胆汁酸	回腸切除,回腸疾患(Crohn病),胆嚢切除後下痢
	d. 脂肪酸	非膵性脂肪便,膵機能不全
	e. 緩下剤	ヒマシ油
	f. 内分泌性	WDHA症候群,Zollinger-Ellison症候群
	g. 神経性調節障害	アミロイドーシス,糖尿病性下痢
3. 滲出性下痢		
	a. 慢性大腸炎	潰瘍性大腸炎,Crohn病,放射線胃腸炎
	b. 腸感染症	病原性大腸菌,細菌性赤痢,サルモネラ,ウイルス性胃腸炎
	c. その他	虚血,スプルー
4. 機能性変化		過敏性腸症候群,胃切除後下痢
5. 透過性亢進		門脈圧亢進症,不完全な腸閉塞

(文献2より引用)

重要で,必ず健常時の体重と現体重を評価する.指標としては,軽度の下痢では500mL,中程度では1,000mL,高度では1,500mLと考えて補液計画をたてる.

4 ● 治療方針

1) 急性肝不全

Na制限,抗アルドステロン薬,ループ利尿薬による水分排

泄の促進が原則となる．水分投与量は，尿量，不感蒸泄量，体重変化，胸水・腹水の程度と腎機能を考慮して決定されるが，初期開始量は1,000〜1,500mL/日となる．

低Na血症に対しては，尿中Na濃度が低下（10mEq/L以下）している場合には水分制限で対応する．血清Na濃度が125mEq/L以上では補液によるNa補充の必要はない．

利尿薬は，循環血漿量の増加が疑われる場合に限る．肝不全では低アルブミン血症を伴っており，循環血漿量が減少しているにもかかわらず浮腫・胸水・腹水など細胞外液量の増加を認める．このような場合に安易に利尿薬を投与することは厳に慎むべきである．

アルブミンを投与した後にループ利尿薬を投与することは有効である．

また，低K血症に対しては抗アルドステロン薬が有効である．

2）嘔　吐

嘔吐では胃液の喪失により脱水と代謝性アルカローシス，低K血症となる．

代謝性アルカローシスは，一般的には生理食塩水に反応するので，酸を投与する必要はない．一方，高度のアルカローシスの場合は，アミノ酸液を投与することによりアルカローシスを是正できる．

嘔吐によるNaの喪失は，通常の胃液のNa濃度が60〜100mEq/Lであることから，軽度では40mEq，中程度では80mEq，高度では120mEq 失われると予想する．

輸液の際はまず，体液欠乏量を推定し，その後輸液投与量を決定する．

治療原則は，輸液開始6〜8時間で体液欠乏量の1/3を補給し，16から24時間でさらに欠乏量の1/3を是正する．輸液

速度は500mL/時とし，K補給も必要であるが，脱水が著しいときには腎機能障害による乏尿となることもあるため，Kを含まない補液がよい．脱水が改善され，利尿が確認された後にKの補給を行う．

3）下 痢

下痢では，水分の喪失，NaCl，Kの喪失，HCO_3の喪失があり，脱水に低Cl血症性代謝性アシドーシスをきたす．

補液を開始するにあたっては，体液欠乏量を推定して水分投与量を決定し，Naの喪失量は（下痢中のNa濃度は重症度により5〜100mEq/Lと異なるが），おおむね軽度では25mEq，中程度では50mEq，高度では75mEqと予想する．

代謝性アシドーシスの補正には，補正液として乳酸リンゲル液，炭酸水素ナトリウム液を用いる．腸液には高濃度のKが含まれており，低K血症の治療も平衡して行う必要がある．

腸疾患により人工肛門が作成されることが多くなったが，**人工肛門では，作成部位により便への電解質排泄量が大きく異なる**ことを忘れてはいけない．

下痢の状態の把握は容易であるが，腸液の組成は大きく異なっており，電解質測定を頻繁に行って補液管理を行うことが肝要である．

5 ● 輸液の注意点

1）急性肝不全

肝不全では，肝細胞壊死によるアミノ酸逸脱，タンパク合成抑制などにより血漿アミノ酸濃度が上昇し，肝性脳症の一因となる．そのため，アミノ酸製剤の投与は原則として禁忌である．したがって，肝予備能が改善するまでは分枝アミノ酸の使用は待つべきである．

肝不全では糖新生能の低下により重篤な低血糖を合併することが多く，エネルギー投与中でも血糖値の監視が重要である．

利尿薬は，循環血漿量の増加が疑われる場合に限る．肝不全では，低アルブミン血症により循環血漿量が減少しているにもかかわらず，浮腫・胸水・腹水など細胞外液量の増加を認める．このような場合に安易に利尿薬を投与することは厳に慎むべきである．

2）嘔 吐

輸液速度は500mL/時とし，K補給も必要であるが，脱水が著しいときには腎機能障害による乏尿となることもあるため，Kを含まない補液がよい．脱水が改善され，利尿が確認された後にKの補給を行う．

3）下 痢

下痢時の代謝性アシドーシスの補正として，乳酸リンゲル液や炭酸水素ナトリウム液を用いる．また，下痢時の細胞外液喪失は非常に大きいことがあるため，評価に注意する．

低K血症の場合はKCl液を用いて必要量を補正する．

処方例

1）嘔吐の場合

初期補液：体液欠乏量の1/3を6〜8時間で投与する

〈補液の内容〉

- 生理食塩液 500mL＋5％ブドウ糖 500mL

同様の液にて16〜24時間でさらに欠乏量の1/3を是正する．

体液欠乏量が予想できない場合には，

- 生理食塩液 500mL＋5％ブドウ糖 500mL

を500mL/時で投与し，尿量 0.5mL/時以上が確保で

きるまで補液を続ける.

ただし,脱水が極度の場合には,急性腎不全となり乏尿になっていることがあるため,肺水腫には注意を要する.

必要により,塩化カリウムまたはリン酸二カリウム液 20 mL を混注し,10 mEq/時以下で投与する.

2) 下痢1Lの場合
- 5%ブドウ糖液 1,000 mL + KCl 35 mEq/L + NaHCO$_3$ 45 mEq/L

500 mL を30分で投与し,その後は500 mL/時の速度で体液欠乏量を補充する.

輸液時の注意事項

1) **体重欠乏量の把握**:健常時体重を問診し,現体重との差から体重欠乏量を評価することが望ましい.
   下大静脈径による循環血液量の把握.
   総タンパクやヘマトクリット (Ht) による推定:体液欠乏量 (L) = 健常時の体重 (kg) × 0.6 × (1 - 健常時 Ht または総タンパク濃度/脱水時 Ht または総タンパク濃度)
   健常時のデータがない場合には,正常値として Ht = 男性では45%,女性では40%で,TP = 7.5で計算するのもやむをえない.ただし,あくまでも目安として用い,モニタリングをしっかり行うことが重要である.
2) **低Na血症**:補正速度は,ともかくゆっくり行う.血清Na値が115 mEq/L 以下では,すみやかな治療開始が必要であるが,8 mEq/L/日を越えないようにする.
3) 高Cl血症性アシドーシスがあるときには,生理食塩水の投与はアシドーシスを助長する.

4）嘔吐ではK欠乏があり，さらに生理食塩水を補給すると尿中へのKの喪失を助長する．
5）嘔吐，下痢が激しいと，脱水が極度となり急性腎不全に陥る場合がある．この場合には，経時的に血清Cr値を測定する必要がある．

一般的には，循環血液量が保たれるようになれば尿量が確保される．その目安は，0.5〜1.0mL/時である．しかし，乏尿性腎不全では参考にならないことを忘れてはならない．

チェックポイント

- 喪失した消化液の組成を評価する．
- Kの補充は，利尿の確認後に行う．
- イレウス，下痢の場合はアシドーシスの補正が必要になる場合がある．
- 人工肛門では，部位により便の組成が異なることに留意する．
- 胃管ドレナージでは，嘔吐と同様の消化液が失われていることを忘れてはならない．

参考文献

1) 四枝英樹 他：急性肝炎，急性肝不全患者の輸液法．Medical Practice, 23：287-294, 2006
2) 宮崎純一，三浦総一郎：下痢，嘔吐，腸閉塞患者の輸液法．Medical Practice, 23：300-306, 2006
3) 田中基彦，富田公夫：消化器系疾患．「ポケット輸液マニュアル」（北岡建樹 編），pp242-246, 羊土社, 2003
4) 三浦総一郎，松永久幸：嘔吐・蹴り患者の輸液療法．日本医師会雑誌, 132：51-54, 2004

第4章 主要疾患における輸液の使い方

9）熱　傷

<田部井　薫>

1● 体液生理

　皮膚は，不感蒸泄を調節するのに重要な役割をしているが，熱傷ではその調節機構が破綻し，大量の水分が失われる．さらに，広範囲の熱傷ではヒスタミン，セロトニン，ブラジキニン，プロスタグランジンなどが産生されるため，微小血管の著明な透過性亢進が生じ，アルブミンの血管外への喪失も起こる．

　受傷面積が25％以上になるとその影響は全身の血管におよび，急激な血管内脱水をきたし，心拍出量の低下により熱傷ショックとなる，いわゆるショック期が訪れる．

　受傷後24〜72時間するとplasma refillingが起こり，血管透過性の亢進は回復し，血管外に漏出していた細胞外液が血管内に戻り，循環血液量は増大し，尿量も増加する．この時期には，心不全や肺水腫に注意して十分な利尿を確保する必要がある．その後は皮膚の防護作用が失われているために，感染期へと移行する．

　広範囲の熱傷患者の初期治療は，気道，呼吸，循環，意識レベル，体温などのバイタルサインの評価から始まる．続いて，熱傷面積・深度の評価，重症度の判定を行い，入院の必要性を判断する．

1）重症度および予後の評価

重症度の診断には，burn index（BI）が用いられる．

> burn index＝0.5×Ⅱ度熱傷面積（％）＋Ⅲ度熱傷面積（％）

BIが10〜15以上を重症とする．

熱傷の予後は，BIだけではなく年齢も関与するため，prognostic burn index（PBI）が用いられる．

> prognostic burn index（PBI）＝burn index＋年齢

PBIが70〜80で死亡率は約10％，80〜100で50％，100〜120で80％であり，120以上になると救命率は稀である．

さらに，気道の熱傷などの合併，原疾患の有無も関与する．

2）熱傷深度および面積の評価

急性期の輸液量の決定には，熱傷深度と面積の評価が必要である．

a）熱傷の深度の評価（表1）

- ▶ Ⅰ度熱傷：表皮熱傷
- ▶ Ⅱ度熱傷：真皮に及ぶ
  浅達性Ⅱ度熱傷
  深達性Ⅱ度熱傷

表1 熱傷深度別による所見，症状，経過

分類	外見所見	症状	経過
Ⅰ度	紅斑・発赤	熱感・疼痛	数日で治癒
Ⅱ度	水泡・びらん	疼痛・灼熱感	Ⅱ浅：1〜2週間で治癒 Ⅱ深：3週間以上で瘢痕性治癒
Ⅲ度	蒼白・羊皮紙様	疼痛はほとんどなし 知覚脱出	植皮による治癒

▶ Ⅲ度熱傷：皮膚の全層の壊死

b）熱傷の面積
i）9の法則（図1）
各部位を9％で区分し，11箇所の9％と陰部の1％を合計して100％とする方法である．退院直後の輸液開始の目安となる．小児では成人に比べて頭部の割合が大きく，下肢の割合が小さいため，9の法則は適用できない．

ii）5の法則（図2）
小児の熱傷面積を計算する方法である．

iii）Lund & Browderの法則（図3，表2）
年齢に応じて頭部，大腿部，下腿部の面積が配分されており，異なる年齢の正確な受傷面積が算定できる．

iv）手掌法
手掌および指腹の面積は体表面積の約1％にあたる．広範囲の熱傷には適用できないが，小さな熱傷面積の評価に有用である．

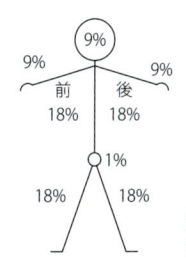

図1　9の法則

熱傷用語集（日本熱傷学会用語委員会編）より引用

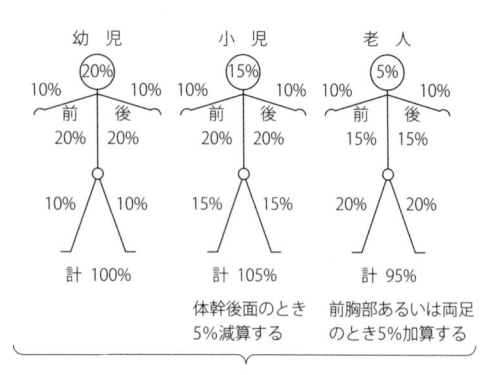

	幼児	小児	老人
頭	20%	15%	5%
上肢（左右）	10%/10%	10%/10%	10%/10%
体幹 前/後	20%/20%	20%/20%	15%/15%
下肢（左右）	10%/10%	15%/15%	20%/20%
計	100%	105%	95%

体幹後面のとき5%減算する（小児）
前胸部あるいは両足のとき5%加算する（老人）

図2　5の法則
熱傷用語集（日本熱傷学会用語委員会編）より引用

前面：A（頭）, 13（体幹上部）, 2, 2, 1 1/2, 1 1/2, 1, B B（大腿）1 1/4, 1 1/4, C C（下腿）1 3/4, 1 3/4

後面：A, 13, 2, 2, 2 1/2, 2 1/2, 1 1/2, 1 1/2, B B 1 1/4, 1 1/4, C C 1 3/4, 1 3/4

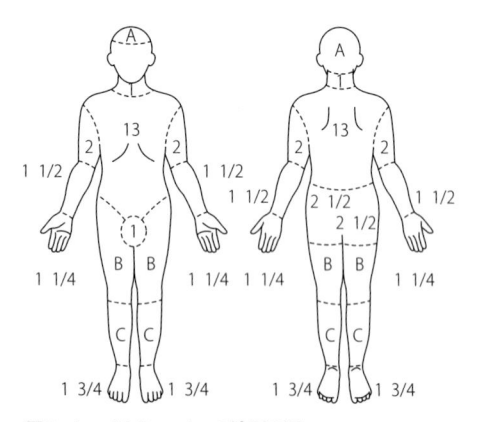

図3　Lund & Browderの法則の図
熱傷用語集（日本熱傷学会用語委員会編）より引用

表2 Lund & Browderの法則の表

年齢		0	1	5	10	15	成人
A	頭部の1/2	9.5	8.5	6.5	5.5	4.5	3.5
B	大腿（片側）の1/2	2.75	3.25	4	4.25	4.25	4.75
C	下腿（片側）の1/2	2.5	2.5	2.75	3	3.25	3.5

2 輸液の目的

循環血液量の減少を補正し，臓器への血流の維持を目的とする．しかし，過剰の補正は，心不全，呼吸不全，全身浮腫の増強を招く．逆に，過少補液では腎不全を生じる．

Ⅱ度熱傷とⅢ度熱傷の合計が体表面積の15％（小児，高齢者では10％）以上の場合には，ショック状態になる可能性が強いため，輸液を必要とする．

3 輸液療法の実際

1）初期の輸液療法

a）輸液製剤と投与量

成人では，Baxterの公式が用いられる．

> **＜Baxterの公式＞**
> 初期の24時間の投与量：乳酸リンゲル液　4mL×kg×%BSA
> （%BSA：熱傷面積）

受傷後最初の8時間で1/2，次の16時間で1/2の輸液を行う．

b）その他の輸液目標の指標

> **＜Modified Brookの公式＞**
> 乳酸リンゲル投与量：成人　2mL×kg×%BSA
> 　　　　　　　　　　小児　3mL×kg×%BSA

> **<Schringer's Burns Institute>**
> 乳酸リンゲル液投与量：
> 　5,000 mL×熱傷面積(m²)＋維持水分量2,000 mL×体表面積(m²)

c）輸液の方法

来院直後の輸液は，成人では9の法則，小児では5の法則で熱傷面積を求めて開始し，その後 Lund & Browder の法則により正確に算定して輸液量を調節する．

しかし，これらの指標はあくまでも目安であり，熱傷深度や気道損傷の有無により補正が必要となる．

重要なことは，輸液開始後のモニタリングで循環動態の治療目標（**表3**）を参考にさらに補正をすることである．

d）治療目標

最も重要なのは尿量で，腎臓は循環血液量の低下に鋭敏に反応する．したがって，尿量が確保されていれば他の臓器血流も維持されていると考えてよい．

したがって，重症例では膀胱カテーテルを留置し尿量を1

表3　循環動態の治療目標

収縮期血圧	＞100 mmHg
平均血圧	＞80 mmHg
脈圧	＞40 mmHg
脈拍数	＜120/分
尿量	0.5〜1.0 mL/kg/時
ヘマトクリット値	35〜50％
血漿総タンパク	＞3 g/dL
中心静脈圧	2〜7 mmHg
心係数	＞2.5/分/m²
肺動脈楔入圧	2〜7 mmHg

時間ごとに測定して，成人では0.5〜1.0mL/kg/時，小児では1.0〜1.5mL/kg/時の尿量を確保できるように補液を行う．

e）コロイド液の投与

熱傷受傷後8〜12時間で，血管透過性が亢進して血漿成分が血管外に漏出するが，早期にアルブミン製剤や新鮮凍結血漿などのコロイド液を投与すると投与したコロイド液は血管外に漏出してしまい，組織の膠質浸透圧がさらに上昇する．その結果，呼吸機能の悪化や浮腫の増悪を起こす．したがって，コロイド液の投与は，受傷後24時間までは使用しないのが原則である．さらに，48時間以降はplasma refilling期になり漏出したタンパクが血管内に戻るため，この時期にはコロイド液の投与は控える必要がある．

しかし，熱傷面積が50％以上，気道損傷を伴う広範囲熱傷，基礎疾患を有する高齢者などで循環動態が安定しない場合には，受傷後6〜12時間をめどにコロイド液の投与を開始する．また，血漿総タンパク3.0g/dL以下あるいはアルブミン値が1.5〜2.0g/dL以下の場合にも投与する．

原則的にはアルブミン製剤を投与するが，凝固因子の欠乏が疑われる場合には新鮮凍結血漿を投与する．

また，輸液のみでは循環動態の維持ができない場合には，ドーパミン 3〜10μg/kg/分を投与する．

2）維持期の輸液

受傷後48〜72時間経過するとplasma refilling期になり，細胞外に漏出していたタンパクが血管内に戻る．この際細胞外液も血管内に移動し，循環血液量が増加する．その結果，脈圧が増大し，中心静脈も上昇，尿量も増加する．この時点では輸液量を減少させる．

また，この時期に心不全や肺水腫が起こるため，注意深い

観察が必要である．基礎疾患を有する高齢者では，利尿薬やドーパミンなどを使用する．

3）栄養輸液

熱傷では，滲出液へのカロリー，タンパクの漏出が大きく，早期からカロリー，タンパクの補給を考える必要がある．

> 成人では
> 必要カロリー　：25kcal×体重(kg)＋40kcal×熱傷面積(%)
> タンパク補給量：1.0g×体重(kg)＋3.0g×熱傷面積(%)
>
> 小児では
> 必要カロリー　：60kcal×体重(kg)＋35kcal×熱傷面積(%)
> タンパク補給量：3.0g×体重(kg)＋1.0g×熱傷面積(%)

4　輸液の注意点

1）気道損傷

火災などの際に，煙を吸い込んだり，高温の水蒸気を吸い込んで起こる．

広範囲熱傷に気道損傷を合併すると肺炎も併発しやすくなり，死亡率は高い．診断は気管支ファイバーにて行う．

上気道型では，上気道の浮腫を生じ，窒息の危険性があるため緊急の気管挿管を行う．受傷後24〜48時間にピークがある．

下気道，肺実質型では，低酸素血症が時間とともに増悪し，気管支，細気管支に粘膜壊死や偽膜形成を認める．

気道損傷を合併する場合には，同じ熱傷面積であっても，補液量を1.5倍にしなければならない．一方で，気道損傷では肺水腫も起こしやすいため，尿量を指標に投与量を調節する必要がある．

2）ミオグロビン尿

熱傷が筋肉にも及ぶ場合や，末梢循環不全に陥っている場合にはミオグロビン尿を呈し，尿が赤色調になる．ミオグロビン尿は急性尿細管壊死を起こし，急性腎不全の原因となる．

この場合尿量の確保が必要で，1.0〜2.0 mL/kg/時を維持する．

マンニトールなどの浸透圧利尿薬や重炭酸Naによる尿のアルカリ化によりミオグロビンの尿中排泄を促進する方法がとられることもある．

無尿が4時間以上続いた場合には，躊躇することなく透析を開始する．

処方例

- 熱傷の面積を算出後，Baxterの公式にて投与量を決定する（初期の24時間の投与量：乳酸リンゲル液 4 mL × kg × %BSA，%BSA：熱傷面積）．
  受傷後最初の8時間で1/2，次の16時間で1/2の輸液を行う．
  例：体重60 kgで，Ⅱ度とⅢ度の熱傷面積が全体表面積の50％の患者．
  Baxterの公式より
  24時間の必要量は，4 × 60 × 50 = 12,000 mL
  1/2を8時間で投与するから，
- 乳酸リンゲル 750 mL/時
  その後は，16時間
- 乳酸リンゲル 375 mL/時

輸液時の注意事項

1) **初期治療**

　プレショックあるいはショック状態であり，水分，電解質の喪失に加え，血漿タンパクの血管外への漏出を意識して，大量の補液を積極的に行う．アルブミンなどのコロイド輸液は受傷後24時間から48時間に行うが，慎重な経過観察が必要である．

2) **初期治療の目標**

　初期治療の輸液の目標は，循環動態の管理と尿量0.5〜1.0 mg/kg/時の確保である．

3) **受傷後48時間以降**

　plasma refilling が起こることを想定して，急性心不全や肺水腫の兆候を見逃さないようにし，補液量を調節する．

4) **慢性期**

　易感染状態と異化亢進による低栄養状態に移行する時期であるため，栄養補給を開始する．同時にDICや多臓器不全の発症の兆候を見逃さないようにする．

チェックポイント

- 広範囲熱傷では,急性期に有効循環血漿量の低下によりショック状態に陥る.
- 輸液療法の適応はⅡ度およびⅢ度熱傷の受傷面積が15％以上の症例である.
- 受傷48時間までは,ショック状態に陥らないように,迅速な急速大量輸液を行う.
- 尿量を0.5〜1.0mL/kg/時に確保できるような補液を行う.
- 受傷48時間以降は,plasma refillingの回復による心不全,呼吸不全を引き起こすため,慎重な経過観察が必要である.
- ショック回復期には感染予防に努めると同時に,異化亢進状態となるため,栄養補給を開始する.

参考文献

1) 坂野 勉:熱傷患者の急性期輸液療法.Medical Practice, 23:360-365, 2006
2) 灰塚尚敏:熱傷.「ポケット輸液マニュアル」(北岡建樹 編), pp247-254, 羊土社, 2003

第4章 主要疾患における輸液の使い方

10) 術後の輸液

<鈴木洋通>

術後の輸液の基本は，循環血漿量の減少を回復するのが第一の目的である．

では，術後ではなぜ循環血漿量が減少しているのか．大きく分けて3つの原因があげられる．①出血による喪失，②ドレーンからの排液，③サードスペースへの移行，である．

一般には術前，術中での輸液が比較的正確に行われていれば，水・電解質バランスは保持されていることが多い．しかし，上記にあげた3つの要因は必ずしも単純には補充できないことがあり，特に腹部や胸部の大手術においてはその傾向が強い．

① 出血による喪失

当然手術であることより，何らかの出血を伴う．一般に術中にその喪失分に対して輸血や輸液がなされるが，不十分なことが多い．

② ドレーンからの排液

多くの手術後に創部にドレーンが挿入されることが多く，特に消化管の手術では，胆管や膵管にドレーンが挿入されることが多い．ここで1つ知っておく必要があるのは，表1に示す各消化管から排泄される消化液量と電解質のおおよそである．これをみると小腸液，膵液，胆汁はほとんど血液の電解質組成と似ているが，**胃液はCl^-が大量に含まれている**．この点は記憶しておく必要がある．

③ サードスペースへの移行

サードスペースは術後にのみ生じる特殊な病態である．実際にこのようなスペースがあるか否かについてはいまだ議論が続いているが，少なくとも仮定をして考えた方が術後の輸液治療ははるかに臨床的に上手くいくことが多い．このスペースは血管の透過性が何らかの原因で亢進し，その結果血管内の水分が血管外に漏出し，この漏出した水分（サードスペースに貯えられた水分）が血管内に戻らない状態を指す．実際に術後に輸液を行うとしばしばこのスペースに水分が流れ込み，全身に浮腫を生じる原因ともなる．

表1 消化液の量と電解質組成

液	量 (mL/日)	Na^+ (mEq/L)	K^+ (mEq/L)	Cl^- (mEq/L)	HCO_3^- (mEq/L)
唾液	1,500 (500～2,000)	10 (2～10)	26 (20～30)	10 (5～18)	30
胃液	1,500 (100～4,000)	60 (9～116)	10 (10～32)	130 (8～154)	0
十二指腸液	(100～2,000)	140	5	80	
小腸液	3,000 (100～9,000)	140 (80～150)	5 (2～8)	104 (43～137)	30
大腸液		60	30	40	0
膵液	(100～800)	140 (113～185)	5 (3～7)	75 (54～95)	115
胆汁	(50～800)	145 (131～164)	5 (3～12)	100 (89～180)	35

（文献3より引用）

1 ● 術後の電解質の変化

術後はサードスペースの出現により細胞内外の水(溶媒)の比は通常の3:1から2:1程度になっていることが推定される(図1).そのような情況下でしばしばみられるのは低Na血症である.すなわち溶媒(水)の過剰状態が招来される.特に脳外科の手術においては,バソプレシンの分泌促進が起こり,その結果低Na血症が起こることがある.

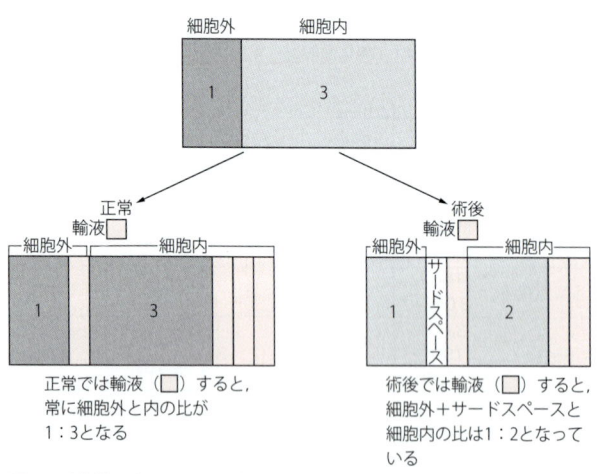

図1 手術後に起こるサードスペースの考え方

術後はサードスペースの出現により細胞内外の水(溶媒)の比は通常の3:1から2:1程度になっていることが推定される

（正常では輸液(□)すると,常に細胞外と内の比が1:3となる／術後では輸液(□)すると,細胞外+サードスペースと細胞内の比は1:2となっている）

2 術後の輸液の目的

術後の輸液の最大の目的は循環血漿量を維持することにある.

3 輸液療法の実際

一般に腎機能が推算糸球体濾過量 (estimated glomerular filtration rate:eGFR) で60mL/分/1.73m^{2}以上であれば,通常の維持輸液とされている輸液を行う.維持輸液の組成は表2に示すような形が一般である.

処方例

- ソリタT4号® 500mL×4本＋15％KCl（40mEq） 1本
  24時間かけて点滴静注

出血量,ドレーンからの排液量を測定し,さらにサードスペースへの移行をなるべく正確に推定することが大切である.特にサードスペースへの移行は手術中から起こっており,少なくとも術後24時間までは続いている.しかし48時間以内には,多くの場合サードスペースから血管内へと戻ってくる.この時期には尿量も一般に増加してくることが多いので,逆

表2 維持輸液の組成

5～10％ブドウ糖	1,500mL
生理食塩水	500mL
15％KCl（40mEq）	20mL
電解質濃度は	
Na$^+$	38mEq/L
Cl$^-$	58mEq/L
K$^+$	20mEq/L

に維持輸液量のみでは不足してくることもあり，図2に示すように**循環動態の最もよい指標である血圧，脈拍数，尿量**を6時間ごとに測定しながら輸液量を決定していく．この場合もちろん当然であるが，重症度に応じてときには中心静脈圧の測定も行い，慎重に輸液量を決めていく必要がある場合もある．

● 関連・参照項目

手術中に大量出血した場合に，しばしば膠質液の投与が必要とされることがある．これは生理食塩水を輸液した場合には，一般に投与量の75％が間質に，25％が血管内に残るに過

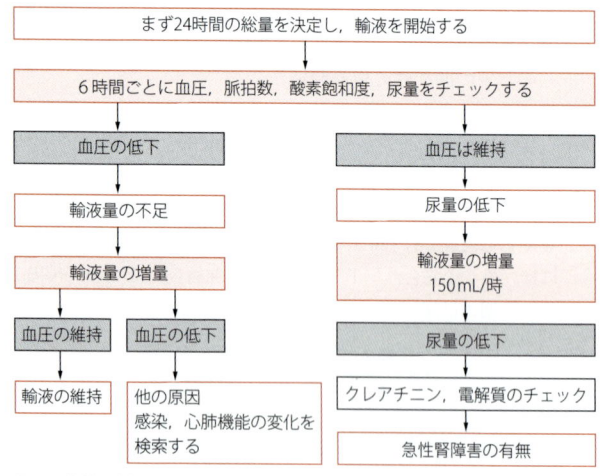

```
              まず24時間の総量を決定し，輸液を開始する
                              ↓
         6時間ごとに血圧，脈拍数，酸素飽和度，尿量をチェックする
                  ↓                                    ↓
            血圧の低下                              血圧は維持
                  ↓                                    ↓
            輸液量の不足                            尿量の低下
                  ↓                                    ↓
            輸液量の増量                          輸液量の増量
                                                  150 mL/時
              ↓         ↓                            ↓
          血圧の維持  血圧の低下                    尿量の低下
              ↓         ↓                            ↓
          輸液の維持  他の原因              クレアチニン，電解質のチェック
                     感染，心肺機能の変化を                ↓
                     検索する                      急性腎障害の有無
```

図2　術後の輸液の手順

循環動態の最もよい指標である血圧，脈拍数，尿量を6時間ごとに測定しながら輸液量を決定していく

ぎないが，膠質液は一時的ではあるが，100％血管内に残ることによる．したがって出血性ショックの場合には循環血漿量を維持する目的で膠質液が用いられることがある．この膠質液の使用に関しては議論のあるところで，特にアルブミン製剤に関しては古くから使用されてきたが，最近の多くの成績からは積極的有用性は認められなくなりつつある．わが国では処方例に示すようなヘスパンダー®やデキストラン®が用いられている．しかしこれらは腎機能低下例（eGFRで60mL/分/1.73m²未満）や心不全では禁忌であり，またデキストラン®は出血傾向を助長するので出血傾向の患者でも禁忌である．

アルブミン製剤はアルブミン濃度により2種類あるが，一般に術後用いられるのは循環血漿量を増やすことを目的とする等張アルブミンである．

処方例

＜大量出血時や体液喪失時に用いられる膠質液＞

- ヘスパンダー®〔6％HES（ブドウ糖のOH基がhydroxyethyl 1基に置換されたもの），Na^+ 105.6mEq/L，K^+ 4.0mEq/L，Ca^{2+} 2.7mg/dL，Cl^- 92.3mEq/L，乳酸20.0mEq/L〕
- サリンヘス®（6％HES，Na^+ 154mEq/L，Cl^- 154mEq/L）

上記2剤が膠質液として用いられており，術後24時間で主に1,000mLに対して20mL/kg/日を上限として使用する．

デキストラン製剤としてはいくつかあるが，主にデキストラン40®（デキストラン10％，Na^+ 154mEq/

L，Cl^- 154 mEq/L）あるいは低分子デキストランL®（デキストラン10％，Na^+ 130 mEq/L，K^+ 4 mEq/L，Ca^{2+} 3 mg/dL，Cl^- 109 mEq/L，乳酸28 mEq/L）が用いられており10〜20 mL/kg/日を使用の目安とする．

輸液の注意点

輸液の注意点はいかに過不足なく輸液量を体内に届けることができるかによっている．そのためにはいかなる点に注意するか．

1）血圧と脈拍数の変動に注意

術後はドレーンからの排液が急に増加したりすることがあり，その場合，血圧がゆっくりではあるが下降し始める．この場合，一般には脈拍数は増加するが，高齢者や糖尿病患者では自律神経反射が低下していることにより増加しないことがあり，注意が必要である．また急激な血圧の上昇をみることもあり，これは逆にサードスペースからの水分の戻りが生じた場合などにみられ，そのまま輸液をすると過剰となることがある．

2）術後に腎機能の低下が起こってきている場合

術前は腎機能が正常であっても，手術侵襲により術後に急速に腎機能障害が生じてくる場合がある．多くの場合は尿量の低下となって現れるが，しばしば術後は非乏尿性腎障害が起こってくることがあるため，血清クレアチニンによる腎機能のモニターは少なくとも術後24時間は6時間以内に電解質とともにチェックしておくことが重要である．もし尿量が保たれているにもかかわらず，血清クレアチニン値の上昇がみられた場合には，血清K値に注意しKを含まない輸液に切り換える必要がある．

チェックポイント

- 術中の出血量とドレーンからの排液量.
- 術中の循環動態,特に血圧の低下の有無と尿量.
- 維持輸液のみで可能か,膠質液もしくはアルブミン製剤が必要とされるか.
- 輸液中の血圧,脈拍数,尿量の経過をみる.
- 6時間ごとに血清クレアチニン,電解質をチェックする
- 循環動態の不安定な場合には中心静脈圧モニターによる管理が必要である.

参考文献

<術後の輸液>

1) Chaudhary, S. et al. : Pre-operative intravenous fluid therapy with crystalloids or colloids on post-operative nausea & vomiting. Indian J. Med. Res., 127 (6) : 577-581, 2003
2) Friedman, A. L. : Management of the surgical patient with end-stage renal disease. Hemodial Int., 7 (3) : 250-255, 2003
3) Faber M. D. et al. : Management of Fluid Electolyte and acid-base disurdersin surgical patients. Maxwell L Kleeman's Clinical Disorders of Fluid Electrolyte Metabolism (Narins, R. G. ed.) (5th ed.), pp1407-1436, Mcgraw-Hill, New York, 1994

<アルブミン輸注>

4) Mendez, C. M. et al. : Albumin therapy in clinical practice. Nutr. Clin. Pract., 20 (3) : 314-320, 2005
5) Soeters, P. B. : Rationale for albumin infusions. Curr. Opin. Clin. Nutr. Metab. Care., 12 (3) : 258-264, 2009

第4章 主要疾患における輸液の使い方

11）透析患者の輸液

<鈴木洋通>

1 ● 体液生理

　透析患者では血液透析もしくは腹膜透析にかかわらず、通常はほとんど尿量が0に近い状態である．すなわち、腎臓は濾過機能も代謝機能も失っている．したがって、透析患者では水分の除去と濾過は主に透析によって行われている．正常では1日あたり1,500〜2,000mL近くの尿が排泄されるのが0mLであるということは、透析と透析の間では常に一方向に水分の貯留が生じている、ということである．これが透析患者ではそのまま体重増加となってみられるために、透析間で増加した体重、すなわち水分過剰を1回おおよそ3〜4時間の透析によって除去する必要がある．一般に血液透析患者では1回の水分の除去量を体重の3〜5%としているので、60kgの体重の人では1.5〜3.0kg前後の除水が必要となる．

　また、除水後の体重をdry weightとして、除水量の目安とする考え方が導入されている．

1）血清Na濃度はほとんど正常である

　このような状態にあっても、ほとんどの人は水だけの摂取は行わず、食塩（Na）とともに水を摂っているのが一般的である．おおよそ1gの食塩を摂ると水100〜150mLが必要とされる．したがって1,500mLの水を摂っている人は約10gの食塩をとっていると考えてよい．このようなことより、一般

2）Kは異常である

血清Na濃度が正常であるが，透析患者での電解質の問題はKである．Kは95％以上が細胞内に存在し，細胞外には数％しか存在しない．Kは主として腸管から他の電解質と同様に吸収され，主として尿からそのほとんどが排泄される．一般に，腎機能障害が進行すると尿中にKが排泄できないために，Kが体内に負荷されたときには，Kは腸管を介して便中から排泄されるようになる（図1）．

しかし注意すべきことは，1回の血液透析でKの除去はほぼ90 mEq前後であり，通常の摂取量の半分しかないことである．よって，Kについては「摂取量＞除去量」となる．したがって輸液に際しては一般にKフリーを用いる．

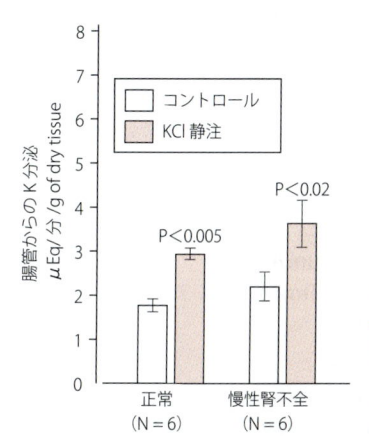

図1　慢性腎不全のKの腸管からの排泄[6]

慢性腎不全では，正常に比べてKが負荷されたとき，腸管より正常より多くのK分泌が行われる．これにより慢性腎不全でのKの上昇を一部防いでいる

3) 酸塩基平衡は保たれていると考えてよい

腎機能障害が進行すると酸排泄は低下し，重炭酸濃度は低下し始めるが，血液透析患者においては透析によりむしろ塩基側に傾くこともある．したがって**慢性血液透析患者では一般に血液のpHは7.40前後に保たれていること**が多い．

2 輸液の目的

透析患者では，しばしば食欲不振や下痢などが起こり，そのような場合に輸液が必要となる．また当然であるが，手術，消化管に病変が生じた場合，点滴による抗生物質の投与とともに輸液が必要な場合などがある．これらいずれの輸液においても，基本となるのは輸液量を過剰にしないことである．次いで，常にK値に注意をすることが肝要である．

3 輸液療法の実際

1) 維持輸液

輸液療法ではいずれの場合においても，維持輸液量をどうするかが大切である．筆者は，透析患者においては1,000 mL/日から始める．そしてdry weightを標準としながらゆっくりと輸液を開始する．

処方例

- ソリタ-T4号® 500 mL×2
 (Na：30 mEq, K：0 mEq, Cl：20 mEq, ブドウ糖 4.3%)
 これにて開始する．

図2には術後，特に消化管系の手術もしくは，胃潰瘍など

の出血性病変を消化管に認め，禁食となっている場合の輸液の手順を示した．透析患者では輸液量は決して過剰にならないよう常に dry weight との関連を第一に，次いで他の循環動態の指標である血圧，脈拍数に注意しながら慎重に輸液を進めていく．

また，透析患者では圧受容体反射に異常が生じていることが多く，そのために血圧が低下しても脈拍数が上昇せず，出血が起こっていてもその徴候が掴みにくくなり，結果として急激な血圧低下をみることがある．そのようなことを避ける意味では常に輸液量と血圧との関係もみておくことが大切で

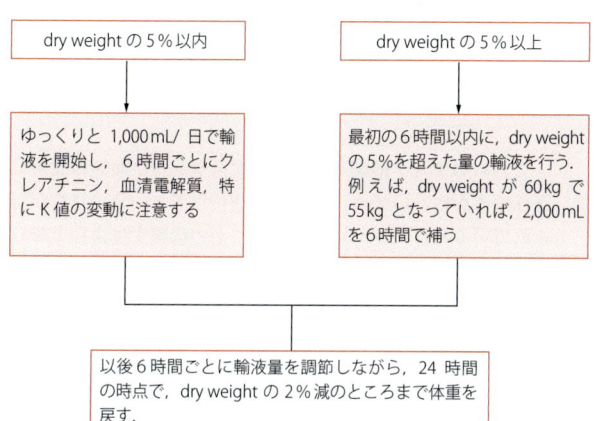

```
┌─────────────────────────┐         ┌─────────────────────────┐
│ dry weight の 5％以内     │         │ dry weight の 5％以上     │
└───────────┬─────────────┘         └─────────────┬───────────┘
            ↓                                     ↓
┌─────────────────────────┐         ┌─────────────────────────┐
│ ゆっくりと 1,000 mL/ 日で │         │ 最初の 6 時間以内に，     │
│ 輸液を開始し，6 時間ごと │         │ dry weight の 5％を超えた │
│ にクレアチニン，血清電解 │         │ 量の輸液を行う．例えば，  │
│ 質，特に K 値の変動に注意│         │ dry weight が 60 kg で    │
│ する                    │         │ 55 kg となっていれば，    │
│                         │         │ 2,000 mL を 6 時間で補う  │
└───────────┬─────────────┘         └─────────────┬───────────┘
            └──────────────┬──────────────────────┘
                           ↓
        ┌──────────────────────────────────────┐
        │ 以後 6 時間ごとに輸液量を調節しながら， │
        │ 24 時間の時点で，dry weight の 2％減の │
        │ ところまで体重を戻す．                 │
        └──────────────────────────────────────┘
```

図 2　透析患者の輸液の手順

透析患者では輸液量は決して過剰にならないように常に dry weight との関連を第一に，次いで他の循環動態の指標である血圧，脈拍数に注意しながら慎重に輸液を進めていく

ある．Kの補充は基本的には必要ないが，検査値が3mEq/L以下の場合，慎重に補充する．

2）栄養輸液

透析患者ではしばしばさまざまな原因で食事摂取ができなくなり，急に栄養失調になることがある．透析患者では元来栄養失調と言っても過言でない状態にあり，容易に異化亢進が起こってくる．そのような場合，効果は十分に上げにくいが，栄養輸液を積極的に行うことが勧められる．

処方例

- 1日量：ソリタ T4号®1,000mL＋50％ブドウ糖液60mL＋10％アミノ酸製剤200mL（モリアミンS®）ともに腎不全用として作られているネオアミユー®（6.1％200mL）もしくはキドミン®（7.2％200mL）を維持輸液量に加える．

これらのアミノ酸製剤がどの程度低タンパク血症の改善に寄与するかについては，必ずしも透析患者で一定の見解が得られているわけではないが，いくつかの成績ではよいとされている．

また，キドミン®は高アンモニア血症をきたしにくいとされているが，高アンモニア血症の患者には用いることはできない．透析患者では，一般に使われている高カロリー輸液を用いることはしないのが原則である．すなわち，KやPが比較的多く含まれていることによる．

輸液時の注意事項

1) **輸液量の過剰に気を配る**：透析患者は体液量の調節ができないことより，過剰な水分が体内に入ると浮腫や肺水腫を容易に引き起こすため，注意が必要である．
2) **K値**：Kは腎臓以外よりほとんど排泄できないのでKフリーで輸液を行うが，長期間の輸液を行っていると低K血症になることがあり，その点についても十分な注意が必要である．
3) **P値**：Pも一般にKと同様に腎臓から排泄されるので蓄積する．しかし透析で確実に除去されていくので，長期間Pフリーで輸液を行っていると1mg/dL以下となるような重篤な低P血症を起こすことがあり，長期間の輸液では注意が必要である．
4) **ビタミン**：ビタミン製剤は数多く出されているが，一般に大きな差異はない．筆者はマルタミン®，MVI-12キット®10mLを用いている．

以上，主に血液透析患者の輸液療法について述べてきた．CAPD（chronic ambulatry peritoneal dialysis：慢性家庭腹膜透析）は血液透析患者と異なるが，CAPD患者で輸液が必要なときは，例えば手術後経口摂取ができない，消化管の病変などがある場合である．したがって，そのような場合にはCAPDを中止して血液透析を行いながら輸液を行うことが多いことより，上記に述べた血液透析患者に順じての輸液療法でよいと考えられる．

チェックポイント

- どのような状態にあるかを,輸液を始める前に判断する:透析患者で輸液が必要とされるときには,どのような輸液が必要なのか,単なる維持でよいのか,あるいは栄養輸液なのかをしっかり確定する.一般人のように単に輸液をしておいて自然治癒力に任せるという考え方は通用しにくい.したがって不必要な輸液は避けるべきであり,必要なときには積極的に行う.
- 輸液量をこまめに調節する:長期間の輸液治療では,この間に血液透析を行うことになるので,そのときにしっかりと体重測定を行い,またクレアチニン/BUN値をみながら,十分なカロリーが投与されているかをみる.しばしばカロリー不足になることがあり,それではアミノ酸製剤を投与しても,ほとんどタンパクには合成されていかないことに留意する.
- 電解質の変動に注意する:KやPに関しては当然気を配られているが,ときにNaやCa値も変動していることがあるのでチェックを怠らないようにする.

参考文献(腎不全とカリウム代謝)

1) Musso, C. G. : Potassium metabolism in patients with chronic kidney disease (CKD), Part I : patients not on dialysis (stages 3-4). Int. Urol. Nephrol., 36 (3) : 465-468, 2004
2) Agarwal, R. et al. : Pathophysiology of potassium absorption and secretion by the human intestine. Gastroenterology, 107 (2) : 548-571, 1994
3) Klevay, L. M. et al. : Renal and gastrointestinal potassium excretion in humans : new insight based on new data and review and analysis of published studies. J. Am. Coll. Nutr., 26 (2) : 103-110, 2007
4) Ahmed, J. & Weisberg, L. S. : Hyperkalemia in dialysis patients. Semin. Dial., 14 (5) : 348-356, 2001
5) Hayes, C. P. et al. : An extrarenal mechanism for the maintenance of potassium balance in severe chronic renal failure. Trans. Assoc. Am. Physicians., 80 : 207-216, 1967

第4章 主要疾患における輸液の使い方

12）小児輸液の特殊性
（小児脱水症に対する輸液療法）

<服部元史>

1 体液生理

小児（特に新生児・乳児）は，下記の水分代謝の特徴により**脱水症**に陥りやすい．

● 小児の水分代謝の特徴
- 新生児・乳児は，体に占める水分量（細胞外液量）が多い．
- 1日の必要水分量が多い（表1）．
- 不感蒸泄量が多い（表2）．
- 新生児・乳児は，尿濃縮力が未熟である．
- 新生児・乳児は，口渇を表現できず，また自分自身で飲水行動がとれないため，水のフィードバック機構（図1）がうまく働かない．

表1 1日の必要水分量（mL/kg/日）

年齢	成熟新生児	5カ月	12カ月	5歳	10歳	15歳
必要水分量	150	120	100	80	50	30

表2 1日の不感蒸泄量（mL/kg/日）

	新生児	乳児	幼児	学童	成人
不感蒸泄量	30	50	40	30	20

不感蒸泄量は，外気温，体温，呼吸状態などで大きく変動する．
例えば，外気温28度以上で1度上昇につき5mL/kg増加，体温38度以上で1度上昇につき10mL/kg増加

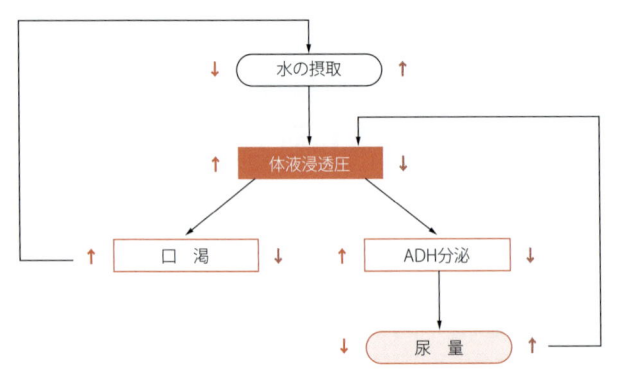

```
                  ┌──────────┐
          ↓       │  水の摂取 │      ↑
     ┌────────────└──────────┘────────────┐
     │                  ↓                  │
     │            ┌──────────┐             │
     │     ↑      │ 体液浸透圧│      ↓     │
     │            └──────────┘             │
     │         ↙              ↘            │
  ┌──┴──┐                         ┌────────┴──┐
↑ │ 口渇│ ↓                     ↑ │ ADH分泌  │ ↓
  └─────┘                         └───────────┘
                                        ↓
                                   ┌────────┐
                               ↓   │  尿量  │  ↑
                                   └────────┘
```

図1　水のフィードバック機構

体内の水分が不足すると体液浸透圧が上昇し，視床下部にある浸透圧受容体がこれを感知し，その結果，渇中枢が刺激されて飲水行動に繋がる．また抗利尿ホルモン（ADH）分泌が刺激されて尿は濃縮される．しかし，新生児・乳児は，口渇をうまく表現できず，また自分自身で飲水行動がとれない，さらに尿濃縮力の未熟性（ADHに対する集合管の反応性が低い）のため，脱水に陥りやすい

2 ● 輸液の目的

- ▶ 喪失量の増加や摂取量の減少によって体に不足した水・電解質の補充
- ▶ 体の代謝維持に必要な水・電解質の補充
- ▶ 電解質異常の補正

3 ● 輸液療法の実際

1）脱水症の原因診断と脱水症の重症度評価

- ▶ 病歴（妊娠・分娩歴や成長・発達歴を含む）や診察所見などから原因（**表3**）をできるだけ推定する．
- ▶ 同時に，脱水症の重症度を正確に判定する（**表4**）．

表3 小児脱水症の主な原因

A．水分喪失量の増加	
① 下痢・嘔吐	急性胃腸炎，急性乳幼児嘔吐下痢症，急性大腸炎
② 嘔吐	アセトン血性嘔吐症，先天性幽門狭窄症
③ 発熱・発汗	感染症
④ 多呼吸	肺炎，喘息
⑤ 多尿	尿崩症
⑥ その他	糖尿病性ケトアシドーシス，副腎不全，熱傷，日（熱）射病
B．水分摂取量の減少	
① 意識障害	髄膜炎，脳炎（脳症）
② 呼吸困難	肺炎，喘息
③ 食欲低下	感染症（高熱疾患，インフルエンザ，麻疹など），口内炎
④ 虐待	

表4 脱水症の重症度評価

臨床症状・所見	軽度	中等度	高度
体重減少の程度：乳　児 　　　　　　　：年長児	5％未満 3％未満	5〜10％ 3〜9％	10％以上 9％以上
意識レベル	良好，覚醒	傾眠または興奮	昏睡
血圧	正常	正常か低下	低下
心拍数	正常	やや増加	頻脈（重症例では徐脈）
脈性	正常	やや弱い	かすかに触れる
呼吸	正常	多い	あえぎ呼吸
皮膚温	少しひんやり	ひんやり	冷たい
皮膚色調	青白い	浅黒い	斑状
皮膚緊張度	やや低下	低下	かなり低下
大泉門	平坦	少し陥凹	明らかに陥凹
眼	正常	わずかに落ちくぼむ	深く落ちくぼむ
啼泣時の涙	出る	出るが少ない	出ない
粘膜（口・舌）	やや乾燥	かなり乾燥	ききっている
capilary refilling time*	1.5秒未満	1.5〜3秒	3秒以上
尿量	軽度減少	減少	ほぼ無尿

＊毛細血管再充満時間：親指の爪床部を蒼白になるまで強く圧迫し，圧迫解除後にピンク色に回復するまでの時間

2）高度（中等度の一部も含む）脱水症

低容量性ショック・プレショック例では，循環（末梢循環，臓器灌流）不全の改善を目的に**急速初期輸液**を直ちに（各種検査所見が出揃う前から）開始する．

処方例

① **低容量性ショック**の場合
　生理食塩液 20 mL/kg体重/回を5分で投与．
　1時間で2回まで追加投与可（合計 60 mL/kg体重/1時間）．心機能に問題がある場合には減量．
② **低容量性プレショック**の場合
　細胞外液補充液〔生理食塩液，重炭酸リンゲル液（ビカーボン®）〕を 10〜20 mL/kg体重/時で開始．

輸液時の注意事項

1）急速初期輸液を実施する場合には心エコー検査などによる**心機能の評価**が必須（ウイルス性心筋炎や熱射病による心筋障害で心機能が低下している場合もありうる）．
2）静脈路確保が困難な場合には，**骨髄針による骨髄路確保**を試みる．

チェックポイント

- 治療効果の指標として，血圧上昇，末梢循環（皮膚の色調や末梢冷感）の改善，重要臓器灌流不全の改善（時間尿量が 0.5 mL/kg体重/時以上）を確認する．
- On-going loss の評価とその補正も行う必要がある．

表5　1日のエネルギー代謝維持に最低限必要な水分量（Holliday-Segarの式）

体重10kg以下	100mL/kg/日
体重11〜20kg	1,000mL + 50mL/（体重−10）kg/日
体重20kg以上	1,500mL + 20mL/（体重−20）kg/日

表6　浸透圧上昇以外のADH分泌刺激病態（nonosmotic stumuli）

手術後	痛み，嘔吐（吐き気），不安，ストレス
肺病変	肺炎，気管支炎など
中枢神経病変	脳炎，脳症，髄膜炎，脳血管疾患，脳腫瘍など
薬剤	非ステロイド抗炎症薬，抗けいれん薬，シクロホスファミドなど，他多数
その他	喘息発作，熱性けいれん，中耳炎など，他多数

3）急速初期輸液後の輸液（緩速均等輸液）

- ▶ 喪失量の補正はhalf correct（半量補正）が原則
- ▶ [喪失量×1/2（半量補正）＝喪失補充量]に維持輸液量（表5）を加えた量がこれから24時間の総輸液量となる

4 ● 輸液の注意点

1）経静脈輸液療法によって生じる低Na血症（hospital-acquired hyponatremia）

　血漿浸透圧上昇以外のさまざまな病態（表6）がADH（抗利尿ホルモン）の分泌刺激（nonosmotic stimuli）となり，**ADH不適切分泌症候群（SIADH）** を起こすこと，そしてこの病態は小児では珍しくないことを知っておく必要がある．

　上記病態の患者（例えば，手術後，肺炎・気管支炎，脳炎・脳症）に**低張液**による急速補液を行うと重篤な低Na血症（脳浮腫による脳圧亢進，けいれん，意識障害，脳ヘルニアによる死亡）が発症する危険性がある．そのため，このような患

者の初期輸液には，低Na血症の発症予防を目的として，生理食塩液を使用すべきとの意見がある．

2）輸液の再調整

輸液中は，患者の全身状態（意識状態やバイタルサイン），尿量，体重，血清・尿中Na濃度などをチェックし，輸液組成，輸液量，投与速度の妥当性をきめ細かく再調整する．また状態が改善した場合には，早期に経口補水液を用いた**経口補水療法（oral rehydration therapy：ORT）**を開始して，経静脈輸液による投与量を減らす（入れすぎない）ことが安全な輸液療法である．

参考文献

1) 服部元史, 飯野靖彦：小児の輸液戦略, レジデントノート 6：376-379, 2004
2) Friedman, A. L.：Pediatric hydration therapy：Historical review and a new approach. Kidney Int, 67：380-388, 2005
3) Moritz, M. L. & Ayus, J. C.：Hospital-acquired hyponatremia-Why are hypotonic parenteral fluids still being used? Nature Clin. Prac. Nephrol,. 3：374-382, 2007
4) 五十嵐隆：小児の経静脈輸液療法：最近の話題．小児科臨床, 61：6-12, 2008

第4章 主要疾患における輸液の使い方

13）高齢者への輸液療法の特殊性

＜北岡建樹＞

1 はじめに

1）高齢者の特殊性

　　現代社会において，平均寿命の延長により高齢者が増大している．このため高齢者に対する輸液療法の機会も増している．**高齢者の身体的な特徴**は，若年者に比べるとあらゆる臓器に生理的予備能の衰えがみられることである．このため，水・電解質代謝異常を招きやすくなる．しかも，高齢者においては自覚症が乏しく，このような異常の早期発見が遅れると，治療の際にはすでに重篤になっていることが少なくない．しかも，多彩で全身的な基礎疾患を有していることが多く，輸液治療を行う場合にも加齢による循環器系の機能低下などから体液調節能の低下を呈するため，急激な負荷量は避けるべきであり，注意深い経過観察が必要になる．

2）高齢者の輸液

　　高齢者における輸液治療は基本的には成人に対するのと同様の考え方で実施するが，調節機構の幅が狭く，しかも個人差が大きいことがあり，個々の症例に応じて投与量，投与速度などをより慎重に行うことが必要である．できる限り緩徐に補正をするとともに，頻回のチェックと輸液内容の見直しが大切になる．

2 ● 体液生理

1）調節機能の特徴（図1）

加齢に伴って体液調節機能や循環器系の機能が低下してくる．

i）腎機能

腎機能は加齢および腎動脈硬化症により腎血漿流量（renal plasma flow：RPF），糸球体濾過量（GFR）はいずれも低下する．80歳代では，青年期のGFRに比べて，50％程度まで減少することになる．

腎濃縮力・希釈力も加齢によりGFRに平行して低下し，特

中枢神経の障害
　渇感↓，摂食↓
　脱水になりやすい

肺機能低下
　pCO_2↑，pO_2↓
　容易にpO_2<60mmHgとなる

心機能低下
　拡張能↓
　急激な負荷で肺水腫になりやすい

腎機能低下
　濃縮力↓，希釈力↓，GFR↓

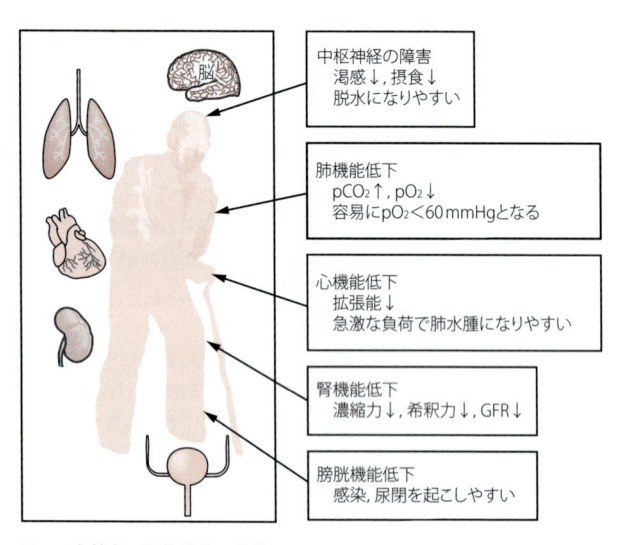

膀胱機能低下
　感染，尿閉を起こしやすい

図1　高齢者の調節機能の特徴

に濃縮力の低下は代謝老廃物の排泄に必要とする尿量を約2倍とすることから，水分代謝異常に影響する．さらに水分欠乏傾向があると容易に脱水症を生じ，液量の過剰負荷は溢水を生じることになる．

ii) 肺・心機能

肺機能は全肺気量，肺活量の低下と残気量の増加により換気の障害および肺血流・拡散能の低下がみられ，pCO_2の上昇，pO_2の低下傾向を示す．80歳代ではpO_2は70mmHg程度まで低下することがある．しばしば高齢者では閉塞性肺疾患を呈することが多く，これに呼吸器感染症や肺うっ血を併発すると容易に$pO_2 < 60mmHg$と低酸素血症に陥りやすくなる．

心機能のうち心拍出量も低下し，収縮力の低下とそれ以前に拡張機能の低下がみられ，急激な液量負荷により心不全，肺水腫などに陥りやすい．

iii) 内分泌機能

内分泌機能にも変化があり，体液量の調節機構に重要なレニン-アルドステロン系のうちレニン分泌量の低下により低レニン低アルドステロン血症となり尿細管でのNa再吸収量の減少と高K血症をきたしやすくなる．また，高齢者では渇感が乏しくなり，しかも抗利尿ホルモン（ADH）の尿細管への反応性が低下するため，脱水症を生じやすくする．

2) 体液生理学的な特徴（表1）

i) 水分

成人に比べて**高齢者では総体液量が減少してくる**．この原因は細胞内液量の減少によるものであり，これは筋肉量の減少によるためと考えられる．これに対して，細胞外液量は成人と比べて大きな差異はない．この結果，水分予備量の低下

表1 体液分布 電解質酸塩基平衡の変化

	成人	高齢者
全体成分量（体重比）		
脂肪（%）	15	30
骨（%）	8	7
その他（%）	17	8
全体水分量（%）	60	55
体内電解質量		
total exchangeable Na（男性）(mEq/kg)	41	40
総K量（mEq/kg）		
男性	53	45
女性	44	33
血清電解質濃度		
Na（mEq/L）	144	144
K（mEq/L）	4.4	4.6
Cl（mEq/L）	100	105
Ca（mEq/L）	4.9	5.1
P（mg/dL）	2.4	2.2
酸塩基平衡		
pH	7.4	7.368
pCO_2（mmHg）	44.8	45.7
HCO_3（mEq/L）	26.6	25.5

により脱水症をきたしやすくなる．

ii）K

細胞量が少なくなることから，**細胞内電解質であるK，P，Mgなどの体内含有量も減少する**．この結果，食欲不振などの何らかの原因によりK摂取量の低下に伴い，K代謝の異常がみられる場合に予備量の減少からK欠乏が生じやすくなる．

iii）血清電解質・タンパク質

血清電解質濃度の大きな変化はみられない．しかし高齢者では食欲低下などからしばしば栄養不良になることがあり，血

清タンパク質（血清アルブミン）の低下がみられ，血液中の膠質浸透圧の低下により浮腫を形成しやすい．

iv) 酸塩基平衡

酸塩基平衡は血液pHがややアシドーシスの傾向を示す．この理由は，高齢者ではしばしば慢性呼吸器疾患に罹患していることが多く，呼吸性アシドーシスを呈することがあるためである．二酸化炭素の貯留によりpCO_2が上昇した場合，通常これを代償するために血漿HCO_3を増加させる腎臓の働きが出現するが，高齢者では腎機能が加齢により低下しているため十分な代償作用が働かなくなる．

3 ● 輸液の目的

1）水分代謝異常をきたす要因

高齢者では皮膚の老化に伴って不感蒸泄量が減少（成人の2/3程度まで）するが，渇感の低下，飲食物の摂取不良，尿失禁や頻尿を回避するために意図的に飲水量を制限する理由などから脱水症に陥りやすい．

脱水症をきたしやすい要因は多数あり，体内の水分予備量が少ないこと（特に細胞内液量の減少），腎機能の障害（特に尿濃縮力の低下），抗利尿ホルモンに対する腎臓の反応性の低下，などがある．それ以外に，高齢者に特有な痴呆やうつ傾向などの精神的な影響，寝たきりなどの運動制限なども飲水行動の妨げになり，水分摂取量が不足する原因となる．さらに，高齢者では感染症が頻繁にみられるが，食欲低下，発熱，過換気などによる水分喪失から脱水症がしばしば認められることになる．また下痢，嘔吐，利尿薬の使用により水分・電解質の異常を生じることも多い．このため入院患者では低Na血症や低K血症がしばしば認められる．

2）体液異常の診療における注意点（表2）

　高齢者においてはさまざまな原因により体液の異常を招きやすいが，その異常を早期に発見することは容易ではない．一般的に，高齢者では疾病の経過は非定型的であり，基礎疾患を複数抱えている場合もあり，病態の把握が困難となる．また，脳血管障害による言語障害や認知症などのために異常の症候を第三者に訴えることが困難で，長期間の病歴などの有益な情報を聴取できないことも多い．さらに，食事摂取量の状態，体重の変化，薬剤の種類や服用状況なども不確実になることが少なくないことが経験される．

　このような点から体液の異常を早期に発見することができず，治療の遅れが生じるため相当重症になって初めて異常に気がつくという状況がある．

　脱水症の場合にも，加齢により皮膚粘膜の所見も脱水症と診断するのに困難なこともある．血液検査においても健康時の患者の総タンパク濃度や貧血の程度も不明であると，欠乏

表2　高齢者輸液の注意点

1. 細胞内液量が減少している：予備力の低下から欠乏，過剰のいずれにも陥りやすい．
2. 長期間にわたり輸液が継続される傾向にある：マンネリ化，漫然と行われる輸液の副作用，種々の電解質異常が出現しやすい．適宜輸液の効果を確認して適切な内容の輸液とする．できる限り早期に経腸管からの補給に変更する．
3. 個人差が著しく，症状が明らかでないことが多いため，検査やモニターなどを頻回に行い，安全確認を慎重に行って経過を観察する．
4. 急速な投与を避ける：ショック時以外は心機能を考慮して投与速度は2mL/kg/時程度とする．欠乏量輸液時の安全係数として0.2～0.3とする．
5. 副作用の出現が多く，多臓器不全を招きやすい：基礎疾患の存在，多剤投与の相互作用，感染症の併発などをきたしやすい．

量の推定に困難を生じることになる．同居人がいればある程度の情報を得ることができるが，独居の高齢者では特に注意する必要がある．

4 ● 脱水症に対する輸液療法

1）高齢者における困難性

　輸液治療を行う場合には，成人と同様に基礎疾患の把握，水分・電解質の欠乏の程度を推定して，適切な輸液内容を決定することが必要である．脱水症には，病態により大きく水分欠乏性の（高張性）型と食塩欠乏性の（低張性）型，混合型に区分されるが，いずれの型かを診断して病態に応じた輸液内容を投与することが必要である．

　このような注意点は成人の場合と同じであるが，**高齢者では欠乏量を把握するために必要な情報が乏しい**ことが問題である．皮膚粘膜の所見も加齢により一般的に乾燥化しており，検査においても低タンパク質，貧血の存在のために計算式が不適切になりかねない．脱水症に伴う症候も乏しく，このため欠乏量の推定が困難であり，予測が正確に立てられない点がある．さらに脱水症に低栄養が合併している場合には，血液検査では一見正常にみえることがあり，輸液治療後に貧血や低タンパク血症が明らかになることが多い．健康時の体重が測定されていればよいが，不明の場合も少なくないため，欠乏量の推定が困難になる．

2）輸液量速度

　実際投与する輸液量は安全係数に従って投与されるが，**高齢者では調節能が狭小化しているため，投与量や投与速度の決定は慎重にする必要がある**．安全係数は成人では0.5とするが，高齢者では0.2ないし0.3程度と少なめにする．輸液の投

与速度も調節機能の安全域が狭いため，急激な投与は避ける．500mL程度の輸液量でも投与速度が急激であると心不全を招くことがある．高齢者では心機能が一般的に低下しているが，個人差が大きいため事前に心エコー検査によりチェックして心不全，肺水腫の防止に役立てることができる．

体液異常を是正するための短期間の欠乏量輸液法の場合であれば，完全な栄養補充を考慮しなくてもよい．体液異常が回復すれば，経口的に食事摂取が可能になることも多い．

5 栄養輸液

1) 長期間の輸液

食欲不振や嚥下困難などのために長期間の維持輸液を試みる場合には，中心静脈栄養でなければ必要栄養量を確保することが難しい．必要エネルギー量としてはHarris-Benedictの式に従い，これに活動係数や障害係数を加えて計算する．高齢者では基礎代謝の低下により必要熱量は減少し，25kcal/kg体重前後を目標に投与する．タンパク代謝に関しては組織異化作用を防止するためカロリー補給と合わせてアミノ酸を適量補給する．この際窒素量として1日8～10g程度の投与とする．

2) 短期間の輸液

長期間の栄養輸液法を必要としない場合には，1日800kcal程度の熱量から開始するが，適切な水分と電解質量およびビタミンの投与も必要である．これには糖加電解質アミノ酸輸液剤（例：アミカリック®，アミノフリード®）2L程度を末梢静脈から輸液することで達成可能である．

3) 経腸栄養

経口的な摂取が不可能である場合は，できる限り腸管を利

用した栄養補給（経腸栄養）を考慮するべきで，長期間の栄養輸液を実施する場合は適応をよく検討することが大切である．特に糖代謝異常を合併している2型糖尿病の高齢者においては，適切にインスリンを併用して高血糖にならないように配慮することが必要である．そのために，輸液ポンプにより急速な投与速度とならないように注意して急激な血糖値の上昇を避ける．長期間の高カロリー輸液の場合にはビタミン，微量元素などの投与にも配慮し，副作用やカテーテル管理に注意が必要である．

長期留置カテーテルは感染や閉塞が生じやすく，免疫能低下から敗血症，多臓器不全などの重篤な合併症をきたしやすい．血管自体も脆弱化していること，認知症などの場合にはカテーテルを抜去するなどの事故を招くこともあり，できる限り輸液からの離脱，経腸管補給を考慮することが必要である．静脈穿刺が困難な症例にはときに皮下輸液という方法が試みられる場合もある．

処方例

① ショック：生理食塩液 500 mL 60分で投与，以後生理食塩液 500 mL 120分で投与，中心静脈（CVP），心機能に応じて投与速度を加減する．CVP＞5 cmとなれば中止．血圧，全身状態，心不全などのチェックをこまめに行う．

② 脱水症：欠乏量に応じて投与量を決める．
輸液量＝維持量＋欠乏量×0.3（安全係数）＋喪失量
脱水症の種類に応じて輸液内容は異なる，投与速度はショック時以外では60 mL/時を超えないようにする．

＜開始時に利尿が確認できていない場合＞
- ソリタT1号® 500 mL　40〜60 mL/時

＜利尿が確認（尿量＞40 mL/時）できれば＞

水分欠乏型
- 5％ブドウ糖液 1,000〜1,500 mL,
- ソリタT3G® 1,500 mL

ナトリウム欠乏型
- ソリタT1号® 1,000〜1,500 mL,
- ハルトマン液 500 mL＋5％ブドウ糖 1,000 mL

③ **維持輸液**：開始時に合併症がなく利尿が確認できれば
- ソリタT3G® 1,500 mL＋アミパレン® 400 mL　必要に応じてビタミン，微量元素の補給,
- アミカリック® 1,000〜2,000 mL＋総合ビタミン剤適量
- ビーフリード 1,000〜2,000 mL

チェックポイント

- 体液・電解質異常の評価：バイタルサイン，身体所見，電解質濃度，血液ガス所見
- 調節能の評価
  腎機能：尿量，クレアチニン濃度，eGFR，尿中電解質濃度
  心機能：心係数，EF，拡張能，中心静脈圧
- 輸液内容のチェックと輸液量と輸液速度の検討：心腎機能は個人差が大きいため調節機能の程度に応じた輸液量，輸液速度の調整が必要
- 輸液時のモニター：尿量（＞60 mL/時），血圧，中心静脈圧，体重変化，電解質濃度
- 合併症

> 感染症への注意：長期留置カテーテル使用時，MRSAや真菌感染症に注意
> 出血・凝固系のチェック
> ビタミン・微量元素：ビタミンB_1欠乏に注意
> 高カロリー輸液における合併症や副作用に注意
> ☞ 輸液治療の評価：輸液による効果がみられないときには輸液計画を見直す．

参考文献

1) 「輸液のすべて－基本から実際まで」（北岡建樹 編），腎と透析，63（増刊号），東京医学社，2007
2) 北岡建樹：「よくわかる輸液療法のすべて」，永井書店，2003
3) 「輸液療法パーフェクト」（飯野靖彦 編），増刊レジデントノート，11，2009

第5章

Q&A case study と処方の解説

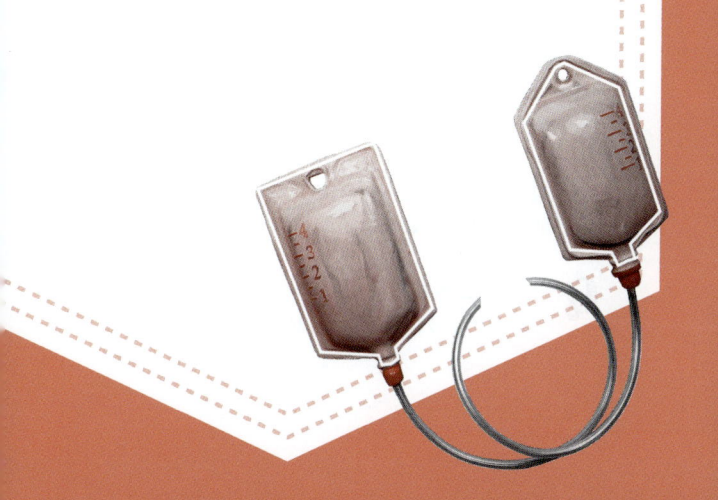

第5章 Q&A case study と処方の解説

1）うっ血性心不全患者の低Na血症

<横地章生, 秋澤忠男>

●症状・状況

85歳 男性.

主訴：呼吸苦, 嘔吐.

現病歴：50歳代より高血圧と脂質異常症を指摘され, 降圧薬とスタチンを内服中. 65歳時に心筋梗塞を発症し, PCI施行. 心機能はEF 30％と低かった. 約2週間前より労作時呼吸苦を, 数日前から全身浮腫を自覚し, 安静時呼吸苦と嘔吐を発症, 救急搬送された.

初診時：SpO_2（室内気）85％, 血圧 122/94mmHg, 脈拍 90/分/整, 全肺野に湿性ラ音を聴取し, 全身浮腫を認めた. 心電図では新たな心虚血は否定的であった. 胸部X線写真では両側の肺うっ血と胸水を認め, 心胸郭比は65％だった.

検査結果：Na 115mEq/L, BUN 28mg/dL, Glu 90mg/dL, 血漿浸透圧 245mOsm/kg・H_2O, U-Na 15mEq/L.

> **Q**
> ① 低Na血症の原因は？
> ② どのような輸液を行うか？

●解説

心予備能の低下した高齢者の心不全症例である．心不全による希釈性の低Na血症は，日常診療でしばしば遭遇する病態である．フロセミドで利尿を図るのが基本である．しかし，本症例のように症候性（嘔吐）の低Na血症が疑われる場合は溢水に注意し，フロセミドに加え生理食塩液を併用することもある．体液量が正〜減少状態の低Na血症では，高張食塩水を用いる．いずれも血清Na上昇速度に注意する．スポット尿と血清の（Na＋K）を比較し，低Na血症の改善を予測する〔低Na血症の項（p114）を参照〕．

> **A**
> ① 全身浮腫から体液量増加状態，病歴，尿中Na排泄低値と胸部X線写真所見より，心不全による体液貯留が低Na血症の原因と考えられる．
> ② フロセミドの経静脈的投与（＋生理食塩液の点滴投与）

第5章 Q&A case study と 処方の解説

2) 高度の腎機能低下症例における輸液

<唐澤一徳, 秋葉 隆>

●症状・状況

68歳 女性．以前よりタンパク尿，高血圧を指摘されていた．その後，徐々に腎機能低下を認め，2週間前から食欲不振，嘔吐が出現するようになり緊急入院となった．入院時所見ではBUN 84.5 mg/dL，Cre 5.64 mg/dL，C_{cr} 8.0 mL/分と腎機能障害を認め，血中Naは119 mEq/Lと高度の低Na血症を呈していた．pH 7.423, K 4.63 mEq/Lであった．

> **Q**
> ① どのような処置が必要か？
> ② 輸液内容は何か？

●解説

1) 慢性腎不全患者への輸液の基本

腎不全患者においてC_{cr} 50 mL/分以下になると水・電解質などの調節域が狭くなるため容易に脱水，溢水に陥る．脱水，脱塩に対しては，水分代謝量をもとに推定される体液喪失量の1/2〜1/3の補正にとどめる．電解質は不足の程度によるがNaは3〜6 g/日で開始し，C_{cr}が50 mL/分以下ではKは50 mEq/日以下の投与が望ましい．

また，反対に尿量減少や過度の水分摂取などの症例では体液貯留が起こり，浮腫や高血圧うっ血性心不全をきたす．不必要な輸液は心臓の負担を増やし症状を増悪させるため，十

分に注意しなければならない．溢水が軽度の場合は，水分，塩分制限とフロセミド40mgの内服投与などを行う．

2）慢性腎不全における低Na血症

　低Na血症は臨床上最も頻度の高い電解質異常であるが，慢性腎不全では通常低Na血症より高K血症の方が多く遭遇する．しかし，一方で慢性腎不全において厳格な食塩制限を行っている場合に重篤な低Na血症を呈することがある．

　症例によっては，低Na血症を呈しているにもかかわらず尿中Na排泄が0にならず40〜100mEq/日程度の量を持続的に認める症例がある．これが腎不全において低Na血症をきたす原因であると考えられる．もともと，低Na血症とは血漿内でNaの量よりも水分の量が相対的に多くなっている状況のことであり，腎臓における尿の希釈力障害，特に抗利尿ホルモン（ADH）持続分泌による水分排泄障害が原因となることが多い．

　しかし，慢性腎不全ではNa排泄能および保持能の低下，特に低Na血症では保持能の低下が血漿Na濃度の低下により大きく影響していると考えられている．通常，慢性腎不全末期では，機能ネフロンの極端な減少により代償機構が破綻し，個体としての総Na排泄は低下，やがてNaバランスは正に傾き，体内Naの蓄積，体液量過剰の状態となる．

　一方，Na排泄能力だけでなく保持能力も低下しているため，厳格なNa制限を行っている場合や，利尿薬投与嘔吐，下痢時には，容易にNa喪失をきたし低Na血症を引き起こす場合がある．

3）治療例

以下，低Na血症に対する塩化ナトリウムの輸液の効果を示す．

	年齢, 性別 原因疾患	Ccr (mL/分)	Na (mEq/L)	U-Na (mEq/日)	FE_{Na} (%)	治　療
症例1	74歳 男性 腎硬化症	7.1	112→138	46→63	8.3	生食点滴, 利尿薬中止 NaCl＞8g
症例2	66歳 女性 不明	10.0	124→133	101→76	5.64	NaCl＞8g
症例3	66歳 女性 腎硬化症	8.0	119→126	61→97	8.81	生食点滴 NaCl＞7g
症例4	74歳 男性 DM腎症 心不全	25	122→134	176→121	3.61	利尿薬投与 Na制限

A
① **適切な量の塩化ナトリウムを補う**
② **輸液内容は生理食塩水のような等張～高張液の輸液が必要である．**

参考文献

1）奥出　梓 他：慢性腎不全における低Na血症．臨床体液, 34：9-13, 2007
2）木全直樹, 秋葉　隆：腎疾患に対する輸液．「ポケット輸液マニュアル」, 羊土社, 2003

第5章 Q&A case study と 処方の解説

3）糖尿病患者への輸液

<石原　力, 飯野靖彦>

●症状・状況

70歳 男性．糖尿病のため5年前からインスリンの注射を行っている．2日前より気管支炎にて39度台の発熱あり．意識障害（JCS II-10）にて来院．著明な脱水，高血糖（800 mg/dL）を認めた．尿ケトン体（−），血清pH 7.35．Cre 1.3 mg/dL, Na 150 mEq/dL, K 4.3 mEq/dL, Cl 118 mEq/dL, HCO_3 20 mEq/L（動脈血），Cre 1.3 mg/dL, BUN 48.9 mg/dL.

Q
① どのような診断か？
② どのような輸液が必要か？

●解説

非ケトン性高浸透圧性昏睡はケトアシドーシス性昏睡に比べて高血糖，脱水（高張性）の程度が著しいが，著しいアシドーシスをほとんど合併しないという特徴がある．一般的には500 mg/dL以上の高血糖を呈し，定義上有効血漿浸透圧〔2×（測定Na値）＋血糖値/18〕が320 mOsm/kg以上となる．

糖尿病患者の意識障害としてはその他，低血糖性昏睡，脳卒中，腎機能障害による尿毒症なども鑑別疾患として考える必要がある．

最初の輸液療法は，心不全の合併などがない場合，生理食塩液を4～14mL/kg/時で輸液する（血圧の低下が著しい場合は生理食塩液を1L/hrで急速輸液する）．このとき，高Na血症が認められた場合は0.45％のNaClを使用する．その後，腎機能障害がないことが確認できたら20～30mEq/LのKの投与を開始する．また，輸液では推定される水分欠乏を24時間以上かけて補充する．

　インスリン投与は低K血症がないことを確認したうえで開始する．まず，速効型インスリン0.15U/kgを静注後，速効型インスリン0.1U/kgを持続静注する．その後，1時間おきに血糖測定を行い50～70mg/dL/時程度の血糖降下を目標とするようインスリンの量を調節する．急激な高血糖の是正は脳浮腫などの合併症を招く危険もあるため，血糖が250～300g/dL程度に低下したらブドウ糖を含んだ輸液に変更する．

　その後の輸液は体液量の状態，電解質，尿量などをみながら決定してゆく．

A ① 非ケトン性高浸透圧性昏睡（高血糖高浸透圧症候群）
　② 十分な輸液，インスリンの投与，電解質の管理

参考文献
1）目黒　周，渥美義仁：糖尿病性ケトアシドーシス，非ケトン性昏睡．Modern Physician, 24（2）：176-181, 2004

第5章 Q&A case study と処方の解説

4）高Ca血症の原因鑑別と輸液

<井上秀樹，冨田公夫>

●症状・状況

67歳 男性．急に下肢脱力が出現し，救急車を要請し来院．採血でBUN 25.3 mg/dL，クレアチニン2.1 mg/dLと腎障害を認め，総蛋白7.4 mg/dL，Alb 3.8 g/dL，Na 139 mEq/L，K 3.4 mEq/L，Cl 98 mEq/L，Ca 14.9 mg/dLという結果で，Payneの補正式を用いた補正血清Ca値は15.1 mg/dLと高Ca血症を認めた．

> **Q**　① 高Ca血症の原因を調べるうえでまず始めに必要な検査は何か？
> ② 輸液の内容は何か？

●解説

1）高Ca血症の原因

本症例はFE$_{Ca}$＞1.0％と尿中Ca排泄が亢進していたが，PTHやPTHrP，活性型ビタミンD値はいずれも正常範囲内であった．画像検査の結果，悪性腫瘍骨転移に伴う高Ca血症が疑われ，その後の精査で前立腺癌と診断された．

2）高Ca血症に伴う腎機能障害

本症例も高度の脱水と急性の腎障害を認めたため，直ちに生理食塩液による輸液を開始し，数日間維持輸液を行った結果，血清クレアチニンは1.0 mg/dLまで改善した．ビスホス

ホネート製剤も投与し，補正血清Ca 8.8mg/dLと改善した．

3）造影剤腎症予防の輸液

入院時の腹部単純CTで，左尿管が周囲から圧排され，左腎盂～上部尿管の中等度拡張を認めたことから，血清Ca値と腎機能が改善傾向となるのを待ったうえで，腹部～骨盤部造影CT検査を施行した．この際造影剤腎症を予防する目的で輸液療法を行った結果，腎機能は再度増悪することはなかった．

4）処方例（造影剤腎症予防の輸液）

造影剤腎症を予防するうえで最も有効とされているのは，造影剤投与前後で生理食塩液を輸液する方法である．これは腎髄質の血流を保つことで，造影剤による腎髄質および皮髄境界部の虚血を防ぎ，酸化ストレスの発生を抑えるためと考えられている．

- **生理食塩液**：造影検査12時間前から1mL/kg/時で輸液を行い，検査終了後12時間後まで同じ速度で輸液を行う．
  最近のメタアナリシスで重曹輸液の有効性も示されている．これは重曹輸液で尿細管間質をアルカリ化することによって造影剤による酸化ストレスの発生をより抑制できるためと考えられている．
- **重曹輸液**：5％ブドウ糖 500mL＋メイロン®（7％）100mL あるいはメイロン®（8.4％）80mL（$NaHCO_3$ 138mEq/L）
  造影検査12時間前から1mL/kg/時で輸液を行い，検査終了後12時間後まで同じ速度で輸液を行う．

A ① 内服歴に問題がなければ，原因鑑別のために随時尿（スポット尿）を採取し尿Ca濃度，FE_{Ca}をみる．また血清intact-PTH値，PTHrP値，活性型ビタミンD値を調べる．

② 高度の高Ca血症は腎機能低下を伴うだけでなく，尿濃縮力障害から多尿となるため脱水になりやすい．急速に腎機能が低下しやすいため，緊急に生理食塩液で輸液を開始し，利尿薬のフロセミドを投与して尿中Ca排泄の増加をはかる．

参考文献
1) 白石直樹：「今すぐに役立つ輸液ガイドブック」（綜合臨床 vol.58増刊），pp136-142，永井書店，2009
2) Navaneethan, S.D. : Sodium bicarbonate therapy for prevention of contrast-induced nephropathy : a systematic review and meta-analysis. Am. J. Kidney Dis, 53：617-627, 2009

第5章 Q&A case study と処方の解説

5) 低K血症患者へのアプローチ

<田部井 薫>

●症状・状況

45歳,男性
主　訴：全身倦怠感
既往歴：なし
現病歴：数日前より全身倦怠感が強く,歩くこともできなくなった.
来院時身体所見：身長 170cm, 体重 70kg, 血圧 96/56, 脈拍 130/分, 口腔内乾燥, 皮膚乾燥が強い, 骨格筋の筋力低下, 脱力感が強い
来院時血液検査：WBC 9,800/mm^3, Hb 16.3g/dL, Ht 51%, Plt 36万/mm^3, TP 8.5g/dL, Alb 4.7g/dL, Na 138mEq/L, K 1.7mEq/L, Cl 53mEq/L, BUN 36mg/dL, Cr 2.1mg/dL, 尿酸 8.5mg/dL, 肝機能検査に異常はなかった

Q この患者のプロブレムリストを上げよ.

●解説

Anion gap を正常とすれば, (AG = 14)
　　Na + K = Cl + HCO$_3$ + AG
より,
　　138 + 1.7 = 53 + HCO$_3$ + 14

となり，HCO₃は72.7 mEq/Lと計算される．呼吸性アシドーシスでの代償性アルカローシスではここまでHCO₃が上昇することはなく，代謝性アルカローシスと考える必要がある．

【実際の血液ガス】
pH 7.65, pCO₂ 60 mmHg, pO₂ 80 mmHg, HCO₃ 64 mEq/L

> **A**
> ① 全身倦怠感，筋力低下
> ② 脱水状態：血圧低下，頻脈，口腔内・皮膚乾燥，血液濃縮所見
> ③ 低K血症
> ④ 低Cl血症
> ⑤ 著明な代謝性アルカローシスの疑い

Q 診断名は？

解説

このように強い低Cl血症性代謝性アルカローシスは，強度の嘔吐以外にはない．特に，胃液がかなり大量に失われるような病態は，幽門狭窄症を最初に考える．

> **A** 幽門狭窄症

Q 予想体液欠乏量はどの程度か？

●解説

1）臨床症状からの予想

口渇のみの場合には、体重の約2％程度と考えられるが、本症例では口渇が高度で口や舌が乾燥していることから、体重の約5％と予想される．つまり、70kg×0.05＝3.5Lの欠乏が予想される．

2）TP，Htからの予想

体液欠乏量＝健常時体重（kg）×0.6×｛1－（健常時Ht（or TP））／（脱水時Ht（or TP）｝

ただし、健常時体重がわからないので、現体重を用いる．健常時HtやTPもわからないので、健常時には正常であったと考える

＜健常時Htを45％とした場合＞

体液欠乏量＝70×0.6×（1－45/51）＝4.9L

＜健常時TPを7.0g/dLとした場合＞

体液欠乏量＝70×0.6×（1－7.0/8.0）＝5.25L

以上より、本症例では、3.5～5.25Lの体液欠乏と予想できる．おおむね4Lの欠乏と予想して補液計画を立てる．

A おおむね4Lと予想される

Q 本症例での補液はどのようにすべきか？

● 解説

＜嘔吐がある場合の補液の原則＞

代謝性アルカローシスは食塩投与にて改善することから、初期補液（生理食塩液 500mL ＋ 5％ブドウ糖液 500mL）は体液欠乏量の1/3を6〜8時間で投与し、同様の液にて16〜24時間でさらに欠乏量の1/3を是正する．その後、体液量が安定したら低K血症の治療を行う．

本症例では、低K血症の臨床症状が出ており、初期からKの補給を行うことを検討する．ただし、6時間の補液後にも尿が出ない場合には、K補給を中止する．

> **A**
> ① 生理食塩液 500mL ＋ 5％ブドウ糖 500mLにKCl 20mLを加えて、1.02Lを6時間かけて補液する．
> ② その後、生理食塩液 500mL ＋ 5％ブドウ糖液 500mLで2.7Lを16時間かけて補液する．

第5章 Q&A case study と処方の解説

6）透析患者の心臓手術後の輸液

<鈴木洋通>

透析患者は年々増加し，28万人を突破した．また糖尿病，高齢者，長期透析患者の割合が増えて，心血管病変を有する者が多くなっている．それらに対し積極的に外科手術をする例がみられるようになっている．

●症状・状況

72歳の男性．労作時の胸痛．3年前に糖尿病腎症にて透析導入．3カ月前より労作時に前胸部に圧迫されるような痛みがあり，さらに1カ月前より胸痛を自覚するようになった．

心臓カテーテル検査の結果，大動脈弁狭窄症（弁口面積 $0.5\,cm^2$）冠動脈 No.3 と No.6 に90％の狭窄を認めた．大動脈弁置換術と2本のグラフト植込み術を行った．術前2日間連続で血液透析を行い手術は無事終了し，術中の出血量も 500 mL 前後でドレーンからは 100 mL 前後の排液を認めた状態で帰室した．

> **Q** どのように輸液計画を立てるべきか？

●解説

　まず循環血漿量の増加に対して,輸液量は500 mL/日前後に絞り込み,術後から持続血液透析を開始する.それにより循環動態の安定を図る.

　本患者の場合,大切なポイントは輸液過剰にならないようにすることと,すみやかに過剰となった循環血漿量を持続血液透析により除去することである.

> **A**
> - 術中にどれだけ輸液を行っているかをチェックする.
> - 血圧,脈拍数をチェックする.
> - 電解質をチェックする.
>
> 　一般に術中に2,000 mL程度の輸液は行われているので,やや循環血漿量過剰の状態となっていると考えるのが妥当である.輸液以外にさまざまな薬剤(カテコラミン類,抗生物質,麻酔薬など)が静注されていることが多いので,それらの総和をチェックする.

第5章 Q&A case study と処方の解説

7）低Na血症を呈した患者への輸液

<頼 建光, 佐々木 成>

●症状・状況

79歳 男性.

右上顎がんに対する化学療法としてシスプラチン（CDDP）の投与を受けた．化学療法開始時より約3,000 mL/日（生理食塩液＋3号維持液）の輸液を施行したが，約4,000～6,000 mL/日の大量利尿が数日続き，食思不振，傾眠傾向が出現，7日目に血清Naが113 mEq/Lとなった（**臨床経過図**）．

患者は平時より3 kgの体重減少があり，脈拍90/分，血圧 105/50 mmHg（平時は140/75 mmHg）．口腔内乾燥，皮

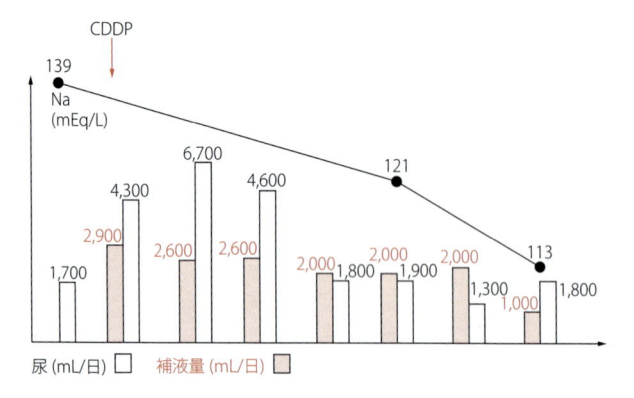

図　臨床経過

膚ツルゴール低下を認めた．検査所見を**表**に示す．

Q
① 鑑別診断のポイントは？
② 輸液は必要か？ 必要ならその内容は何か？

解説

　CDDP投与によって発症した低張性低Na血症の症例である．本症例では3kgの体重減少，血圧低下，皮膚ツルゴールの低下などを認め，細胞外液量の低下ありと判断された．低Na血症にもかかわらず尿中Na排泄は亢進しており，以上からCDDPによる塩類喪失性腎症（renal salt wasting syndrome：RSWS）が考えられた．なお，SIADH（syndrome of inappropriate secretion of antidiuretic hormon：抗利尿ホルモン不適正分泌症候群）の可能性も検討されたが，腎機能低下，体液量減少所見を認め，診断基準に合致しなかった〔本文中の低Na血症の鑑別診断の項（p114）を参照〕

表　検査所見

血算		内分泌学的検査	
正常		PRA	0.4 ng/mL/時
血液生化学		Aldosterone	4.2 ng/dL
BUN	15 mg/dL	TSH	1.4 μIU/mL
Cre	0.84 mg/dL	ACTH	24 pg/mL
UA	2.2 mg/dL	Cortisol	32.4 μg/dL
Na	113 mEq/L	ADH	2.59 pg/mL
K	3.4 mEq/L		
Cl	76 mEq/L	尿生化学（尿量 1,300 mL）	
Glu	106 mg/dL	Na	139 mEq/L
T-Chol	186 mg/dL	K	46 mEq/L
血清浸透圧		Ccr	56 mL/分
233 mOsm/kg		浸透圧	571 mOsm/kg

意識障害を伴う急性の低Na血症であり，輸液による補正を開始した．尿中Na＋K濃度（139＋46mEq/L）と血清Na濃度（113mEq/L）を比較すると，尿中濃度が上回っており，さらに低Na血症が進行していくことが予測された．生理食塩液（Na 153mEq/L）の点滴でもvolume大となり，さらに利尿がつき低Na血症の進行が生じると考えられたため，3％高張食塩水（510mEq/L）を30mL/時で開始した．その後，急激な補正に伴う橋中心髄鞘融解症（CPM）を予防するため，血清Naの上昇速度が1mEq/Lを超えないよう注意深くモニタリングした．24時間後には血清Na 124mEq/Lとなり症状は軽快した．そのため補正をいったん中止し，経口摂取，飲水フリーとしたところ，補正開始後4日後には血清Na 135mEq/Lと改善，尿中Na排泄も約7g/日程度となり，ほぼ摂取量と同等となった．

RSWSは，低Na血症，脱水，摂取量を上回る尿中Na排泄，体液量減少，腎尿細管障害が存在することを特徴とする病態で，Na補充と脱水の補正が有効な治療法である．RSWSとSIADHとの鑑別点は，RSWSにおいては摂取量を上回る尿中Na排泄があることと体液量が減少していることである．注意すべきことは，SIADHにおいて有効である飲水制限は，RSWSにおいては病態の悪化を招く危険性があることである．

> **A** ① 身体所見から体液量の評価，尿中電解質（尿中Na排泄，尿中K排泄）の評価を行い，鑑別診断を進める．
> ② 意識障害を伴う急性の低Na血症であり，輸液による補正が必要である．本症例では高張食塩水を用いる．

第5章 Q&A case study と 処方の解説

8）長期低栄養状態の患者への輸液

<中里優一>

●症状・状況

61歳 男性．大酒家で痔瘻脱肛あり，飲酒後にしばしば下痢・脱力を起こしていた．下肢脱力と低K血症（K 2.2 mEq/L）で入院．高度の水様下痢と摂食不良持続するも本人は点滴を拒否し，経口K製剤が投与されていた．栄養状態は悪化し（TP 6.1, Alb 2.7, TC 146, HDL-C 21, ChE 114），入院2週後から複視の訴えあり，その後見当識障害と血圧低下（80/60）が現れた．

Q ① どのような診断か？
② どのような輸液をすべきか？

●解説

本例は血圧低下のため末梢静脈輸液を開始．翌日に中心静脈カテーテルを留置し，複合ビタミン製剤を混じた補液を800 kcal/日の速度で開始したが，数時間後に傾眠状態となった．この時点でチアミン100 mg静注（連日）を開始し，翌日意識レベルはやや改善したが動揺性で，見当識障害回復に約2週間を要した．

1）重度の低栄養状態で栄養療法を開始する際の注意点

長期続いた低栄養状態では，輸液や経腸栄養の開始により，ブドウ糖の負荷に伴うブドウ糖・K・P・Mgの細胞内への移行とNa負荷によりいわゆるrefeeding症候群が起きやすくなる（**表1**）．

これを予防するために等張液の持続点滴を比較的少量（1,000 mL/日以下，Na 60 mEq/日，10〜15 kcal/kg/日程度）で開始し，徐々に輸液量と輸液濃度を上げていく．また，開始後数日は毎日電解質などを測定し，補正を加える．

2）Wernicke脳症への対策

慢性アルコール中毒・長期の栄養障害・重症妊娠悪阻・神経性食思不振症などでは，ビタミンB_1の欠乏により乳酸アシドーシスとともにWernicke脳症を起こしやすい[1]．その症状発現（**表2**）に注意を払う必要がある．

通常はこれらの徴候の一部のみが認められる．本例でも複視を訴えた際，眼振や外直筋麻痺は明らかでなかった．栄養補給によりこれらの症状が顕在化することが多いため，病歴から発症の可能性のある患者には，ブドウ糖投与前にまず大

表1　高度低栄養状態での栄養再開時に起きやすい状態

① 体液過剰，心不全，不整脈，低換気
② 高血糖
③ 低P酸血症，低K血症，低Mg血症
④ Wernicke脳症

表2　Wernicke脳症の症状

精神症状：食欲低下，感情変化，失見当識，朦朧状態，昏睡
眼球運動障害：複視，外直筋麻痺，共同注視麻痺，眼振失調歩行

量のビタミンB_1（チアミン 100mg）を静注することが勧められる．

> **A**
> ① 高度の低栄養状態下でのrefeedingであり，飲酒歴と複視・失見当識の出現からWernicke脳症が疑われる．
> ② ビタミンB_1（チアミン）100mgを静注後，末梢静脈輸液を開始する．

参考文献
1) A. D. Thomson, et al. : Wernicke's encephalopathy. Alcohol & Alcoholism, 43 : 180–186, 2008

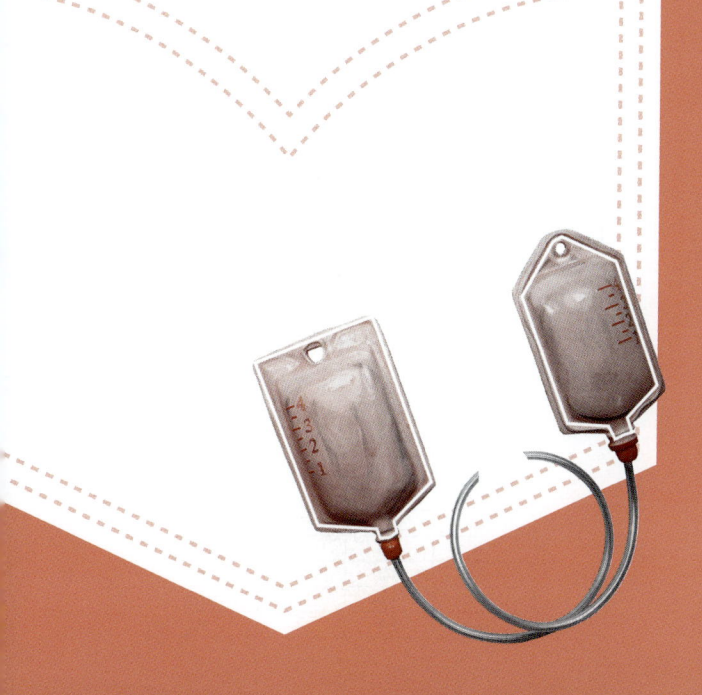

付　録

付録1

輸液に必要な計算式

<渡辺容子,飯野靖彦>

1 ● 濃度の単位換算（表1）

　濃度は，mEq/L，mmol/L，mg/dLなどいろいろな単位で表わされている．そこで，単位の換算についてまとめる．
　まず，mEq・mmol・mgの関係について．
　例えば，Na^+　1mol＝1Eq＝23g，Ca^{2+}　1mol＝2Eq＝40gである．
　したがって，NaClの場合には，1mol＝（23＋35.5）gであり，NaCl 1g＝（1/58.5）mol＝17×10^{-3}mol＝17mmol＝17mEqとなる．同様に，KCl 1g＝（1/74.5）mol＝13mmol＝13mEqとなる．
　以上をふまえて，mg/dLをmEq/Lに変換するには，
　　mEq/L＝mg/dL×10×（原子価/原子量）
にあてはめれば求められる．

表1　原子量とmEqの関係

	原子量	原子価	1mEq
Na	23	1	23mg
Cl	35.5	1	35.5mg
K	39	1	39mg
Ca	40	2	20mg
P	31	1.8	17.2mg
Mg	24	2	12mg

2 ● 浸透圧の求め方

浸透圧は,単位体積あたりの分子,イオンの数を表す単位である(**表2,3**).

- 電解質の場合(例:Na^+, Ca^{2+}):mOsm/L = mmol/L =(mg/dL × 10)/原子量=(mEq/L)/原子価
- 非電解質(例:ブドウ糖):mOsm/L = mmol/L
- イオンが解離する場合(例:NaClならn=2):mOsm/L = mmol/L × n

● 簡単な血漿浸透圧の求め方

血漿浸透圧=2×血清Na濃度(mEq/L)+血糖値(mg/dL)/18+尿素窒素(mg/dL)/2.8

表2 主な輸液の浸透圧

血漿	285 mOsm/L
生理食塩液	308 mOsm/L
5%ブドウ糖液	278 mOsm/L
NaCl 1 mmol/L液	2 mOsm/L
Na 1 mEq/L	1 mOsm/L

表3 各物質1gの単位換算

	分子量	mmol	mEq	mOsm
NaCl	58.5	17.1	34.2	34.2
NaHCO₃	84	11.9	23.9	23.8
KCl	74.5	13.5	26.9	26.9
K-aspartate	171	5.8	11.7	11.7
Ca-gluconate	430	2.3	9.2	6.9
CaCl₂	111	9	36	27
ブドウ糖	180	5.6	−	5.6

3 電解質の補正

① Na欠乏量 (mEq) ＝体重 (kg) ×0.6× (140−血清Na)
ただし，希釈性低Na血症の場合はあてはまらない．補正速度は，0.5mEq/L/時以下で，12mEq/L/日以内に留める．

② K欠乏量 (mEq)：酸塩基の乱れがなければ，1mEq/Lの低下で200〜350mEqの欠乏といわれる．急激な補正により心停止をきたすため，40mEq/L以下の濃度と，20mEq/時以下の投与速度で行う．

③ HCO_3^-欠乏量 (mEq) ＝−BE×体重 (kg) ×0.2
まずは，必要量の1/2を点滴し，値をみながら残りを投与していく．

4 その他知っていると役に立つ計算

FE_{Na} (fractional excretion of sodium) は，糸球体で濾過されたNaのうち，尿中に排泄されたNaの割合を示し，AKI (acute kidney injury：急性腎傷害) の腎前性と腎性との鑑別に有用である．

$$FE_{Na} = \left(\frac{尿Na \times 尿量}{血清Na \times GFR} \right) \times 100\ \%$$

$$= \left(\frac{尿Na \times 血清Cr}{血清Na \times 尿Cr} \right) \times 100\ \%$$

急性腎前性腎不全では体液量を保つため，尿は濃縮される．そのため，$FE_{Na} \ll 1\%$となる．

付録2

市販輸液剤一覧

＜北岡建樹＞

薬剤情報は変更される場合がありますので，使用にあたっては添付文書などを参照のうえ，十分な注意を払って使用されますようお願い申し上げます．

電解質輸液製剤
1. 細胞外液補完液

製品名	Na	K	Ca	Cl	アルカリ剤	糖（%）
生理食塩液	154			154		
リンゲル液	147	4	5	156		
乳酸リンゲル液（ハルトマン液）						
ラクテック注	130	4	3	109	28 (L)	
ソルラクト（ラクトリンゲル液）	131	4	3	110	28 (L)	
ラクテックD ラクテックG	130	4	3	109	28 (L)	5 (G) 5 (S)
ポタコールR	130	4	3	109	28 (L)	5 (M)
ソルラクトD ソルラクトS	131	4	3	110	28 (L)	5 (G) 5 (S)
ラクトリンゲルS, M	130.4	4	2.7	109.4	27.7 (L)	5 (S) 5 (M)
ソルラクトTMR	131	4	3	110	28 (L)	5 (M)
酢酸リンゲル液						
ソルアセトF 　ヴィーンF	131 130	4	3	109	28 (A)	
ソルアセトD	131	4	3	109	28 (A)	5 (G)
ヴィーンD，リナセート，アクメイン	130	4	3	109	28 (A)	5 (G)
フィジオ140	140	4	3	115	25 (A)	1 (G)

（1：次頁へ続く）

(1:前頁の続き)

製品名	Na	K	Ca		Cl	アルカリ剤	糖(%)
重炭酸リンゲル液							
ビカーボン輸液	135	4	3	Mg 1	113	25 (B) クエン酸5	
ビカネイト輸液	130	4	3		109	28 (B)	

注)電解質の単位:mEq/L, 糖の単位:W/V%
　　アルカリ化剤:乳酸 (L), 酢酸 (A), 重炭酸 (B)
　　糖:ブドウ糖 (G), ソルビトール (S), マルトース (M)

2. 開始液(1号液)

製品名	Na	K	Ca	Mg	Cl	P	アルカリ化剤	糖(%)
ソリタ-T1号輸液 ソルデム1	90				70		20 (L)	2.6 (G)
KN補液1A デノサリン1	77				77			2.5 (G)
リプラス-1S	90.8				70.8		20 (L)	2.6 (G)
KN補液1B	38.5				38.5			3.75 (G)

注)電解質の単位:mEq/L, 糖の単位:W/V%
　　アルカリ化剤:乳酸 (L)
　　糖:ブドウ糖 (G)

3. 脱水補給液(2号液)

製品名	Na	K	Ca	Mg	Cl	P	アルカリ化剤	糖(%)
ソリタ-T2号輸液	84	20			66	10	20 (L)	3.2 (G)
KN補液2A	60	25		2	49	6.5	25 (L)	2.35 (G)
KN補液2B ソルデム2	77.5	30			59		48.5 (L)	1.45 (G)
フィジオ70	70	4	3		52		25 (A)	2.5 (G)

注)電解質の単位:mEq/L, 糖の単位:W/V%
　　アルカリ化剤:乳酸 (L), 酢酸 (A)
　　糖:ブドウ糖 (G)

4. 維持液（3号液）

製品名	Na	K	Ca	Mg	Cl	P	アルカリ化剤	糖（%）
ソリタ-T3号輸液 ソルデム3，ハルトマンG3	35	20			35		20 (L)	4.3 (G)
ソリタ-T3号G輸液 ソルデム3AG	35	20			35		20 (L)	7.5 (G)
フィジオゾール3号	35	20		3	38		20 (L)	10.0 (G)
フィジオ35	35	20	5	3	28	10 (nmol/L)	20 (A)	10.0 (G)
リプラス-3号	40	20			40		20 (L)	5.0 (G)
EL-3号輸液	40	35			40	8	20 (L)	5.0 (G)
ヴィーン3G アクチット	45	17		5	37	10	20 (L)	5.0 (G) 5.0 (M)
ソルデム3PG， 10％EL3号輸液	40	35			40	8	20 (L)	10.0 (G)
ソルデム3，KN補液3B	50	20			50		20 (L)	2.7 (G)
フルクトラクト	50	20			50		20 (L)	2.7 (F)
ソリタックス輸液	50	30	5	3	48	10	20 (L)	12.5 (G)
KN補液3A ソルデム4	60	10			50		20 (L)	2.7 (G)
KN補液MG3号	50	20			50		20 (L)	10.0 (G)
トリフリード	35	20	5	5	35	10	14 (C) 6 (A)	10.5 (*)

＊ブドウ糖：米糖：キシリトール　4：2：1の合計量
注）電解質の単位：mEq/L，糖の単位：W/V％
　　アルカリ化剤：乳酸（L），酢酸（A）
　　糖：ブドウ糖（G），マルトース（M）

5. 術後回復液（4号液）

製品名	Na	K	Ca	Mg	Cl	P	アルカリSC剤	糖（%）
ソリタ-T4号輸液	30				20		10 (L)	4.3
KN補液4B，ソルデム5	30	8			28		10 (L)	3.75
KN補液4A，ソルデム6	30				20		10 (L)	4

注）電解質の単位：mEq/L，糖の単位：W/V％
　　アルカリ化剤：乳酸（L），酢酸（A）

6. 糖質輸液剤

種類	製品名	
ブドウ糖	糖液（各社）	5％（20, 50, 100, 250, 500mL）, 10％（20, 500mL）, 20％（20mL）40％（20mL）50％（20, 200, 500mL）70％（350mL）
キシリトール	クリニット キリット	5％（300, 500mL）, 10％（20mL）, 20％（20mL）, 50％（20mL）
マルトース	マルトース-10	10％（250, 500mL）
果糖	フルクトン	5％（500mL）, 20％（20mL）

7. 補正用電解質液

製品名		電解質（mEq/mL）
Na剤	補正用塩化ナトリウム液	Na 1, Cl 1
	コンクライト-Na	Na 2.5, Cl 2.5
	メディジェクトNa	Na 1.71, Cl 1.71
K剤	補正用塩化カリウム液	K 1, Cl 1
	コンクライト-K	K 1, Cl 1
	メディジェクトK	K 1, Cl 1
Ca剤	補正用塩化カルシウム液	Ca 1, Cl 1
	コンクライト-Ca	Ca 1, Cl 1
	メディジェクトCa	Ca 1, Cl 1
Mg剤	補正用硫酸マグネシウム液	Mg 1, SO_4 1
	コンクライト-Mg	Mg 1, SO_4 1
	メディジェクトMg	Mg 1, SO_4 1
P剤※	補正用リン酸ニカリウム液	K 1, HPO_4 1
	コンクライト-P	K 1, HPO_4 1
	メディジェクトP	K 1, HPO_4 1
アルカリ化剤	補正用乳酸ナトリウム液	Na 1, Lactate 1
	コンクライト-L	Na 1, Lactate 1
	メイロン（7％重曹液）	Na 0.83, HCO_3 0.83
	メイロン84（8.4％重曹液）	Na 1, HCO_3 1
	コンクライト-A	NH_4 5, Cl 5

※K剤ともなるので投与時にK投与と同様の注意が必要

8. 血漿増量役

製品名	Na	K	Ca	Cl	乳酸	糖質（%）
デキストラン製剤						
低分子デキストラン糖						5.0 (G)
デキストロン						10.0 (D_{40})
低分子デキストランL	130	4	3	109	28	10.0 (D_{40})
サヴィオゾール	130	4	3	109	28	3.0 (D_{40})
HES製剤						
ヘスパンダー	105.6	4	2.7	92.3	20	1.0 (G) 6.0 (H)
サリンヘス	154			154		6.0 (H)

注）糖質：ブドウ糖（G），デキストラン40（D_{40}），ヒドロキシエチルデンプン（H）
注）電解質の単位：mEq/L，糖の単位：W/V％

9. 脂肪乳剤

製品名	精製大豆油（%）	レシチン（W/V）	濃グリセリン（W/V）	カロリー（kcal/L）	容量（mL）
イントラリピッド					
10％	10	1.2	2.5	1,100	100, 500
20％	20	1.2	2.25	2,000	100, 250
イントラリポス					
10％	10	1.2	2.2	1,100	250
20％	20	1.2	2.2	2,000	50, 100, 250
イントラファット					
10％	10	1.2	2.5	1,100	200, 500
20％	20	1.2	2.25	2,000	100, 250

10. 微量元素製剤（μ mol/L）（TPN用）

製品名	Fe	Mu	Zu	Cu	I	1アンプル中の量
エレメンミック注						
ミネラリン注	35	1	60	5	1	2 mL
エレジェクト						
エレメイト注	35	−	60	5	1	2 mL
パルミリン注						

11. 末梢静脈栄養輸液製剤（アミノ酸溶液3％）

製品名	Na	K	Ca	Mg	Cl	P	アルカリ化剤	糖（%）	総窒素量（g）	熱量（kcal/L）
マックアミン	35	24	3	5	41	4	47 (A)	3.0（グリセリン）	4.60	246
アミカリック	30	25	–	3	50	1.5	40 (L)	7.5	4.28	410
アミノフリード	35	20	5	5	35	10[※1]	20 (L)	7.5	4.71	420
プラスアミノ	34	–	–	–	34	–	13 (A)	7.5	4.2	409
ツインパル	35	20	5	5	35		5 (Gl)	7.5	4.72	420
ビーフリード[※2] アミグランド パレセーフ	35	20	5	5	35	10[※1]	16 (A) 20 (L) 6 (Ci)	7.5 (G)	4.71	420

注）電解質の単位：mEq/L，糖の単位：W/V％
アルカリ化剤：乳酸 (L)，酢酸 (A)
糖：ブドウ糖 (G)

※1　Zn 5μmol/L，遊離アミノ酸（3％）27.5〜30g，糖質が含有される，SO$_4$ 5 mEq/L
※2　エンサンチアミン（ビタミンB$_1$）0.96〜1mgが含有される

12. 高カロリー輸液用基本液

製品名	容量 (mL)	Na	K	Ca	Mg	Cl	SO₄	P (mM)	アルカリ化剤 (mEq)	Zn (μmol)	糖質 (g)	熱量 (kcal)
ハイカリック (700mL中含量)												
1号	700, 1,400	–	30	8.5	10	–	10	4.8	25 (A) 8.5 (Gl)	10	120	480
2号	700, 1,400	–	30	8.5	10	–	10	4.8	25 (A) 8.5 (Gl)	10	175	700
3号	700, 1,400	–	30	8.5	10	–	10	8.1	22 (A) 8.1 (Gl)	20	250	1,000
ハイカリックNC (700mL中含量)												
L	700, 1,400	50	30	8.5	10	49	–	250mg	11.9 (A) 8.5 (Gl) 30 (L)	20	120	480
N	700, 1,400	50	30	8.5	10	49	–	250	11.9 (A) 8.5 (Gl) 30 (L)	20	175	700
H	700, 1,400	50	30	8.5	10	49	–	250	11.9 (A) 8.5 (Gl) 30 (L)	20	250	1,000
ハイカリックRF (500mL中含量)												
	250, 500, 1,000	25	–	3	3	15	–	–	3 (Gl) 15 (L)	10	250	1,000
トリパレン (600mL中含量)												
1号	600, 1,200	3	27	5	5	9	5	6	6 (A), 5 (Gl) 12 (Ci)	10	139.8	560
2号	600, 1,200	35	27	5	5	44	5	6	5 (Gl), 11 (Ci)	10	175.2	700
リハビックス												
1号	500	5	10	4	1	–	–	5	1 (A) 9 (L)	10	85	340
2号	500	–	15	7.5	2.5	–	–	10	25 (A) 2.5 (L)	10	105.0	420
カロナリー (700mL中含量)												
L	700	50	30	8.5	10	49	–	8.1	11.9 (A) 8.5 (Gl) 30 (L)	20	120	480
M	700	50	30	8.5	10	49	–	8.1	11.9 (A) 8.5 (Gl) 30 (L)	20	175	700
H	700	50	30	8.5	10	49	–	8.1	11.9 (A) 8.5 (Gl) 30 (L)	20	250	1,000

注) 電解質・mEq
アルカリ化剤:acetate (A), gluconate (Gl), lactate (L), citrate (Ci)

13. アミノ酸輸液製剤

		総遊離アミノ酸濃度 (g/dL)	総窒素 (g/dL)	E/N比	Na (mEq/L)	Cl (mEq/L)	Acetate	糖 (%)
10%分岐鎖アミノ酸製材	10%ESポリタミン	9.41	1.462	2.5	11	138	-	-
	ハイプレアミン10, 10S	9.22	1.426	2.43	8	137	-	-, 5 (S)
	モリプロンF	10.0	1.52	1.09	<5	182	60	-
	強力モリアミンS	8.432	1.31	3.1	18	-	-	-
	アミニック	10.0	1.52	1.71	<2.9	-	80	-
	アミパレン	10.0	1.57	1.44	2.0	-	120	-
	アミゼットB, XB	10.0	1.56	1.33	-	-	-	-, 5 (X)
	プロテアミン12, 12X	11.362	1.815	0.88	150	150	-	-, 5 (X)
	イスポール12, 12S	11.43	1.74	1.25	65	150	-	-, 5 (X)
肝不全用	モリヘパミン	7.470	1.318	0.83	3	-	100	-
	アミノレバン	7.99	1.22	1.09	14	94	-	-
	テルフィス	7.99	1.22	1.09	14	94	-	-
腎不全用	ネオアミユー	5.925	0.81	3.21	2	-	47	-
	キドミン	7.2	1.0	2.6	2	-	45	-
小児用	プレアミン-P	7.6	1.175	1.26	3	-	80	-

注) ソルビトール (S), キシリトール (X)

14. 高カロリー輸液製剤（トリプルパック製剤）

製品名 成分	フルカリック1号 903mL中の含量	フルカリック2号 1,003mL中の含量	フルカリック3号 1,103mL中の含量	ネオパレン1号 1,000mL中の含量	ネオパレン2号 1,000mL中の含量
ブドウ糖	120g	175g	250g	120g	175g
Na (mEq)	50	50	50	50	50
K (mEq)	30	30	30	22	27
Ca (mEq)	8.5	8.5	8.5	4	5
Mg (mEq)	10	10	10	4	5
Cl (mEq)	49	49	49	50	50
P (mg)	250	250	250	156	187
SO$_4$ (mEq)	-	-	-	4	5
acetate (mEq)	11.9	11.9	11.9	47	53
lactate (mEq)	30	30	30	-	-
gluconate (mEq)	8.5	8.5	8.5	-	-
citrate (μmol)	-	-	-	4	12
Zn (μg)	20	20	20	20 (μg)	20 (μg)
遊離アミノ酸 (g)	20	30	40	20	30
総窒素量 (g)	3.12	4.68	6.24	3.13	4.70
総熱量 (kcal)	560	820	1,160	560	829

※大、中、小室の中におのおのの成分が含有される。すべての栄養輸液に必要とされる糖、アミノ酸、電解質、ビタミン、微量元素などがトリプルパックとして合有。しかし微量元素は重鉛しかなく微量元素製剤の添加も必要である（長期投与の場合）。

※大室にはビタミンB$_1$、B$_6$、ニコチン酸アミド、糖、電解質含有
中室にはビタミンB$_2$、C、パントテノール、アミノ酸含有
小室にはビタミンA、D$_2$、K$_1$、B$_{12}$、葉酸、ビオチン含有

15. 高カロリー輸液用キット製品(糖・電解質:アミノ酸含有)

製品名	液量 (mL)	Na	K	Ca	Mg	Cl	SO₄	P (mM)	アルカリ化剤 (mEq)	Zn (μM)	糖 (g)	総遊離アミノ酸 (g)	熱量 (kcal)
ピーエヌツイン (ダブルパック製剤)													
1号	800 + 200	50	30	8	6	50	6	8	34 (A) 8 (Gl)	20	120 (G)	20	560
2号	800 + 300	50	30	8	6	50	6	8	40 (A) 8 (Gl)	20	180 (G)	30	840
3号	800 + 400	51	30	8	6	50	6	8	46 (A) 8 (Gl)	20	250, 4 (G)	40	1,160
アミノトリパ (ダブルパック製剤)													
1号	600 + 250	35	22	4	4	35	4	5	44 (A) 8 (Gl) 10 (Cl)	8	79.8 (G) 40.2 (F) 19.8 (X)	25.0	660
1号	1,200 + 500	70	44	8	8	70	6	10	87 (A) 8 (Gl) 19 (Cl)	16	159.6 (G) 80.4 (F) 39.6 (X)	50	1,320
2号	600 + 300	35	27	5	5	35	5	6	54 (A) 5 (Gl) 11 (Cl)	10	100.2 (G) 49.8 (F) 25.2 (X)	30	820
2号	1,200 + 600	70	54	10	10	70	10	12	107 (A) 10 (Gl) 23 (Cl)	20	200.4 (G) 99.6 (F) 50.4 (X)	60	1,640

ユニカリック (ワンパック製剤)													
L	1,000	40	27	6	6	55	5	250mg	10 (A) 6 (Gl) 35 (L) 14 (Ma)	20	125 (G)	25.03	600
	2,000	80	54	12	12	110	10	500mg	20 (A) 12 (Gl) 70 (L) 28 (Ma)	40	250 (G)	50.06	1,200
N	1,000	40	27	6	6	59	5	250mg	10 (A) 6 (Gl) 35 (L) 17 (Ma)	20	175 (G)	29.98	820
	2,000	80	54	12	12	118	10	500mg	20 (A) 12 (Gl) 70 (L) 34 (Ma)	40	350 (G)	59.96	1,640
ミキシッド (脂肪糖質が上室、アミノ酸電解質が下室のダブルバック製剤)													
L	900	35	27	8.5	5	44	5	5	25 (A) 8.5 (Gl)	10	110 (G)	30	700
H	900	35	27	8.5	5	44	5	6.5	25 (A) 8.5 (Gl)	10	150 (G)	30	900
脂肪濃度：L 1.7％, H 2.2％													

注）アルカリ化剤：acetate (A), gluconate (Gl), lactate (L), citrate (Ci), malate (Ma), 糖質：fluctose (F), xylitol (X)

索 引

1. 疾患名索引

欧 文

ADH不適切分泌症候群　299
AKI　196
CAPD　293
Ca代謝異常　126
CKD　196
K代謝異常　118
Mg代謝異常　138
Na代謝異常　110
P代謝異常　132
renal salt wasting syndrome　331
RSWS　331
SIADH　331
syndrome of inappropriate secretion of antidiuretic hormon　331
Wernicke脳症　235, 334

和 文

ア行

亜鉛欠乏症　49
アテローム血栓性梗塞　242
異化亢進　231
胃瘻　235
塩類喪失性腎症　331

カ行

拡散障害　250
脚気　52
換気障害　250
肝性脳症　46
偽性Bartter症候群　109
急性腎傷害　196
虚血性脳血管障害　244
巨赤芽球性貧血　52
起立性低血圧　103
クモ膜下出血　247
ケトアシドーシス性昏睡　319
高アンモニア血症　292
高K血症　118
高Ca血症　52, 126, 231, 321
高張性脱水　70, 71, 102, 105
高Na血症　111, 232
高Mg血症　138
抗利尿ホルモン適正分泌症候群　331
高P血症　132
呼吸性アシドーシス　148
呼吸性アルカローシス　149

サ〜タ行

酸塩基平衡異常　142
小腸瘻　235
心原性脳塞栓症　244
心不全　174
代謝性アシドーシス　25, 144
代謝性アルカローシス　146
脱水症　295
低K血症　122, 232
低Ca血症　30, 129
低血糖　216
低タンパク血症　292
低張性脱水　102, 105
低Na血症　114, 232, 282, 299, 330
低Mg血症　139
低Mg血症　232
低容量性ショック　298
低容量性プレショック　298
低P血症　135

糖尿病	216
糖尿病腎症	328
糖尿病性ケトアシドーシス	219
特発性浮腫	109

ナ〜ラ行

脳血管障害	240
脳出血	247
脳浮腫	106
非ケトン性高浸透圧性昏睡	224, 319

慢性腎臓病	196
味覚障害	49
溶血性貧血	52
ラクナ梗塞	242

2. 薬品名索引

欧 文

EL-3号®	76
FOY®	212
K.C.L注®	125
KN補液1A®	76
KN補液2A®	76
KN補液2B®	76

和 文

ア行

アミカリック®	310
アミパレン®	310
アレディア®	128
イントラリポス®	207
ヴィーンD®	72
エルシトニン®	128
エレメンミック®	206

カ行

ガスター®	244, 245
カリメート®	122

カルチコール®	121, 131, 139
キサンボン®	245
キストランL®	285
キドミン®	207, 292
グリセオール®	80, 212, 245, 248
グリセリン浣腸®	133
グリセレブ®	80
コンクライトPK®	206

サ行

サリンヘス®	285
セルシン®	244, 245, 248
ソリタ-T1号®	76
ソリタ-T2号®	76
ソリタ-T3号®	76
ソリタ-T4号®	76, 283, 292
ソリタ-T1号®	310
ソリタ-T3G®	310

ソリタ-T3号®	244, 246, 255
ソリタックス-H®	76
ソルデム1®	76
ソルデム2®	76
ソルデム3A®	76
ソルラクト®	72

タ〜ナ行

デキストラン40®	285
ドルミカム®	245, 248
ネオアミュー®	292
ネオラミン・マルチV®	206
ノバスタン®	245

ハ〜マ行

ビカーボン®	72, 298
ビカネイト®	72
ヒューマリン®	223
ヒューマリンR®	121
フィジオ140®	72

フィジオ35®	76	
フィジオゾール3号®	76	
フサン®	212	
プレドニン®	129	
ヘスパンダー®	285	
ヘパリン®	244, 245	
ペルジピン®	245	

ヘルベッサー®	245
ポタコールR®	72
マグネゾール®	131, 141
マンニゲン®	80
メイロン®	122, 146, 224
モリアミンS®	292
ラクテック®	72, 212

ラクテックG®	72
ラジカット®	244, 248
ラシックス®	122, 128, 255
リン酸二カリウム	137
ロカルトロール®	131
ワーファリン®	244

3. キーワード索引

数字・その他

1,25-hydroxy-vitamin D_3	28
1,25 (OH)$_2$ D_3	28
β2-アドレナリン受容体	24

欧 文

adrenomedullin	23
AVP	22
A型間在細胞	32
calcium-sensing receptor	26
central venous catheter	56
CVC	56
ECF	20
EDPVR	176
ESPVR	176
extracellular fluid	20
FE_{Na}	201
FE_{UN}	201
FGF23	29
Harris-Benedictの式	233
Henderson-Hasselbalchの式	31
Holliday-Segarの式	299
hospital-acquired hyponatremia	299
ICF	20
intracellular fluid	20
K/Cl共輸送体	25
Killip分類	178
Kussmaul大呼吸	220
Kチャネル	25
Na, K-ATPase	25
natriuretic peptide	23
Naチャネル	25
Na欠乏量	340
Na利尿ペプチド	23
New York Heart Association 心機能分類	178
NH_3	46
NH_4^+	32
NINDS	240
Nohriaのプロフィール	185
NYHA分類	177
oral rehydration therapy	300
ORT	300
parathyroid hormone	26
Payneの補正式	26
pH	30
proadrenomedullin N-terminal 20 peptide	23

PTH	27, 28, 30	
PTH	26	
SIADH	299	
TCA回路	38	
turgor	102, 103, 105	

和文

ア行

悪液質	231, 232
アセトン臭	220
圧Na利尿	23
アドレノメデュリン	23
アミノ酸	43, 161
アミノ酸製剤	44
アルギニンバソプレシン	22
アルドステロン	22
アルブミン製剤	45, 285
イオン化Ca	25
維持輸液	71
維持輸液製剤	78
維持輸液量	299
インスリン	24, 38
栄養価	46
栄養評価	233
遠位尿細管	32

カ行

カテコラミン	24
カリウム	24
カルシウム	25
カルシウム感知受容体	26
肝性脳症用アミノ酸製剤	168
間接熱量計	159
感染対策	59, 66
緩速均等輸液	299
キシリトール	39
基礎エネルギー消費量	37
基礎消費エネルギー	158
揮発性酸	32
急速初期輸液	298
近位尿細管	32
グリセリン	41
グリセロール	41
経口補水療法	300
経腸栄養法	155
経鼻カテーテル	235
血液透析	288
血管透過性亢進	106, 108
血漿膠質浸透圧	106
血漿膠質浸透圧低下	106
血漿増量剤	81
血栓性静脈炎	157
ケトーシス	219
口渇感	110
高カロリー輸液の適応	169
高張食塩水	332

高張輸液剤	79
抗利尿ホルモン	110
骨髄針	298
骨髄路確保	298

サ行

サードスペース	280
在宅栄養輸液	233
細胞外液	17, 20
細胞内液	17, 20
酢酸リンゲル液	74
鎖骨下静脈	59
脂質代謝	41
脂質輸液製剤	43
持続血液透析	329
脂肪製剤	161, 205
脂肪乳剤	167, 205
重炭酸リンゲル液	75
循環血漿量の減少	280
脂溶性ビタミン	50
静脈栄養法	155
食事摂取基準	34
心機能	303
腎機能	302
浸透圧受容体	22
浸透圧利尿	40
腎不全用アミノ酸製剤	168
心房性Na利尿ペプチド	110
推算糸球体濾過量	283
水溶性ビタミン	50
ストレス係数	159

造影剤腎症予防	322
喪失補充量	299
ソルビトール	39

タ行

体液量	16
代謝水	19
大腿静脈	60
タンパク異化亢進	160
タンパク質代謝	43
窒素カロリー比	48
窒素バランス	160
中心静脈カテーテル	56
中心静脈圧	284
中心静脈栄養	236
中心静脈栄養法	155
中性脂肪	41
低栄養	231
低張電解質液	68
鉄欠乏性貧血	49
透析患者	288
糖代謝	38
等張電解質液	70
等張電解質輸液剤	71
糖尿病患者	319

ナ行

内頸静脈	59
内分泌機能	303
乳酸リンゲル（液）	74, 277
尿ケトン体	221
尿素	46
尿素回路	46
尿濃縮力	295
脳性Na利尿ペプチド	110

ハ行

肺機能	303
皮下輸液	67
皮質集合管	32
ビタミン	50, 160
ビタミンB_1	161
ビタミンD	27
必須アミノ酸	46
必須脂肪酸	41
必要水分量	295
非必須アミノ酸	45
微量元素	48, 161
不感蒸泄	19
不感蒸泄量	295
不揮発性酸	32
副甲状腺ホルモン	26
腹膜透析	288
ブドウ糖	38
フルクトース	39
ペプチド	43
ヘンレループ上行脚	32
ポリペプチド	43

マ〜ワ行

末梢栄養輸液	235
末梢静脈栄養法	155
マルトース	39
水のフィードバック機構	295
遊離Ca	25
遊離脂肪酸	41
リン	28
レニン-アンギオテンシン系	22
レニン-アンギオテンシン-アルドステロン（系）	23, 110

ポケット輸液マニュアル 改訂版
正しく使うための基本と疾患別療法

2003年3月25日　第1版第1刷発行
2009年2月10日　第1版第8刷発行
2010年3月15日　第2版第1刷発行
2017年5月10日　第2版第5刷発行

編　者	北岡建樹
発行人	一戸裕子
発行所	株式会社 羊土社
	〒101-0052　東京都千代田区神田小川町2-5-1
	TEL 03（5282）1211
	FAX 03（5282）1212
	E-mail eigyo@yodosha.co.jp
	URL www.yodosha.co.jp/
装　幀	野崎一人　　　　　　　　　Printed in Japan
印刷所	株式会社 加藤文明社　　　ISBN978-4-7581-0685-6

本書の複写にかかる複製，上映，譲渡，公衆送信（送信可能化を含む）の各権利は（株）羊土社が管理の委託を受けています．
本書を無断で複製する行為（コピー，スキャン，デジタルデータ化など）は，著作権法上での限られた例外（「私的使用のための複製」など）を除き禁じられています．研究活動，診療を含み業務上使用する目的で上記の行為を行うことは大学，病院，企業などにおける内部的な利用であっても，私的使用には該当せず，違法です．また私的使用のためであっても，代行業者等の第三者に依頼して上記の行為を行うことは違法となります．

JCOPY ＜（社）出版者著作権管理機構 委託出版物＞
本書の無断複写は著作権法上での例外を除き禁じられています．複写される場合は，そのつど事前に，（社）出版者著作権管理機構（TEL 03-3513-6969，FAX 03-3513-6979，e-mail：info@jcopy.or.jp）の許諾を得てください．

羊土社のおすすめ書籍

治療に活かす！
栄養療法はじめの一歩

清水健一郎／著

"なんとなく"行っていた栄養療法に自信がつく！「疾患治療に栄養が大切なのはなぜ？」「経腸栄養剤の違いと選び方は？」など基本的な考え方から現場で役立つ知識まで自然に身につく医師のための入門書

- ■ 定価（本体 3,300円＋税）　■ A5判
- ■ 287頁　■ ISBN 978-4-7581-0892-8

モヤモヤ解消！
栄養療法にもっと強くなる
病状に合わせて効果的に続けるためのおいしい話

清水健一郎／著

大好評書「栄養療法はじめの一歩」の著者の第2弾！今回は臨床で実践するための知識と知恵を伝授！「栄養療法って何から始めたらいいの？」「うまく続けるにはどうすればいいの？」とモヤモヤしている方にオススメ！

- ■ 定価（本体 3,500円＋税）　■ A5判
- ■ 247頁　■ ISBN 978-4-7581-0897-3

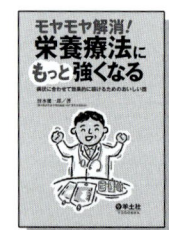

発行　羊土社

〒101-0052
東京都千代田区神田小川町2-5-1
TEL 03(5282)1211　　FAX 03(5282)1212
E-mail：eigyo@yodosha.co.jp　URL：www.yodosha.co.jp

ご注文は最寄りの書店、または小社営業部まで

羊土社のおすすめ書籍

酸塩基平衡、水・電解質が好きになる
簡単なルールと演習問題で輸液をマスター

今井裕一／著

ややこしい計算をしなくても簡単・的確に輸液が使えるようになる，目からウロコのルールを伝授！疑問に答える解説や豊富な演習問題で，基本から現場での応用力までいつの間にか身につきます．もう輸液で迷わない！

- 定価（本体 2,800円＋税）　■ A5判
- 202頁　■ ISBN 978-4-7581-0628-3

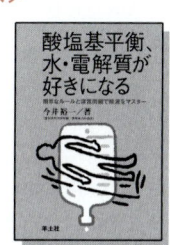

輸液ができる、好きになる
考え方がわかるQ&Aと処方計算ツールで実践力アップ

今井裕一／著

Q&Aで必須知識と理論的な背景をやさしく解説．さらに現場に即した症例を用いた演習問題で，学んだ知識を実践応用する力が身につきます．また，無料で使える自動計算ソフトで日常の輸液計算が瞬時に行えます！

- 定価（本体 3,200円＋税）　■ A5判
- 254頁　■ ISBN 978-4-7581-0691-7

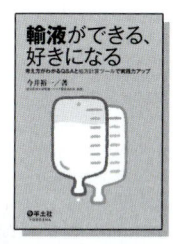

発行　羊土社
〒101-0052　東京都千代田区神田小川町2-5-1
TEL 03(5282)1211　FAX 03(5282)1212
E-mail：eigyo@yodosha.co.jp　URL：www.yodosha.co.jp/

ご注文は最寄りの書店、または小社営業部まで

羊土社のおすすめ書籍

レジデントノート増刊 Vol.18 No.2
あらゆる場面で自信がもてる！
輸液療法はじめの一歩
基本知識と状況に応じた考え方、ピットフォール

石丸裕康／編

輸液療法を行うための知識・原則とともに，あらゆる場面で対応できる考え方やよく出合う病態毎のピットフォールを実践さながらのシチュエーションをとりあげて解説！苦手意識をなくし適切な輸液ができるための1冊！

- 定価（本体 4,500円＋税）　■ B5判
- 236頁　■ ISBN 978-4-7581-1567-4

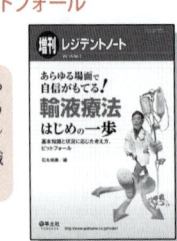

救急・ICUの体液管理に強くなる
病態生理から理解する輸液、利尿薬、循環作動薬の考え方、使い方

小林修三，土井研人／編

急性期の体液管理について，各病態ごとに，病態生理をふまえながらしっかり解説！輸液のほか，利尿薬や循環作動薬の解説も充実！病態に応じた使い分けや処方例も掲載．呼吸・循環を中心とした全身管理に役立つ！

- 定価（本体 4,600円＋税）　■ B5判
- 367頁　■ ISBN 978-4-7581-1777-7

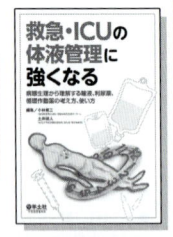

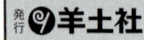

発行 羊土社
〒101-0052
東京都千代田区神田小川町2-5-1
TEL 03(5282)1211
E-mail : elgyo@yodosha.co.jp

ご注文は最寄りの書店、または小社営業部まで
FAX 03(5282)1212
URL : www.yodosha.co.jp